J. Busse
T. Standl
(Hrsg.)

Ambulantes Operieren

Rahmenbedingungen-Organisation-Patientenversorgung

J. Busse
T. Standl
(Hrsg.)

Ambulantes Operieren

Rahmenbedingungen-Organisation-Patientenversorgung

Mit 27 Abbildungen

Springer

Prof. Dr. Jörg Busse
Drachenfelsstraße 6
42699 Solingen

Prof. Dr. Thomas Standl
Klinik für Anästhesie und operative Intensivmedizin
Städtisches Klinikum Solingen
Akademisches Lehrkrankenhaus der Universität Köln
Gotenstraße 1
42653 Solingen

ISBN-13 978-3-540-00632-9 Springer Medizin Verlag Heidelberg

Bibliografische Information der Deutschen Nationalbibliothek
Die Deutsche Nationalbibliothek verzeichnet diese Publikation in der Deutschen Nationalbibliografie; detaillierte bibliografische Daten sind im Internet über http://dnb.d-nb.de abrufbar.

Springer Medizin Verlag
springer.de

Planung: Ulrike Hartmann und Dr. Anna Krätz, Heidelberg
Projektmanagement: Gisela Schmitt, Heidelberg
Copyediting: Dr. Katharina Ruppert, Münster
Layout und Einband: deblik Berlin
Satz: Stürtz GmbH, Würzburg

SPIN: 10884197

Gedruckt auf säurefreiem Papier 22/2122 – 5 4 3 2 1 0

Vorwort

In Erwartung grundlegender Änderungen im deutschen Gesundheitswesen und neuer Rahmenbedingungen der stationären und ambulanten Versorgung von Patienten an Krankenhäusern befassten sich die Verantwortlichen des Städtischen Klinikums Solingen bereits 1993 mit der Planung einer operativen Tagesklinik zur Behandlung ambulanter operativer Patienten. Die Beteiligten des ärztlichen und pflegerischen Dienstes sowie der Verwaltung hatten sich zum Ziel gesetzt, eine Institution mit optimaler Organisation und bester medizinischer Betreuung und Versorgung ambulanter Patienten zu schaffen. Eine interdisziplinäre und interprofessionelle Projektgruppe erarbeitete darauf hin ein tragfähiges Konzept für die Einführung und Umsetzung des ambulanten Operierens. Mit der Eröffnung der Operativen Tagesklinik im September 1994 war das Städtische Klinikum Solingen einer der ersten Krankenhäuser in Deutschland, das eine solche Einrichtung erfolgreich in Betrieb nahm.

Die langjährige Erfahrung auf dem Gebiet des ambulanten Operierens am Krankenhaus und die Tatsache der Notwendigkeit der kontinuierlichen Adaptation eines bei Grundsteinlegung tragfähigen Konzeptes an die jeweiligen und ständig sich ändernden Rahmenbedingungen bildeten die Grundlage für die Entstehung dieses Buches. Anhand der Planung, Inbetriebnahme und Modifikation der Operativen Tagesklinik am Städtischen Klinikum Solingen und der Einrichtung eines ambulanten Operationszentrums am St. Johanneskrankenhaus in Dortmund werden beispielhaft mögliche Organisationsformen des ambulanten Operierens am Krankenhaus dargestellt. Vertreter von operativen Fächern, die maßgeblich am ambulanten Operieren teilnehmen, stellen die aktuellen Aspekte aus der Sicht ihrer jeweiligen Fachdisziplin vor. Obwohl ein Schwerpunkt des Werkes auf dem Thema »Ambulantes Operieren am Krankenhaus« liegt, möchte dieses Buch auch niedergelassene Anästhesisten und Chirurgen oder ambulant interventionell tätige Kollegen aller Fachdisziplinen ansprechen. Eine weitere Zielgruppe des Buches sind Verantwortungsträger der Administration an Kliniken und ambulanten Einrichtungen sowie Interessierte verwandter und angrenzender Berufe.

Auf Grund der ständigen und schnelllebigen Veränderungen im Gesundheitswesen im unserem Lande bildet das Buch die derzeitige Situation auf dem Gebiet des ambulanten Operierens und die Meinung kompetenter Fachvertreter zu diesem Zeitpunkt ab. Es versteht sich von selbst, dass sich ein solches Projekt den sich ständig ändernden Rahmenbedingungen im Gesundheitswesen anpassen muss, was eine Herausforderung an die Herausgeber und den Verlag darstellt.

Die Herausgeber möchten sich an dieser Stelle bei allen Autoren und dem Verlag ganz herzlich für die kompetenten Beiträge und die tatkräftige Unterstützung bedanken und hoffen, dass das vorliegende Buch bei unseren Lesern einen Beitrag zum Verständnis der gesetzlichen, medizinischen, organisatorischen und ökonomischen Aspekte des ambulanten Operierens liefern kann.

J. Busse
T. Standl

Solingen, April 2007

Geleitwort

»Ambulantes Operieren« stellt eine bereits seit Jahrzehnten unter dem Motto »so viel ambulant wie möglich, so viel stationär wie nötig« gesundheitspolitisch favorisierte Form der operativen Versorgung in Deutschland dar.

Vor allem das Deutsche Krankenhaus konfrontierte das Ambulante Operieren mit einem Paradigmenwechsel bisher nicht gekannten Ausmaßes. Diesen zu vollziehen, taten und tun sich auch heute noch viele schwer. Eine der ersten, die sich dieser organisatorisch wie medizinisch gleichermaßen anspruchsvollen Herausforderung klinikseitig stellten, waren die Herausgeber des vor Ihnen liegenden Werkes.

Sie gründeteten 1994 in Solingen wohl die erste, in Deutschland Maßstäbe setzende operative Tagklinik »in der Klinik« und betreiben diese bis heute mit beachtlichem Erfolg. Mehr als 23000 erfolgreich ambulant operierte Patienten sprechen für sich!

Der zunehmende monetäre Druck, unter dem unser Gesundheitssystem leidet, zwingt geradezu, immer mehr und immer ältere Patienten ambulant statt stationär zu operieren. Daß hier im Wesentlichen auf Kosten der Patienten gespart wird, haben diese noch gar nicht wahrgenommen. Zu sehr nämlich setzen sie den stationären Krankenhausaufenthalt mit der Schwere ihrer Erkrankung bzw. des operativen Eingriffs gleich. Die »gefühlte« Erleichterung über eine ambulante Durchführbarkeit lässt die Patienten die unweigerlich folgenden Unannehmlichkeiten daheim, z.B. das Aufsuchen von Bad und Schlafzimmer mit Krücken, meist im ersten Stock der deutschen Eigenheime gelegen, von aufzuglosen Mietshäusern einmal ganz abgesehen oder den Angehörigen- oder Taxi-»gestützten« Transport zu notwendigen Behandlungs- und Nachschauterminen etc. nur allzu leicht vergessen bzw. verdrängen. Mittlerweile aber sind es nicht nur die Kranken, die Einschränkungen hinnehmen müssen, sondern auch diejenigen, die bereit sind, eine derartige Behandlung durchzuführen. Denn trotz aller berufspolitscher Bemühungen, kann diese kaum mehr kostendeckend erbracht werden. Dies ist auch einer der Gründe, dass Krankenhäuser und zwar je größer um so mehr, trotz massiven ordnungspolitischen Drucks des Gesetzgebers, immer noch zögern, sich auf ambulantes Operieren einzulassen.

Gerade Ambulantes Operieren erfordert neben einer exzellenten Organisation, hohe medizinische Qualität und sich resourcenmäßig am Limit des Vertretbaren bewegendes Arbeiten. Da im Falle von ambulanten Praxen und Tageskliniken der Schutz des Krankenhauses fehlt, der Fehler und Organisationsmängel leichter »verzeiht« und der Kranke kurz nach der Behandlung diesbezüglich schutzlos und im wesentlich auf sich selbst und seine Familie gestellt wieder nach Hause entlassen wird, ist diese Behandlungsform äußerst anspruchsvoll. Dies bestätigt leider auch die steigende Zwischenfallshäufigkeit bei und nach ambulanten Eingriffen.

Um den Hauptakteuren, nämlich Operateur und Anästhesist derartige Erfahrungen zu ersparen und ihnen in diesem vom Verordnungsgeber «verminten« Terrain Sicherheit zu geben, haben der Berufsverband der Deutschen Chirurgen, die Deutsche Gesellschaft für Anästhesiologie und Intensivmedizin und der Berufsverband Deutscher Anästhesisten im letzten Jahr veranlasst, eine »Vereinbarung zur Qualitätssicherung ambulante Anästhesie« herauszugeben.

Um allen, die sich mit dem Thema »Ambulantes Operieren« auseinandersetzen wollen oder müssen, den Einstieg in diese nach wie vor komplexe Materie zu erleichtern, dient vorliegendes Buch. Wir kennen kaum Autoren, die auf Grund ihrer eigenen Erfahrungen und Expertise berufener wären, über dieses Thema zu informieren und wünschen daher dem »Ambulanten

Operieren« eine weite Verbreitung und dem geneigten Leser einen entsprechenden Erkenntisgewinn.

Prof. Dr. med. M.-J. Polonius
Präsident des Berufsverbandes
der Deutschen Chirurgen

Prof. Dr. med. B. Landauer
Präsident des Berufsverbandes
Deutscher Anästhesisten

---

* »Entschließungen, Empfehlungen, Vereinbarungen, Leitlinien«, herausgegeben von der Deutschen Gesellschaft für Anästhesiolgie und Intensivmedizin und dem Berufsverband Deutscher Anästhesisten, 4. Auflage, 2006, Seite 49-55.

Inhaltsverzeichnis

Autorenverzeichnis

Biermann, Elmar, Dr.
Justitiar des Berufsverbandes
Deutscher Anästhesisten
Roritzer Str. 27
90419 Nürnberg

Brökelmann, J., Prof. Dr.
Karthäuserstr. 18
53129 Bonn

Busse, J., Prof. Dr.
Drachenfelsstr. 6
42699 Solingen

Clemens, K.E., Dr.
Universität Bonn
Malteser Krankenhaus Bonn
Abteilung für Anästhesiologie,
Intensivmedizin,
Palliativmedizin und
Schmerztherapie
Von-Hompeschstr. 1
53123 Bonn

Czorny-Rütten, M., Dr.
Abteilung für Intensivmedizin
und Schmerztherapie
St.-Marien-Krankenhaus
Wüllener Str. 101
48683 Ahaus

Döring, C.
Klinik für Anästhesie
und operative Intensivmedizin
Städtisches Klinikum Solingen
Akademisches Lehrkrankenhaus
der Universität Köln
Gotenstr. 1
42653 Solingen

Gottschalk, A., PD Dr.
Klinik für Anästhesiologie,
Intensivmedizin
und Schmerztherapie
Knappschaftskrankenhaus
Bochum-Langendreer
Universitätsklinik
In der Schornau 23-25
44892 Bochum

Graff, H. J., PD Dr.
Klinik für Urologie und
Kinderurologie
Städtisches Klinikum Solingen
Akademisches Lehrkrankenhaus
der Universität Köln
Gotenstr. 1
42653 Solingen

Kasper, S.M., Prof. Dr.
Institut für Anästhesiologie
und operative Intensivmedizin
Klinikum Bremerhaven
Reinkenheide
Akademisches Lehrkrankenhaus
der Universität Göttingen
Postbrookstr. 103
27574 Bremerhaven

Klaschik, E., Prof. Dr.
Universität Bonn
Malteser Krankenhaus
Abteilung für Anästhesiologie,
Intensivmedizin, Palliativmedizin
und Schmerztherapie
Von-Hompesch-Straße 1
53123 Bonn

Koch, A.
Klinik für Anästhesie
und operative Intensivmedizin
Städtisches Klinikum Solingen
Akademisches Lehrkrankenhaus
der Universität Köln
Gotenstr. 1
42653 Solingen

Mehler, J., Dr.
Praxis für Kinderanästhesie
Prinz-Albert-Str. 26
53113 Bonn

Meyer, H.-J., Prof. Dr., FACS
Klinik für Allgemeine
und Viszeralchirurgie
Städtisches Klinikum Solingen
Akademisches Lehrkrankenhaus
der Universität Köln
Gotenstr. 1
42653 Solingen

Patschke, D., Prof. Dr.
Kinderheimstr. 3
45770 Marl

Pietruck, C., Dr.
Klinik für Anästhesiologie und
Intensivmedizin
Marien-Krankenhaus gGmbH
Akademisches Lehrkrankenhaus
der Universität zu Köln
Dr. Robert-Koch-Str. 18
51465 Bergisch Gladbach

Standl, Th., Prof. Dr.
Klinik für Anästhesie und
operative Intensivmedizin
Städtisches Klinikum Solingen
Akademisches Lehrkrankenhaus
der Universität Köln
Gotenstr. 1
42653 Solingen

Voigt, C., Prof. Dr.
Klinik für Unfall-, Hand- und
Wiederherstellungschirurgie
Städtisches Klinikum Solingen
Akademisches Lehrkrankenhaus
der Universität Köln
Gotenstr. 1
42653 Solingen

Zimmermann, G.W., Dr.
Kassenärztliche Vereinigung
Hessen
Georg-Voigt-Str. 15
60325 Frankfurt/Main

Entwicklung und Bedeutung ambulanter Eingriffe im internationalen Vergleich

J. Brökelmann

1.1 Entwicklung ambulanter Eingriffe

1.1.1 Geschichte der ambulanten Eingriffe bis zum 18. Jahrhundert

Altertum und Mittelalter

Seit alters her werden ärztliche Eingriffe ambulant vorgenommen. So beschreibt bereits Homer die chirurgische Versorgung von Pfeilverletzungen, und in Alexandria/Ägypten war die Technik der ambulanten Gefäßligatur bekannt. Jedenfalls wissen wir von den Hospitälern im römischen Reich und im Mittelalter, dass sie nur zur Pflege von Kranken genutzt wurden und nicht zur Durchführung chirurgischer Eingriffe oder für eine stationäre Betreuung nach einem chirurgischen Eingriff.

Beginn der Neuzeit

Paré (1510–1590), Begründer der neuzeitlichen Chirurgie, sammelte seine Erfahrungen aus der ambulanten Versorgung von Kriegsverletzten auf dem Schlachtfeld. Die Professoren der Universitäten hatten damals keine Krankenbetten. So wissen wir von dem Chirurgen Kauhlen, der seit 1776 an der ersten Bonner Universität das Fach Medizin als einziger Vertreter repräsentierte, dass ihm keine Krankenbetten zur Verfügung standen, er also sein Handwerk ambulant durchführte (Brökelmann 1986).

1.1.2 Entwicklung im 19. Jahrhundert

Ambulante Eingriffe

Auch im 19. Jahrhundert fanden die meisten chirurgischen Eingriffe offenbar ambulant statt. Wir wissen unter anderem von dem Berliner Augenarzt Albrecht von Graefe, der durch seine Augenoperationen weltberühmt wurde, dass er Patienten in seiner Praxis operierte und, wenn beide Augen verbunden wurden, er die Patienten gegebenenfalls in einem gemieteten Zimmer unterbrachte (Jaeckel 1994). Selbst große und lebensgefährliche Eingriffe wie Laparotomien wurden ambulant durchgeführt: 1809 operierte der amerikanische Landarzt McDowell einen großen Ovarialtumor durch Laparotomie und Ovarektomie im Hause der Patientin, die diese Operation viele Jahre gesund überlebte (Speert 1973).

Krankenhäuser

Etwa um 1800 fanden in zunehmendem Maße Eingriffe auch in Krankenhäusern statt. Es vollzog sich in den Krankenhäusern ein Übergang von der »Herberge zum lieben Gott« in eine vom Landesherrn geförderte »Werkstätte zur Beseitigung fehlerhafter Körperzustände« (Jetter 1987). Nach der Niederlage Preußens durch die Franzosen 1806 fand in Preußen ein Umdenken statt, das in die Stein-Hardenberg'schen Reformen mündete. So wurden das System der Selbstverwaltung der Kommunen eingeführt und neue Staatsuniversitäten eingerichtet. Über die zweite Universität von Bonn, gegründet 1818, wissen wir u.a. (Brökelmann 1986): Der Professor für Geburtshilfe und Gynäkologie G.W. Stein d.J. hatte 28 Krankenbetten für geburtshilfliche und gynäkologische Fälle. Zusätzlich hatte er eine Praxis (Poliklinik) in der Stadt, in der er mit den Studenten ambulante Eingriffe durchführte. Erst sein Nachfolger im Amt hatte einen Assistenten. Assistenten haben offenbar bis zum Ende des Jahrhunderts ambulante Eingriffe in der Poliklinik durchgeführt.

Mit Ausbreitung der Narkosetechnik nach 1847 wurden um 1880 die meisten chirurgischen Abteilungen in Deutschland nach den neuen Gesichtspunkten der Anästhesie sowie Sepsis und Antisepsis eingerichtet. Gleichzeitig kam es zu einer Verlagerung von ambulanten Eingriffen in das Krankenhaus, denn dort konnte der Arzt mit den neuen Anästhesieverfahren besser operieren als in Privatwohnungen oder in der Poliklinik.

In Preußen bzw. Deutschland kam es zu einer besonderen Entwicklung, dem Ausbau des deutschen Chefarztsystems. Dieses ist ein hierarchisches System, das aus der Preußischen Militärakademie Berlin, der sogenannten »Pipinière« stammte. Dort gab es 1852 schon Oberärzte und offenbar auch Unterärzte. Die preußische Militärakademie galt als die beste Medizinschule Deutschlands, sie hat zahlreiche deutsche Nobelpreisträger hervorgebracht. Da die Professoren der preußischen Militärakademie gleichzeitig Professoren der Charité Berlin waren, wurde das hierarchische Chefarztsystem von dort auf die Universitäten Deutschlands übertragen. Es war nahe liegend, dass der beste Operateur, der Chefarzt, in »seinem« Operationsraum operierte und nicht unter »primitiven« Bedingungen in der Wohnung der Kranken oder in einer Poliklinik.

Im Gegensatz zu Deutschland waren in den USA die operierenden Ärzte meist Landärzte oder Belegärzte; sie hatten also keine »Mannschaft« von Assistenten zu ihrer Verfügung. Was der Arzt vor Ort erledigen konnte, führte er ambulant aus. Das Operieren ohne Mannschaft förderte unter anderem ein Spezialistentum, das sich in der weltberühmten »Mayo-Klinik« niederschlug. Diese Spezialisten haben immer eigenverantwortlich gehandelt.

Die Machtfülle der deutschen Professoren und das Vorhandensein von nachgeordneten Ärzten hat sicher dazu beigetragen, dass immer mehr Eingriffe, die ambulant hätten durchgeführt werden können, in der Universitätsklinik bzw. im Krankenhaus mit nachfolgender stationärer Beobachtungszeit erfolgten.

Krankenversicherungswesen

Der wirtschaftliche Aufschwung der Gründerjahre der zweiten Hälfte des 19. Jahrhunderts führte dazu, dass ärztliche Eingriffe entsprechend dem gestiegenen Einkommen der Patienten vergütet wurden. Private Krankenversicherungen etablierten sich. 1883 folgte die gesetzliche Krankenversicherung mit dem Arbeiterkrankenversicherungsgesetz und Kassenärzten als Beginn der Sozialgesetzgebung. 1896 entstand dann die preußische Gebührenordnung (»Preugo«), die erst nach dem 2. Weltkrieg durch die Gebührenordung für Ärzte (GOÄ) abgelöst wurde.

1.1.3 Entwicklung im 20. Jahrhundert

Ambulante Eingriffe

In Deutschland ist in der ersten Hälfte des 20. Jahrhunderts keine Zunahme der ambulanten Eingriffe bekannt geworden. Anders hingegen im Ausland: 1909 berichtete Nicoll in Glasgow über 9.000 ambulant durchgeführte kinderchirurgische Eingriffe ◘ Tab. 1.1. In den USA richtete Waters 1916 eine Praxis für Anästhesie ein, das erste ambulante Operationszentrum (Wetchler 1997). Ab 1960 wurden an Krankenhausabteilungen aus Kostengründen zunehmend ambulante Eingriffe durchgeführt. 1970 wurde die erste Tagesklinik (surgicenter) in Phoenix/Arizona, USA, fertiggestellt, die bis heute existiert. 1991 gab es in den USA schon 1.221 Tageskliniken. Dieses waren meist kleine Krankenhäuser ohne Übernachtungsmöglichkeit.

1968 fing in Deutschland Professor Bourmer an, im Krankenhaus Kinder ambulant zu operieren, ähnlich wie es Nicoll schon zu Beginn des Jahrhunderts in Glasgow getan hatte. 1979 richtete er das erste Symposium für Ambulantes Operieren in Deutschland aus. Von 17 Referenten waren 13 Kliniker und 4 niedergelassene Ärzte. Bourmer berichtete über 3.000 kinderchirurgische Eingriffe mit einer »Infektionsrate im Promillebereich«. Auf dem Symposium wurde erwähnt, dass die Poliklinik der Universitäts-Frauenklinik Tübingen Tubensterilisationen ambulant durchführte.

Eine Besonderheit Deutschlands ist der Ausbau von Arztpraxen zu operativen Einheiten. So müssen Chirurgen und Orthopäden als Durchgangsärzte für die berufsgenossenschaftliche Heilbehandlung als Folge von Arbeitsunfällen einen speziellen Operationsraum vorhalten und können in diesem Operationsraum natürlich auch ambulante Eingriffe vornehmen (Brug u. Fritz 1985). Seit 1976 wurden auch gynäkologische Praxen und Anästhesie-Praxen zu operativen Einheiten ausgebaut. Im Jahre 1981 sollen 20–25% aller Operationen der gesetzlichen Krankenversicherung ambulant durchgeführt worden sein. Seit 1982 gab es OP-Zuschläge für ambulante Operationen und seit 1986 auch eine Qualitätssicherung in gynäkologischen Praxen Niedersachsens (Dohnke 1988).

Während Universitäts-Polikliniken schon immer die Möglichkeit hatten, ambulante Eingriffe vorzunehmen, wurde dieses den übrigen Krankenhäusern erst durch das Gesundheitsstrukturgesetz 1992 erlaubt.

Die wichtigsten Faktoren, die Ambulantes Operieren in letzter Zeit zu einem Erfolg werden ließen, sind in der folgenden Übersicht aufgelistet.

Wichtige Fortschritte für ambulante Eingriffe (1990–2000)

- TIVA (totale intravenöse Anästhesie)
- Verbesserung der Endoskopiegeräte (Kamera, Instrumente etc.)
- Video-Operieren mit Vergrößerung
- Peritoneallavagen (intra- und postoperativ)
- Operieren mit Lupenbrille
- Feines Nahtmaterial (resorbierbar, nicht-resorbierbar)

- EDV zur Dokumentation, Statistik, Qualitätssicherung
- Verbesserte Telekommunikation (Faxgerät, Mobilfunk etc.)
- Motorisierung der Bevölkerung

Krankenhäuser

Die beiden Weltkriege des 20. Jahrhunderts haben sicher die Bedeutung der Krankenhäuser für die Versorgung der Bevölkerung gestärkt. In Deutschland wurde das Krankenhausnetz weiter ausgebaut. Aufgrund der strikten Trennung von ambulantem und stationärem Sektor seit 1955 (Gesetz zum Kassenarztrecht) waren die Krankenhäuser bis 1992 nicht ermächtigt, ambulante Eingriffe vorzunehmen.

Universitätskliniken – Polikliniken

Die Universitätskliniken hatten seit dem 19. Jahrhundert die Möglichkeit, in Polikliniken ambulante Eingriffe durchzuführen. Dafür waren die Polikliniken im 19. Jahrhundert auch eingerichtet worden (Brökelmann 1986). Ambulante Eingriffe scheinen aber dort nicht im größeren Umfang vorgenommen worden zu sein.

Tab. 1.1. Geschichte der ambulanten Eingriffe im 20. Jahrhundert

1909	James H. Nicoll, Glasgow, berichtet über 9 000 ambulante, kinderchirurgische Eingriffe (Wetchler 1997)
1916	Ralph Waters, »Vater« des Fachgebiets Anästhesiologie in den USA, richtet eine Praxis für Anästhesie in Sioux City, Iowa ein (Wetchler 1997)
Ab 1960	In den USA zunehmend ambulante Eingriffe an Krankenhäusern
1968	Bourmer beginnt ambulante Kinderchirurgie in Deutschland
1970	Erste Tagesklinik (surgicenter) in Phoenix/Arizona, USA
1976	Ambulante Tubensterilisationen in der Praxis (Hoffmeister u. Dohnke 2001)
1977	1. fachübergreifende Tagesklinik in Göttingen (Breitwieser u. Doench 1978)
1979	1. ambulantes Operationszentrum (AOZ) von Anästhesisten (Paschen 2007)
1979	1. Symposium für Ambulantes Operieren in Deutschland (Bourmer 1979)
1981	20–25% aller Operationen (GKV) ambulant (Brenner et al. 1992)
1982	OP-Zuschläge für ambulante Operationen in der GKV
1986	Qualitätssicherung Gynäkologie in gynäkologischen Praxen (Dohnke 1988)
um 1989	Einführung in Tageskliniken von Narkosegas-Monitoring, EKG-Überwachung, Fax, Praxis-PC etc.
ab 1990	Patientinnenbefragungen nach ambulanten Eingriffen (Brökelmann 1993)
1991	1. europäischer Kongress für Ambulantes Operieren in Brüssel
1991	In den USA gibt es 1221 Tageskliniken
ab ca. 1992	Operieren über Videokette
1992	Gründung des Bundesverband für Ambulantes Operieren e.V. (BAO)
1993	Öffnung der Krankenhäuser für Ambulante Operationen
1995	Gründung der International Association for Ambulatory Surgery (IAAS)
2000	Einführung von TIVA (Totale intravenöse Anästhesie) bei ambulanten Eingriffen

1.2 Ambulante Eingriffe im internationalen Vergleich

1.2.1 Häufigkeit ambulanter Eingriffe

Im Jahre 1998 veröffentlichten De Lathouwer und Poullier einen ersten internationalen Vergleich über ambulante Eingriffe. Es folgten weitere internationale Vergleich in 2000 (De Lathouwer u. Poullier 2000) und 2006 (Toftgaard u. Parmentier 2006).

Die Häufigkeit der ambulanten Eingriffe im internationalen Vergleich, und zwar bezogen auf ein definiertes Vergleichskollektiv, wird in ◘ Tab. 1.2 widergespiegelt. Deutschland liegt hier an 12. Stelle.

Mit welcher Häufigkeit die Leistenbruchoperation in den einzelnen Ländern ambulant stattfand, ist aus ◘ Abb. 1.1 zu ersehen. Während in den USA, Dänemark und Kanada über 80% der Leistenbruchoperationen ambulant erfolgten, wurden diese in Deutschland überwiegend stationär vorgenommen.

Die Tatsache, dass die Häufigkeit der ambulanten Eingriffe in den einzelnen Ländern sehr verschieden ist, weist darauf hin, dass es nicht medizinische, sondern u. a. finanzielle, versicherungstechnische, geographische oder politische Gründe sind, die bestimmen, ob ein Eingriff ambulant oder stationär durchgeführt wird. So werden in Afrika aus finanziellen Gründen noch heute die meisten Menschen ambulant versorgt (Loefler 2000).

◘ Tab. 1.2. Quoten des ambulanten Operierens im internationalen Vergleich (nach Toftgard u. Parmentier 2006)

Länder	**Bezogen auf definiertes Vergleichskollektiv (»Korb«)**
Kanada	83,8%
USA	83,5%
Dänemark	79,3%
Australien	74,0%
Niederlande	69,8%
Belgien	69,0%
Norwegen	68,0%
Schweden	66,7%
England	62,5%
Finnland	62,4%
Schottland	62,0%
Deutschland	**60,7%**
Spanien	54,0%
Frankreich	44,9%
Hongkong	42,5%
Italien	41,0%
Portugal	18,5%

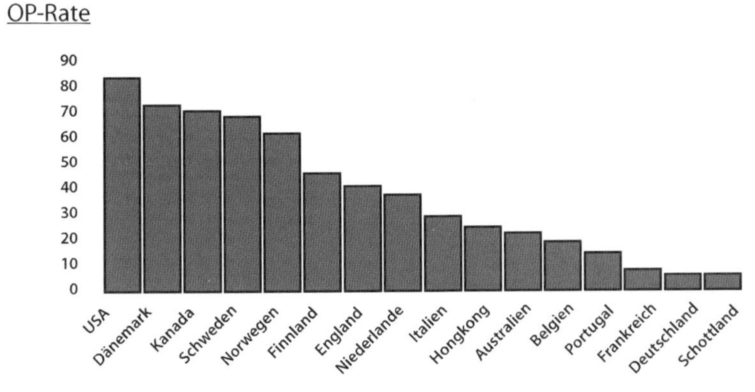

◘ Abb. 1.1. Ambulante Operationsraten bei der Leistenbruch-Operation in verschiedenen Ländern (nach Toftgaard C, Parmentier G [2006] mit freundlicher Genehmigung)

1.2.2 Finanzielle/ versicherungstechnische Gesichtspunkte

Von den USA wissen wir, dass es eine prozentuale Eigenbeteiligung der Patienten an den Krankheitskosten gibt. Dieses fördert offenbar die ambulante Durchführung von Eingriffen.

In Deutschland hat ein staatlich finanzierter Vergleich von ambulant und stationär durchgeführten Tracer-Operationen ergeben, dass die Kosten bei stationärer Erbringung doppelt so hoch sind wie bei ambulanter Durchführung. Dieses galt auch für totale Fallkosten, das heißt Fallkosten inklusive Folgekosten nach Entlassung aus den operativen Einheiten (Eichhorn u. Eversmeyer 1999).

Im europäischen Vergleich liegen die Vergütungen für ambulante Eingriffe in Deutschland weit unter denjenigen der Nachbarländer, auch im privatärztlichen Bereich (Rulf et al. 2000). Hierin könnte ein Grund für die Unterrepäsentation ambulanter Chirurgie in Deutschland liegen.

1.2.3 Qualitätsgesichtspunkte

Die frühen Berichte von Nicoll aus Schottland waren in sich überzeugend, ebenso Bourmers Bericht über 3.000 kinderchirurgische Eingriffe auf dem 1. Symposium »Ambulantes Operieren« 1979. Aus den damaligen Diskussionen kann man entnehmen, dass als Hauptursache für Infektionen bei stationärer Behandlung die Keime auf den Stationen angesehen wurden (Hospitalismus). Eine 10-Jahre-Qualitätssicherung mit Hilfe von Patientinnen-Fragebögen zeigte kürzlich, dass die Ergebnisqualität ambulanter Eingriffe hauptsächlich von der Qualität der Leistung des Operateurs abhängt (Brökelmann u. Bung 2002).

1.3 Bedeutung ambulanter Eingriffe im 21. Jahrhundert

1.3.1 Technisch-medizinischer Fortschritt

Schon heute ist abzusehen, dass es besonders Fortschritte auf dem Gebiet der Anästhesie sind, wie z.B. TIVA (totale intravenöse Anästhesie), die die ambulanten Eingriffe noch kürzer und sicherer werden lassen. Nach einer TIVA ist eine Straßenfähigkeit wahrscheinlich schon nach wenigen Stunden gegeben. Auch auf anderen Gebieten wird der technisch-medizinische Fortschritt der letzten zehn Jahre ◘ Tab.1.2 sich fortsetzen, so dass davon auszugehen ist, dass es immer weniger Indikationen für eine stationäre Durchführung operativer Eingriffe geben wird.

1.3.2 Kostengesichtspunkte

Wegen der knapper werdenden Ressourcen werden die Patienten in Zukunft immer mehr an den Kosten beteiligt werden müssen. Sie werden deshalb auf Preis und Qualität der operativen Leistung achten.

Für ambulante Operationen ist erwiesen, dass Kosten und Qualität am günstigsten sind, wenn eine operative Einheit, das heißt ein OP-Raum mit dem dazugehörigen OP-Team, gut ausgelastet ist. Mehrere nebeneinanderliegende OP-Räume haben per se keine geringeren Praxiskosten als eine OP-Einheit (Brökelmann 2001).

Krankenversicherungen werden immer häufiger die totalen Fallkosten berechnen und sie zur Grundlage für Leistungsverträge machen.

1.3.3 Patientenrechte

Die Durchsetzung der Patientenrechte, das heißt der Bürgerrechte, wird zu mehr Transparenz von Kosten und Qualität im Gesundheitswesen führen und damit die Medizin wesentlich beeinflussen. Im Zeitalter des mündigen Bürgers werden patientenfreundliche Lösungen wie ambulante Eingriffe sich ausbreiten.

1.4 Zusammenfassung

Seit alters her werden ärztliche Eingriffe ambulant durchgeführt. Nur zeitweilig, besonders im 20. Jahrhundert, wurden in Europa und den USA auch kleinere und mittelgroße Eingriffe stationär geleistet und nachgefragt. Das zunehmende Kostenbewusstsein zwingt dazu, heute wieder so viel ambulant wie möglich zu leisten.

Literatur

Bourmer H (Hrsg) (1979) Ambulantes Operieren. Symposion am 26./27. Januar 1979 in Mainz. Friedrich-Thieding-Stiftung des Hartmannbundes – Verband der Ärzte Deutschlands e.V.

Breitwieser P, Doench K (1978) Die Tagesklinik – ein Modell partieller Praxisgemeinschaft. Der niedergelassene Arzt 27, 5: 80

Brenner G, Heuer J, Koch H, Pfeiffer A (1992) Wirtschaftliche Aspekte des ambulanten Operierens. Zentralinstitut für die kassenärztliche Versorgung in der BRD

Brökelmann J (1986) Kleine Chronik der Universitäts-Frauenklinik Bonn. Bonner Universitätsblätter 27–41

Brökelmann J (1993) Ambulantes Operieren – Der neue Weg in der Gynäkologie. Springer, Berlin Heidelberg New York Tokio

Brökelmann J (2001) Betriebswirtschaft der OP-Einheit. ambulant operieren 1: 14–17

Brökelmann J, Bung P (2002) Komplikationsraten in der ambulanten operativen Gynäkologie. Frauenarzt 43: 1046–1051

Brug E, Fritz K (Hrsg) (1985) Ambulantes Operieren in der Chirurgie. Deutscher Ärzte-Verlag, Köln

De Lathouwer C, Poullier JP (1998) Ambulatory surgery in 1994–1995: The state of the art in 29 OECD countries. Ambul Surg 6: 43–55

De Lathouwer C, Poullier JP (2000) How much ambulatory surgery in the world in 1996-1997 and trends? Ambulatory Surgery 8: 191–210

Doench K (1997) Ambulante Operationen in Klinik und Praxis. Hippokrates, Stuttgart

Dohnke H (1988) Ambulantes Operieren. Dt. Ärztebl 85, 43: 2966–2968

Eichhorn S, Eversmeyer H (1999) Evaluierung endoskopischer Operationsverfahren im Krankenhaus und in der Praxis aus Sicht der Medizin, des Patienten und der Ökonomie. Multizentrische Evaluierung endoskopischer Operationsverfahren. Thieme, Stuttgart New York

Hoffmeister U, Dohnke H (2001) 25 Jahre ambulante Laparoskopie in Deutschland. ambulant operieren 1: 4–5

Jaeckel G (1994) Die Charité. Die Geschichte eines Weltzentrums der Medizin. Ullstein, Berlin

Jetter D (1987) Das europäische Hospital. Von der Spätantike bis 1800. DuMont, Köln

Loefler IJP (2000) The paradox of ambulatory surgery in the third world. Amb Surg 8: 113

Paschen H (2007) Persönliche Mitteilung

Rulf W, Cowlard R et al. (2000) Fees for outpatient operations in germany: development, evaluation and European comparison. Amb Surg 8: 179–183

Speert H (1973) Iconographia gyniatrica. A pictorial history of gynecology and obstetrics. F.A. Davis Co, Philadelphia

Toftgaard C, Parmentier G (2006) International terminology in ambulatory surgery and its worldwide practice. In: Day Surgery. Development and Practice. Lemos P, Jarrett P, Philip B (eds) International Association for Ambulatory Surgery (IAAS), Clássica Artes Gráficas, Porto

Wetchler BV (1997) A quarter century of accepting the challenges while avoiding the pitfalls of ambulatory surgery. Amb Surg 5: 101–104

Gesetzliche Grundlagen und betriebswirtschaftliche Aspekte

G.W. Zimmermann

2.1 Gesetzliche Grundlagen

Seit der Einführung des Gesundheitsstrukturgesetzes (GSG) am 1.1.1993 sind Krankenhäuser berechtigt, außerhalb des üblichen Zulassungsverfahrens und der Bedarfsplanung ambulante Operationen durchzuführen (§ 115b SGB V). Die Abrechnung der erbrachten Leistungen erfolgt nach dem jeweils gültigen Einheitlichen Bewertungsmaßstab (EBM) auf der Grundlage der Vertragsgebührenordnungen mit den Primärkassen (BMÄ) und den Ersatzkassen (E-GO).

2.1.1 Wie beteiligt sich das Krankenhaus am ambulanten Operieren?

Die Teilnahme des Krankenhauses am ambulanten Operieren nach § 115b SGB V unterliegt nicht der Bedarfsplanung wie z. B. die Erteilung einer Ermächtigung eines Krankenhausarztes oder eines ganzen Krankenhauses zur Teilnahme an der vertragsärztlichen Versorgung. Sie erfolgt auf Antrag an

- die Landesverbände der (Primär-) Krankenkassen und die Verbände der Ersatzkassen
- die zuständige Kassenärztliche Vereinigung
- den Zulassungsausschuss (nach § 96 SGB V)

Die Meldung erfolgt in maschinenlesbarer Form, die zurzeit folgende Pflichtangaben enthalten muss:

Daten des Krankenhauses	
Ort	
Postleitzahl	
Adresse	
IK des Krankenhauses	
Beginn des ambulanten Operierens gem. AOP-Vertrag vom 18.3.2005	
Anzeige gültig ab	
Ansprechpartner für Rückfragen	
Telefonnummer für Rückfragen	

Diese Angaben müssen ergänzt sein durch die maschinenlesbare Nennung von:

- Leistungen, aus dem Katalog, die ambulant erbracht werden sollen (EBM-Ziffern)
- sowie die abteilungsbezogenen Leistungsbereiche (z. B. Gynäkologie, Chirurgie etc.), auf die sich die Meldung bezieht

Meldeformulare, die diese Auflage erfüllen, stehen unter den folgenden Internetadressen abrufbar zur Verfügung:

http://www.krankenhaus-aok.de/m05/m05_03/index.html

http://www.vdak-aev.de/meldeformular_115b_abs1.htm

Rechtsprechung

Beachtenswert ist in diesem Zusammenhang ein Urteil des Bundessozialgerichts vom 4. März 2005 (B 3 KR 4/03 R): »Wenn ein Krankenhaus die zur Wirksamkeit der ergänzenden Zulassung zum ambulanten Operieren im Krankenhaus nach § 115b Abs. 2 Satz 2 SGB V erforderliche Mitteilung über die Teilnahme an diesem Programm nicht abgegeben hat, ist die Zulassung nicht wirksam geworden.«

Eine fehlende oder unvollständige Meldung nach den o.g. Vorgaben kann somit dazu führen, dass trotz ordnungsgemäßer Durchführung und Abrechnung einer ambulant operativen Leistung im Krankenhaus kein Vergütungsanspruch gegenüber dem Kostenträger resultiert! Das Meldeverfahren sollte deshalb ernst genommen und regelmäßig aktualisiert werden (§ 1 des AOP-Vertrages, ► Anhang).

Die Meldung ist aber auch deshalb notwendig, damit die Kassen ihrer Verpflichtung zur Prüfung der Einhaltung der notwendigen Qualitätsnormen gerecht werden können.

2.1.2 Qualitätssicherung

Nach § 3 der Vereinbarung von Qualitätssicherungsmaßnahmen beim ambulanten Operieren nach § 115b SGB V muss das Krankenhaus zusammen mit der abteilungsbezogenen Meldung der ambulanten Operationen eine Erklärung abgegeben, dass die Anforderungen aus dieser Vereinbarung erfüllt sind. Eine gleichlautende Erklärung muss an die zuständige Landeskrankenhausgesellschaft abgegeben werden!

Nach § 12 Abs. 1 der Vereinbarung sind zur Sicherung der Qualität bei Eingriffen gem. § 115b SGB V in Anlage 1 Leistungsbereiche für die fachgebietsspezifische datengeschützte Qualitätssicherung festgelegt. Diese sind unbeschadet der berufsrechtlichen Dokumentationspflichten ab dem 1.1.2007 verbindlich zu dokumentieren. Die Dokumentationsauflage bezieht sich dabei zunächst auf folgende Eingriffe:

- Dekompression bei Karpaltunnelsyndrom
- Kataraktoperation
- Varizenchirurgie
- Konisation der Cervix uteri

Nähere Informationen zu diesem Thema erteilen die zuständigen Landeskrankenhausgesellschaften. Seit dem 01.10.2006 ist eine neue Qualitätssicherungsvereinbarung in Kraft. Dort sind speziell für den Krankenhausbereich gültige Frequenzregelungen als Voraussetzung für die Leistungserbringung definiert (Anlage 1 der Qualitätssicherungsvereinbarung).

2.1.3 Der Katalog ambulanter Operationen (AOP-Katalog)

Das Krankenhaus darf nur Operationen aus Bereichen durchführen, die es auch stationär anbietet und die Bestandteil des jeweils gültigen AOP-Kataloges sind.

Der aktuelle Katalog ambulanter Operationen gliedert sich in drei Abschnitte:

- **Abschnitt 1** beinhaltet ambulant durchführbare Operationen und sonstige stationsersetzende Eingriffe gem. § 115b SGB V, die im EBM in Anhang 2 zu Kapitel IV.31 enthalten sind. Hier finden sich ausschließlich Angaben zu OPS-Kodes sowie die Zuordnungen in die Kategorien 1 und 2. Abrechnungsgrundlage ist der jeweils gültige EBM. Für die Operationen und Eingriffe des Abschnittes 1 gilt jedoch die Leistungsbeschreibung des OPS (und nicht der jeweiligen EBM-Leistungen). Beachtenswert ist, dass die Auflistungen von Operationen im Anhang 2 des EBM und des Abschnittes 1 des AOP-Kataloges nicht vollständig übereinstimmen müssen
- **Abschnitt 2** beinhaltet ambulant durchführbare Operationen und sonstige stationsersetzende Eingriffe gem. § 115b SGB V, die im EBM außerhalb des Anhanges 2 zu Kapitel IV.31 aufgeführt sind. Hier finden sich im Gegensatz zu Abschnitt 1 neben dem OPS und den Kategorien auch Angaben über die dazugehörigen EBM-Leistungen. Dies resultiert daraus, dass für diese Leistungen im EBM keine eindeutige Zuordnung von OPS-Kodes zu EBM-Ziffern existiert. Für die Operationen und Eingriffe des Abschnittes 2 gilt ebenfalls die Leistungsbeschreibung des OPS (und nicht der EBM-Ziffern)
- **Abschnitt 3** enthält ambulant durchführbare Operationen und sonstige stationsersetzende Leistungen gem. § 115b SGB V ohne OPS-Zuordnung, d.h. hier werden ausschließlich EBM-Leistungen aufgeführt. Aufgrund inhaltlicher Differenzen in der Leistungsbeschreibung von EBM und OPS wurde auf eine Zuordnung von OPS-Kodes zu den einzelnen EBM-Leistungen verzichtet. Für die Operationen und Eingriffe des Abschnittes 3 gilt hier die Leistungsbeschreibung des EBM

Da seit dem 1.1.2005 bestimmte Operationen laut Katalog nur noch ambulant erbracht werden dürfen (mit allerdings definierten Ausnahmen), sind die einzelnen Leistungen in den drei Abschnitten des Kataloges nochmals in zwei Kategorien eingeteilt:

- Kategorie 1 entspricht den ursprünglich mit einen Stern »*« gekennzeichneten Leistungen, die in der Regel ambulant erbracht werden können (müssen)
- Leistungen der Kategorie 2 hingegen können sowohl ambulant als auch stationär erbracht werden

Entsprechend den Bestimmungen des § 2 Absatz 2 des AOP-Vertrages kann aus dem als Anlage 1 zu § 3 des Vertrages beigefügten »Katalog ambulant durchführbarer Operationen und stationsersetzender Eingriffe« jedoch nicht die Verpflichtung hergeleitet werden, dass die dort aufgeführten Eingriffe ausschließlich ambulant zu erbringen sind. Der die Leistung durchführende Arzt ist vielmehr verpflichtet, »in jedem Einzelfall zu prüfen, ob Art und Schwere des beabsichtigten Eingriffs unter Berücksichtigung des Gesundheitszustandes des Patienten die ambulante Durchführung der Operation nach den Regeln der ärztlichen Kunst mit den zur Verfügung stehenden Möglichkeiten erlauben. Zugleich muss sich der verantwortliche Arzt vergewissern und dafür Sorge tragen, dass der Patient nach Entlassung aus der unmittelbaren Betreuung des operierenden Arztes auch im häuslichen Bereich sowohl ärztlich als gegebenenfalls auch pflegerisch angemessen versorgt werden kann. Die Entscheidung ist zu dokumentieren«.

Beachtenswert ist in diesem Zusammenhang die Anlage 2 (zu den gemeinsamen Empfehlungen zum Prüfverfahren nach § 17c KHG), die »Allgemeine Tatbestände« enthält, bei deren Vorliegen eine stationäre Durchführung der in der Regel ambulant durchzuführenden Leistungen erforderlich sein kann!

Anzuerkennen sind demnach

- **allgemeine individuelle Tatbestände** wie eine
  - fehlende Kommunikationsmöglichkeit mit dem Patienten
  - fehlende sachgerechte Versorgung im Haushalt
- **Morbiditätsbedingte Tatbestände** wie
  - klinisch relevante Begleiterkrankungen
  - besondere postoperative Risiken
  - schwere Akuterkrankungen
  - erhöhter Behandlungsaufwand

Die Krankenkassen können die vollstationäre Behandlungsbedürftigkeit eines Patienten durch den Medizinischen Dienst der Krankenversicherung (MDK) überprüfen lassen! Seit dem 01.10.2006 sind zwischen den Spitzenverbänden der Kassen und DKG neue G-AEP-Kriterien vereinbart, die eine Erleichterung bei der Beurteilung der Notwendigkeit stationärer Leistungserbringung gewährleisten sollen (siehe Anhang).

Beachtenswert ist hier, dass nach § 39 SGB V Versicherte Anspruch auf vollstationäre Behandlung in einem zugelassenen Krankenhaus (§ 108 SGB V) haben, wenn die Aufnahme nach Prüfung durch das Krankenhaus erforderlich ist, weil das Behandlungsziel nicht durch teilstationäre, vor- oder nachstationäre oder ambulante Behandlung erreicht werden kann. In einer **amtlichen** Begründung (Bundesrat-Drucksache 12/3608, S. 81) zu dieser gesetzlichen Regelung wird dabei konkretisiert, dass der Vorrang der ambulanten Behandlung gemäß Satz 2 sich sowohl auf das ambulante Operieren im Krankenhaus gemäß § 115b SGB V als auch auf die Tätigkeit der niedergelassenen Ärzte im Rahmen des Sicherstellungsauftrages bezieht. Dies wiederum bedeutet, dass bei einem Patienten, der mit einer Einweisung zur stationären Operation kommt, die der Kategorie 1 des AOP-Kataloges zugeordnet ist, eine stationäre Behandlung nur dann durchführbar ist, wenn eine oder mehrere der o.g. Kriterien erfüllt sind.

Wichtig

Nach § 115a Abs. 2 SGB V kann die Möglichkeit der vorstationären Behandlung dazu genutzt werden, Patienten in medizinisch geeigneten Fällen ohne Unterkunft und Verpflegung zu behandeln, um die Erforderlichkeit einer ambulanten Operation oder eines sonstigen stationsersetzenden Eingriffs zu klären oder den Eingriff vorzubereiten! Ist also ein gewisser diagnostischer Aufwand notwendig, um die Frage der ambulanten oder stationären Durchführung einer OP zu begründen, können die notwendigen Leistungen über die vorstationäre Pauschale berechnet werden. In diesem Fall ist die Vorlage einer Krankenhauseinweisung erforderlich.

2.1.4 Praxisgebühr

Wenn eine Einweisung zur stationären Behandlung vorliegt und es nicht zur stationären, sondern ambulanten Behandlung kommt, wird die Praxisgebühr fällig. Ansonsten gilt nach § 2 des AOP-Vertrages, dass ambulante Operationen in der Regel auf Veranlassung eines niedergelassenen Vertragsarztes unter Verwendung eines Überweisungsscheines durchgeführt werden sollen.

Falls ein Versicherter hingegen ohne Überweisungsschein das Krankenhaus zur ambulanten OP aufsucht, gilt die Krankenversichertenkarte in Verbindung mit einem amtlichen Lichtbildausweis als Nachweis für die Mitgliedschaft. In diesem Fall muss das Krankenhaus die Zuzahlung (Praxisgebühr) einziehen, da es sich bei Eingriffen gemäß § 115b SGB V um eine ambulante ärztliche Behandlung im Sinne des § 28 Abs. 4 SGB V handelt

Gesetzestext § 28 Abs. 4 SGBV

Versicherte, die das 18. Lebensjahr vollendet haben, leisten je Kalendervierteljahr **für jede erste Inanspruchnahme** eines an der ärztlichen, zahnärztlichen oder psychotherapeutischen Versorgung teilnehmenden Leistungserbringers, **die nicht auf Überweisung** aus demselben Quartal erfolgt, als Zuzahlung 10 Euro an den Leistungserbringer.

Hier ist zu beachten, dass nach § 4 der Rahmenempfehlung zur Erhebung der Praxisgebühr (Mahnverfahren) in den Fällen unmittelbarer Vergütung der ambulanten Leistungen durch die Krankenkassen (§§ 115b, 116b, 117–119 und 140a SGB V) abweichend von Satz 1 nach der (erfolglosen) Zahlungsaufforderung durch das Krankenhaus der weitere Zahlungseinzug durch die Krankenkasse erfolgt.

Das Krankenhaus muss somit einen Patienten, der die Praxisgebühr nicht entrichtet hat, einmalig mahnen. Danach geht das Einzugsverfahren an die zuständige Krankenkasse über.

Nach § 18 Absatz 1 und 2 des AOP-Vertrages sind einbehaltene Zuzahlungen gemäß § 28 Abs. 4 SGB V vom Krankenhaus gesondert auszuweisen und der Rechnungsbetrag um die einbehaltenen Zuzahlungen zu bereinigen. Die Kennzeichnung kann durch die hierfür bundesweit einheitlich vorgesehenen Kennziffern erfolgen ◘ Tab. 2.1:

◘ **Tab. 2.1.** Kennziffern für die Praxisgebühr

Beschreibung	Kennziffer
Keine Erhebung der Praxisgebühr, da die Befreiung von Zuzahlungen nachgewiesen worden ist!	80032
Patient hat nach schriftlicher Zahlungsaufforderung bisher die Praxisgebühr nicht geleistet, gesetzte Frist (von 10 Tagen) ist abgelaufen	80044
Patient hat nach schriftlicher Zahlungsaufforderung bisher die Praxisgebühr nicht geleistet, gesetzte Frist (von 10 Tagen) ist nicht abgelaufen	80045
Portokosten für die schriftliche Zahlungsaufforderung und Übermittlung der Quittung	80046

2.2 Betriebswirtschaftliche Aspekte

Bei der Abrechnung der Leistungen entsprechend den Bestimmungen des § 115b SGB V und der Kosten mit den Kassen gilt es, eine Vielzahl von Besonderheiten zu beachten!

Darüber hinaus wurde der EBM zum 1.4.2005 vom Bewertungsausschuss überarbeitet. Das Kapitel »Ambulante Operationen« ist in diesem Zusammenhang völlig neu gestaltet worden und orientiert sich nun am OPS-Code-System.

2.2.1 Abrechnungsumfang

Die Abrechnung der Leistungen, die ein Krankenhaus auf der Grundlage des § 115b SGB V erbringt, beschränkt sich zwar auf den Katalog der im Rahmen des § 115b SGB V zur ambulanten OP zugelassenen Operationen (§ 3 AOP-Vertrag), zusätzlich können aber alle übrigen Abrechnungspositionen des EBM herangezogen werden, wenn diese Leistungen im Zusammenhang mit einer ambulanten OP notwendig sind (§§ 4, 5, 6 des AOP-Vertrages)!

Im Gegensatz zu Leistungen, die im Rahmen einer Ermächtigung erbracht werden, gibt es beim ambulanten Operieren keine Einschränkung auf die persönliche Leistungserbringung durch einen bestimmten Arzt des Krankenhauses!

Rechtsprechung

Die Zulassung des Krankenhauses zur Durchführung ambulanter Operationen führt außerdem dazu, dass vorher erteilte Ermächtigungen von Krankenhausärzten zur Erbringung entsprechender operativer Leistungen nach § 116 SGB V oder § 31a Ärzte-Zulassungsverordnung (ZV) enden (BSG-Urteil vom 19. Juni 1996: 6 RKa 15/95).

Ein Facharztstandard (§ 14 AOP-Vertrag) muss hingegen bei der Durchführung der Kernleistungen gewährleistet sein!

Rechtsprechung

Dieser Facharztstandard ist auch dann gewährleistet, wenn während einer OP ein Facharzt (entsprechender Fachrichtung) die Aufsicht führt (BGH vom 15.6.1993: VI ZR 175/92 bzw. § 14 AOP-Vertrag ab 1.1.2004)!

2.2.2 Besonderheiten bei belegärztlicher Behandlung

Erfolgt die ambulante Operation durch einen am Krankenhaus tätigen Belegarzt, sind seine Leistungen ausschließlich nach den vertragsärztlichen Regelungen mit der zuständigen Kassenärztlichen Vereinigung abzurechnen. Die belegärztliche Leistung ist auf der Rechnung des Krankenhauses als gesonderter Posten auszuweisen. Die Leistungen aus dem »Katalog ambulant durchführbarer Operationen und stationsersetzender Eingriffe« und gegebenenfalls der §§ 4, 5, 6 und 9 dieses Vertrages werden dem Krankenhaus hingegen von der für die Patienten zuständigen Krankenkasse vergütet. Dies gilt z. B. für die vom Krankenhaus im Rahmen der Operation durch den Belegarzt durchgeführten Anästhesienverfahren (§ 18 Absatz 1 und 2 bzw. § 7 Abs. 4 AOP-Vertrag).

2.2.3 Rechnungsstellung

Eine Abrechnung von Leistungen nach dem AOP-Vertrag ist nicht möglich, wenn der Patient an demselben Tag in unmittelbarem Zusammenhang mit der ambulanten OP stationär aufgenommen wird! Hingegen ist eine solche Abrechnung (neben Pflegesatz bzw. Fallpauschale) möglich, wenn ein solcher Zusammenhang nicht besteht (§ 7 Abs. 3 AOP-Vertrag)!

Es ist nur eine Rechnung zulässig, die sämtliche abrechenbaren Leistungen der ambulanten Operation gemäß der Anlage 1 sowie gegebenenfalls der §§ 4, 5, 6 und 9 des AOP-Vertrages umfasst.

Die Leistungen aus dem »Katalog ambulant durchführbarer Operationen und stationsersetzender Eingriffe« und gegebenenfalls der §§ 4, 5, 6 und 9 dieses Vertrages werden dem Krankenhaus von der zuständigen Krankenkasse vergütet. Die Prüfung der Plausibilität, Wirtschaftlichkeit und Qualität der berechneten Leistungen erfolgt ebenfalls direkt durch die zuständigen Krankenkassen!

Das Krankenhaus soll nach Abschluss des Falles einer ambulanten Operation der zuständigen Krankenkasse innerhalb von vier Wochen eine Rechnung übermitteln. Als Versandtag gilt der Tag der Absendung der Rechnung. Ist der letzte Tag der 4-Wochen-Frist ein arbeitsfreier Tag, verlängert sich die Frist auf den nächstfolgenden Arbeitstag (§ 18 Abs. 3–5 AOP-Vertrag).

Die Krankenkassen müssen die Rechnung innerhalb von vier Wochen nach Rechnungseingang bezahlen. Als Tag der Zahlung gilt der Tag der Übergabe des Überweisungsauftrags an ein Geldinstitut oder der Versendung von Zahlungsmitteln an das Krankenhaus. Ist der Fälligkeitstag ein Samstag, Sonntag oder gesetzlicher Feiertag, so verschiebt er sich auf den nächstfolgenden Arbeitstag. Bei Zahlungsverzug können folgerichtig Verzugszinsen in Rechnung gestellt werden.

Wichtig

Die nach § 3 bzw. 4, 5 und 6 des AOP-Vertrages zu vergütenden Leistungen werden seit dem 01.01.2007 nach einem festen Punktwert vergütet, der regional unterschiedlich sein kann.

2.2.4 Abrechnung der präoperativen Diagnostik

§ 4 Abs. 1 des AOP-Vertrages sieht vor, dass zur Vermeidung von Doppeluntersuchungen der überweisende Arzt dem den Eingriff nach § 115b SGB V durchführenden Arzt die im Zusammenhang mit dem vorgesehenen Eingriff gemäß § 115b SGB V bedeutsamen Unterlagen zur Verfügung stellt!

Der Operateur/Anästhesist hat diese Unterlagen bei seinen Entscheidungen zu berücksichtigen. Werden bereits durchgeführte Untersuchungen nochmals veranlasst, sind diese in medizinisch begründeten Fällen von den Kostenträgern zu vergüten! Diese sind bei der Abrechnung zu kennzeichnen!

Wichtig ist in diesem Zusammenhang, dass der überweisende Arzt nur einen exakt definierten Umfang an präoperativ notwendigen Leistungen zur Verfügung stellen muss, der in den präoperativen Komplexleistungen des EBM benannt wird. Es handelt sich dabei um die folgenden Leistungspositionen:

EBM	Leistungsbeschreibung	Punkte
31010	OP-Vorbereitung bei Neugeborenen, Säuglingen, Kleinkindern und Kindern bis zum 12. Lebensjahr	750

31011	OP-Vorbereitung bei Jugendlichen und Erwachsenen bis zum 40. Lebensjahr	750
31012	OP-Vorbereitung bei Erwachsenen zwischen dem 40. und 60. Lebensjahr	965
31013	OP-Vorbereitung bei Erwachsenen jenseits des 60. Lebensjahres	1065

Diese Abrechnungspositionen sind nur durch Ärzte für Allgemeinmedizin, praktische Ärzte, Ärzte ohne Gebietsbezeichnung, Hausarzt-Internisten und Kinderärzte berechnungsfähig und beinhalten folgende Parameter:

- Ganzkörperstatus
- Beratung, Erörterung, Aufklärung, Anamnese, Überprüfung der Eignung des häuslichen oder sozialen Umfeldes
- Brief nach Nr. 01601 (an den Operateur/Anästhesisten)

sowie obligat bzw. fakultativ ab dem 13. Lebensjahr

- ein Ruhe EKG (ab 60. Lebensjahr obligat)
- und Laboruntersuchungen nach Nr. 32098 bis 32101 (Schilddrüsenwerte), 32125 (OP-Komplex), 32110 bis 32116 (Gerinnungswerte)

Das Krankenhaus sollte sich stets bemühen, diese präoperativen Leistungen vom zuweisenden Arzt zu erhalten, da die Krankenkassen in der Regel versuchen, diese Leistungen dem Krankenhaus nicht zu vergüten.

Wichtig

Diese Haltung der Krankenkassen ist in der sektoralen Finanzierung des Gesundheitswesens begründet. Werden Leistungen der präoperativen Diagnostik durch niedergelassene Ärzte erbracht, erhalten Krankenkassen diese Leistungen im Rahmen der Kopfpauschalen, die sie mit befreiender Wirkung an die Kassenärztlichen Vereinigungen zahlen, gewissermaßen zum Nulltarif. Erbringen Krankenhäuser im Rahmen der Bestimmungen des § 115b SGB V diese Leistungen selbst, müssen sie von den Kassen gesondert vergütet werden.

2.2.5 Anforderung bzw. Abrechnung der präoperativen Diagnostik

Da es sich bei ambulanten Operationen in der Regel um Eingriffe handelt, die planbar sind, empfiehlt es sich, die nach EBM dem niedergelassenen Arzt zugeordneten präoperativen Leistungen bei diesem anzufordern. Dazu kann die folgende Checkliste dienen ◘ Abb. 2.1. Sie erfüllt dabei gleich mehrere Ziele:

- Sie dokumentieren (auch wenn keine präoperativen Befunde geliefert werden), dass Sie es versucht und damit die Auflagen des § 4 Abs. 1 des AOP-Vertrages erfüllt haben
- Sie können die Auflagen des § 4 Abs. 1 AOP-Vertrag auch dann erfüllen, wenn Patienten sich direkt und ohne Überweisung zur ambulanten OP an Ihr Haus wenden

Selbstverständlich können Sie diese präoperativen Leistungen aber auch selbst erbringen und berechnen, wenn die Möglichkeit der Vorstellung beim Hausarzt nicht (mehr) möglich ist,

- weil der Patient sich notfallmäßig vorstellt (z. B. zur Frakturbehandlung)
- oder von einem Facharzt überwiesen wird, der die o.g. Leistungen nach den Grundsätzen des Weiterbildungsrechts nicht erbringen und deshalb auch nicht abrechnen darf

Die genaue Definition der präoperativen Leistungen, die durch den zuweisenden Arzt zu erbringen sind, zeigt wiederum den möglichen Umfang der weitergehenden (präoperativen) Diagnostik durch das Krankenhaus. Nach § 4 Abs. 3 des AOP-Vertrages ist der den Eingriff nach § 115b SGB V durchführende Krankenhausarzt/Anästhesist berechtigt, die gegebenenfalls **zusätzlich** erforderlichen, auf das eigene Fachgebiet bezogenen, diagnostischen Leistungen im Krankenhaus durchführen zu lassen, soweit das Krankenhaus über die hierfür erforderlichen Einrichtungen verfügt. Diese Leistungen sind mit den Krankenkassen nach Maßgabe der Abrechnungsbestimmungen des EBM und des § 7 des AOP-Vertrages abzurechnen. Denkbar sind hier z. B. weitergehende Leistungen aus dem Bereich der fachgruppenspezifischen Untersuchungs- und Behandlungskomplexe bzw. des Kapitels IV des EBM (Sonographieleistungen, radiologische Leistungen, weitergehende Laborleistungen).

Anschrift des Krankenhauses	Ort	Datum

Herrn/Frau Dr. med. ________________

____

D-______ ________________

Präoperative Diagnostik im Rahmen des ambulanten Operierens nach §115b SGB V

Sehr geehrte Frau Kollegin,
sehr geehrter Herr Kollege,

Ihr(e) Patient(in)

Kasse:	Status: M F R	Geburtsdatum
Name	**Vorname**	**Anschrift**

soll am __________ in unserer Klinik ambulant wegen ________________________operiert werden.

Beachten Sie bitte, dass nach §4 Absatz 1 des „Vertrages zum ambulanten Operieren im Krankenhaus nach §115b Abs. 1 SGB V" zur Vermeidung von Doppeluntersuchungen der überweisende Arzt dem die ambulante Operation durchführenden Krankenhaus alle im Zusammenhang mit dem vorgesehenen Eingriff bedeutungsvollen Unterlagen zur Verfügung stellen muss. Als Krankenhaus sind wir auf diese Voruntersuchungen angewiesen, da die Kostenträger die Durchführung solcher Maßnahmen durch das Krankenhaus selbst nur in Ausnahmefällen akzeptieren! Um den Eingriff in Vollnarkose bzw. rückenmarknaher Anästhesie durchführen zu können, benötigen wir insbesondere die auf dem beiliegenden Bogen benannten Untersuchungen!

Sollten Ihrerseits in diesem Zusammenhang noch offene Fragen zur Klärung anstehen, vermitteln wir Ihnen unter der unten genannten Telefon- oder Faxnummer gerne ein Gespräch mit einem in der Sache ebenfalls kompetenten Mitarbeiter!

Mit freundlichen Grüßen

Name	Anschrift	Telefon

Unterschrift

Abb. 2.1. Formblätter zur Anforderung der präoperativ-diagnostischen Leistungen beim Hausarzt

Nach § 4 Abs. 4 und 5 des AOP-Vertrages muss hier lediglich unterschieden werden zwischen

- notwendigen, fachgebietsbezogenen Leistungen, die vom Krankenhaus erbracht werden können und mit der Rechnung über die OP-Leistung abzurechnen sind und
- notwendigen, nicht fachgebietsbezogenen Leistungen. Der Krankenhausarzt hat den Patienten

Präoperative Diagnostik

DOKUMENTATION		EBM	
		Nrn. 31010 bis 31013, 32098 bis 32101, 32125, 32110 bis 32116	
Name	Vorname	Geburtsdatum	Untersuchungsdatum

Geplanter Eingriff		ICD
Dauerdiagnosen		
Dauermedikation		
Risiken, Allergien		

Untersuchungsbefund (Ganzkörperstatus)

Größe in cm	Gewicht in kg	RR (mm Hg)	Puls (Schläge/min.)

THORAX	normal	pathologische Veränderungen
Befund		
ABDOMEN	normal	pathologische Veränderungen
Befund		
Skelett	normal	pathologische Veränderungen
Befund		
HAUT SCHLEIMHÄUTE	normal	pathologische Veränderungen
Befund		
SINNESORGANE NEUROLOGIE	normal	pathologische Veränderungen
Befund		

Laborbefunde

Hb	HKT	Leukozyten	Quick	Thrombozyten
PTT	Glucose	Kalium	GPT	Kreatinin
Sonstige Parameter				

EKG-Befund (bei Patienten ab dem 13. Lebensjahr fakultativ, ab dem 60. Lebensjahr obligat):

Abb. 2.1. (Fortsetzung)

an einen niedergelassenen Vertragsarzt dieses anderen Fachgebietes, einen ermächtigten Krankenhausarzt, eine ermächtigte ärztlich geleitete Einrichtung oder eine zugelassene Einrichtung mittels Definitionsauftrag durch Verwendung des entsprechenden Vordrucks gemäß § 13 des AOP-Vertrages zu überweisen

Die notwendigen Überweisungsformulare stellt die zuständige Kassenärztliche Vereinigung zur Verfügung. Bei der Kennzeichnung des Überweisungsformulars verwendet das Krankenhaus seinen Adressstempel mit dem Institutskennzeichen.

2.2.6 Untersuchungs- und Behandlungskomplexe

Fachgebietsbezogene Leistungen, die in der präoperativen Diagnostik bei Patienten, die einer ambulanten OP unterzogen werden sollen, in Betracht kommen, sind im Folgenden beispielhaft erwähnt.

Der Komplex zur Behandlung/Diagnostik bei Erkrankungen des Stütz- und Bewegungsapparates und/oder bei entzündlichen Erkrankungen und/oder Skelettanomalien ist sowohl im Abschnitt Orthopädie wie auch dem Abschnitt Chirurgie enthalten. Die Leistung kann nur einmal im Behandlungsfall berechnet werden und erfordert im Laufe der Behandlung drei Arzt-Patienten-Kontakte, die im Laufe einer solchen OP üblicherweise auch anfallen (präoperativer Kontakt, OP, postoperativer Kontakt).

Fachgruppe	EBM	Leistungsbeschreibung	Punkte
Orthopädie	18310	bis zum (vollendeten) 12. Lebensjahr	580
	18311	ab dem 13. Lebensjahr	585
Chirurgie	07310	bis zum (vollendeten) 12. Lebensjahr	580
	07311	ab dem 13. Lebensjahr	585

Gleiches gilt für den Komplex zur Diagnostik und/oder Therapie bei der Funktionsstörung einer Hand. Auch diese Leistung ist identisch in den Abschnitten Orthopädie und Chirurgie enthalten, kann nur einmal im Behandlungsfall berechnet werden und erfordert einen dreimaligen Arzt-Patienten-Kontakt. Diese Leistung ist präoperativ und im Rahmen von Eingriffen wie der OP bei Dupuytren-Kontraktur oder dem Karpaltunnelsyndrom denkbar.

Fachgruppe	EBM	Leistungsbeschreibung	Punkte
Orthopädie	18330	Diagnostik und/oder orthopädische Therapie bei Funktionsstörung einer Hand	585
Chirurgie	07330	Diagnostik und/oder Therapie bei Funktionsstörung einer Hand	585

Weitere Begleitleistungen, die im Zusammenhang mit ambulanten Operationen notwendig werden könnten, sind (ohne Anspruch auf Vollständigkeit) im Folgeden genannt. Beachtenswert ist dabei, dass diese Leistungen in den meisten Fällen nur in der präoperativen Phase zur Abrechnung kommen dürfen, da sie in der Regel am OP-Tag ausgeschlossen sind:

Fachgruppe	EBM	Leistungsbeschreibung	Punkte
Innere Medizin, Chirurgie	13400	Ösophago-Gastroduodenaler Komplex	2315
Innere Medizin, Chirurgie	13421	Koloskopischer Komplex	4100
Orthopädie	18331	Diagnostik/Behandlung bei degenerativer Erkrankung der Wirbelsäule ab dem 13. Lebensjahr	450
Chirurgie	07320	Diagnostik/Therapie bei viszeralchirurgischer Erkrankung und/oder Eingriff	400

Gynäkologie	08311	Urethro (-zysto)skopie	760
Urologie	26310	Urethro-(Zysto)skopie beim Mann	1225
	26311	Urethro-(Zysto)-skopie bei der Frau	760
HNO	09311	Lupenlaryngoskopie	195
	09312	Schwebe- und Stützlaryngoskopie	455
	09313	Endoskopische Laryngoskopie	505
	09314	Stroboskopie	220
	09318	Videostroboskopie	400

2.2.7 Gesprächsleistungen

Eine Sonderstellung nimmt in diesem Zusammenhang die fachgruppenspezifische Gesprächsleistung »Beratung, Erörterung, Abklärung, mindestens 10 Minuten, je 10 Minuten (235 Punkte) ein. Sie löst die Nrn. 17 bzw. 18 des EBM 1996 ab.

Rechtsprechung
Hier sei nochmals das Urteil des SG Köln vom 8.2.1999 (S 19 KR 44/97) in Erinnerung gerufen: »Die Abrechnung der Nr. 17 EBM im Rahmen des ambulanten Operierens nach § 115b SGB V ist möglich – allerdings nicht als OP-Aufklärungsgespräch!«

Dies bedeutet, dass diese Leistung weiterhin im Rahmen ambulanter Operationen eingesetzt werden kann, wenn mit dem Patienten notwendigerweise ein solches Gespräch geführt werden muss. Es gilt hier zu beachten, dass in einem Zeitraum von drei Tagen, beginnend mit dem Operationstag, vom Operateur neben der ambulanten oder belegärztlichen Operation nur die Leistungen nach den Nrn. 01220 bis 01222, 01310 bis 01312, 01410 bis 01414, 01602, 01610 bis 01612, 01620 bis 01623, 01711 bis 01721, 01770, 01772 bis 01775, 01780 bis 01787, 01790 bis 01793, 01800 bis 01813 und 01815, 01820 bis 01822, 01825 bis 01832, 01835 bis 01839, 01850 und 01950 bis 01952 sowie die arztgruppenspezifischen Ordinations- und Konsultationskomplexe, Leistungen der Kapitel bzw. Abschnitte 31.3, 31.4, 31.5.2, 32, 34 und 35 berechnet werden dürfen. Dies bedeutet zugleich, dass auch die erwähnten fachgruppenspezifisch gegliederten Gesprächsleistungen nur prä- oder postoperativ zur Abrechnung kommen können. Bei orthopädisch-chirurgischen konservativen Behandlungen aus dem Abschnitt 2 des AOP-Kataloges bzw. dem Abschnitt IV.31.6.2 des EBM gilt diese Einschränkung allerdings nur für die Leistungen nach den Nrn. 31930 und/oder 31932.

Gesprächsleistung mind. 10 min, je 10 min	Fachgruppe
05220	Anästhesiologie (nur im Rahmen der Schmerztherapie)
06220	Augenheilkunde
07220	Chirurgie
08220	Gynäkologie
09220	HNO
10220	Dermatologie
13220	Innere Medizin (mit Spezialgebieten)
15220	Mund- und Kieferchirurgie
16220	Neurochirurgie
18220	Orthopädie
26220	Urologie

Aufgelistet sind hier die Fachgruppen, die üblicherweise ambulante Operationen durchführen. Diese Zusammenstellung erhebt dabei keinen Anspruch auf Vollständigkeit.

2.2.8 Weitergehende Labordiagnostik

Ein Auslegungsproblem stellt sich bei der Berechnung des sog. »Wirtschaftlichkeitsbonus« nach Nr. 32001 EBM im Rahmen des ambulanten Operierens. Entsprechend einer Fußnote zur Abrechnungsposition im EBM ist die Leistung bei »Ermächtigten Ärzten, Krankenhäusern oder Instituten entsprechend ihrer Zugehörigkeit zu den aufgeführten

Arztgruppen zu berücksichtigen«. Trotz dieser recht eindeutigen Zuordnung weigern sich einzelne Kassen, diese Abrechnungsposition zu vergüten, die entsprechend der Leistungsbeschreibung »je kurativ-ambulantem Behandlungsfall mit Ausnahme von Überweisungsfällen mit Auftragsleistungen« berechnungsfähig ist. Die Leistung ist je nach (operativ tätiger) Fachgruppe unterschiedlich bewertet:

EBM	Fachgruppe	Punkte
32001	Urologie	70
	Gynäkologie	30
	Anästhesie	15
	Chirurgie	10
	HNO	5
	Orthopädie	5

Einzelne Kassen versuchen mit unterschiedlichen Argumenten die Berechnung der Leistung zu unterbinden. Ein Argument ist, dass der Mechanismus des Laborbudgets, der mit dieser Leistung verbunden ist, beim Abrechnungsmodus – entgegen der Verfahrensweise in der Praxis niedergelassener Operateure – im Krankenhaus nicht praktiziert werden könne. Vergessen wird dabei, dass eine Berücksichtigung von Fällen im Rahmen des ambulanten Operierens nach § 115b SGB V beim Laborbudget ausgeschlossen ist, weshalb solche Fälle mit der Kennziffer 32016 (Präoperative Labordiagnostik vor ambulanten oder belegärztlichen Eingriffen in Narkose oder in rückenmarknaher Regionalanästhesie) gekennzeichnet werden können.

Hinzu kommt, dass KBV, DKG, Ersatzkassen und AOK-BV am 18.2.2000 in der Frage der Abrechnungsfähigkeit der Nrn. 3450 und 3452 EBM (jetzt 32000 bzw. 32001 EBM) eine Parallele zur Abrechnung bei den Leistungen nach den (damaligen) Nrn. 1 und 2 EBM gesehen haben, bei denen mittlerweile durch ein BSG-Urteil vom April 2002 Rechtsklarheit geschaffen wurde.

Rechtsprechung

Mit Urteil vom 11. April 2002 hatte das Bundessozialgericht in Kassel (Az B3 KR 25/01 R) entschieden, dass entgegen der Ansicht der Vorinstanzen, die Krankenhäuser berechtigt sind, die Ordinations- und Konsultationsgebühr nach der einschlägigen Facharztgruppe abzurechnen. Das Gericht begründete seine Entscheidung unter Hinweis auf den Bundesvertrag, der auf den EBM verweist und eine einheitliche Vergütung für Krankenhäuser und Vertragsärzte vorsieht. Der vom Gericht bestätigte Gleichheitsgrundsatz bedeutet auch, dass die Krankenhäuser die Ordinationsgebühr wie bei Vertragsärzten und damit für alle an den ambulanten Operationen zwingend beteiligten Ärzte wie insbesondere den Operateur und den Anästhesisten berechnen können. Da nach den einschlägigen Bestimmungen des EBM pro Behandlungsfall der Laborwirtschaftlichkeitsbonus nach Nr. 3452 (jetzt Nr. 32001 EBM) zu vergüten ist, gilt dies nach dem Urteil des BSG auch im Rahmen ambulanter Operationen nach § 115b SGB V!

Dem Urteilsspruch wird ferner durch die Neufassung des ab 1.1 2004 gültigen »Vertrages nach § 115b Abs. 1 SGB V (Ambulantes Operieren und stationsersetzende Eingriffe im Krankenhaus)« Rechnung getragen! Im § 7 Abs. 4 dieses Vertrages ist vereinbart: »Krankenhäuser sind bei der Vergütung ambulanter Leistungen **wie niedergelassene Fachärzte** der entsprechenden Fachrichtung **einzustufen**«. Da in Gemeinschaftspraxen die Höhe der Leistungsbewertung der Nr. 32001 EBM als arithmetischer Mittelwert der Leistungsbewertungen für die beteiligten und in Nr. 32001 aufgeführten Ärzte errechnet wird, müsste – ähnlich wie bei dem Ordinationskomplex – die Bewertung der Leistung nach Nr. 32001 EBM beim ambulanten Operieren nach § 115b SGB V als Quersumme aus der Punktzahl der Anästhesisten und der jeweils operativ eingesetzten Gruppe gebildet werden.

Unter den genannten Gesichtspunkten könnte die Abrechnung der präoperativen Diagnostik durch das Krankenhaus im Rahmen eines Eingriffs nach § 115b SGB V wie folgt aussehen:

EBM	Leistungsbeschreibung	Punkte/Euro
07211	Ordinationskomplex (Chirurgie) bei Patient zwischen 6. und 59. Lebensjahr	252,5
05211	Ordinationskomplex (Anästhesie) bei Patient zwischen 6. und 59. Lebensjahr	

05310	Präanästhesiologische Untersuchung	480
32001	Wirtschaftlichkeitsbonus Labor (Quersumme aus Chirurgie und Anästhesie)	12,5
07330	Diagnostik und/oder chirurgische Therapie bei Funktionsstörung einer Hand	585
32042	Blutsenkung	0,25 Euro
40144	Kopierkosten (2 Seiten)	0,26 Euro

2.2.9 Abrechnung der operativen Leistungen und der Anästhesien

§ 7 Abs. 4 des AOP-Vertrages regelt (in Anlehnung an ein BSG-Urteil vom April 2002), dass Krankenhäuser bei der Vergütung ambulanter Leistungen wie niedergelassene Fachärzte der entsprechenden Fachrichtung einzustufen sind. Dies gilt insbesondere für die separate Abrechenbarkeit anästhesiologischer Leistungen/Narkosen, sofern im Krankenhaus bei Eingriffen gemäß § 115b SGB V sowohl ein Operateur als auch ein Anästhesist des Krankenhauses beteiligt ist oder die Leistung nach § 115b SGB V durch einen belegärztlich tätigen Vertragsarzt erfolgt und das Krankenhaus nur die Anästhesieleistungen erbringt!

Diese Regelung hat insbesondere zur Auswirkung, dass die bis zum Zeitpunkt des o.g. Urteils von den Kassen bestrittene Abrechnungsmöglichkeit des jeweils fachgruppenspezifischen Ordinationskomplexes beim Erstkontakt mit dem Patienten und der Ansatz des ebenfalls jeweils fachgruppenspezifischen Konsultationskomplexes bei weiteren Arzt-Patienten-Kontakten gewährleistet ist.

Beispiel Chirurgie

EBM	Leistungsbeschreibung	Punkte
07210	Ordinationskomplex bis zum 5. Lebensjahr	310
07211	Ordinationskomplex 6.- bis 59. Lebensjahr	310
07212	Ordinationskomplex ab 60. Lebensjahr	335
07215	Konsultationskomplex	50

Beispiel Anästhesie

EBM	Leistungsbeschreibung	Punkte
05210	Ordinationskomplex bis zum 5. Lebensjahr	225
05211	Ordinationskomplex 6.- bis 59. Lebensjahr	195
05212	Ordinationskomplex ab 60. Lebensjahr	225
05215	Konsultationskomplex	50

Strittig und von den einzelnen Kassen unterschiedlich gehandhabt, ist die Frage der Mehrfachberechnung der Ordinationsgebühr bei ambulanten Operationen und Anästhesien nach § 115b SGB V, wenn sowohl Anästhesist wie auch Operateur vom Krankenhaus gestellt werden. Hier greift die Regelung im EBM bei fachübergreifenden Gemeinschaftspraxen: Die Höhe des Ordinationskomplexes von Gemeinschaftspraxen und medizinischen Versorgungszentren wird als arithmetischer Mittelwert der Punktzahlen der Ordinationskomplexe der in der Gemeinschaftspraxis oder dem medizinischen Versorgungszentrum vertretenen Ärzte berechnet (Kapitel I.5.1 EBM, Höhe des Ordinationskomplexes).

Der EBM fordert, dass zu jeder ambulanten oder belegärztlichen Operation der OP-Schlüssel angegeben werden muss. Anhand der Diagnose sowie des operativen Eingriffs ist der richtige OP-Schlüssel zu ermitteln. Den korrekten OP-Schlüssel findet man im alphabetischen oder systematischen Verzeichnis »OPS 2007 – Operationen- und Prozedurenschlüssel«. Eine entsprechende Buchfassung ist im Buchhandel erhältlich. Eine elektronische Fassung kann im Internet unter www.dimdi.de herunterladen werden. Ist der für den operativen Eingriff erforderliche OP-Schlüssel ermittelt, kann man im Band 2 zum EBM nachschlagen, welche Gebührennummer für die Operation, die Überwachung und Nachsorge sowie schließlich die Anästhesie/Narkose abgerechnet werden kann. Es gibt alternativ auch die Möglichkeit der elektronischen Suche. So findet sich z. B.

auf den Internetseiten der Kassenärztlichen Bundesvereinigung unter www.kbv.de der Anhang 2 zum EBM in elektronischer Form mit Suchfunktionen (sog. A2B-Browser).

2.2.10 Anästhesieleistungen

Als neue Leistung wurde im EBM 2000plus die Nr. 05310 (Präanästhesiologische Untersuchung eines Patienten vor ambulanter oder belegärztlicher OP) eingeführt. Da die dort zugrunde gelegte Untersuchung und Aufklärung des Patienten allein schon aus forensischen Gründen in angemessenem Abstand zur OP durchgeführt werden sollte, ist diese Leistung eher der präoperativen Phase zuzuordnen und wurde deshalb auch im Rahmen des Abrechnungsbeispiels dort erwähnt.

Die Anästhesieleistungen selbst orientieren sich im neuen EBM an der OP-Leistung und sind deshalb der OPS-Kodierung angegliedert. Alle Anästhesieleistungen beinhalten Infusionen, das Einführen der Magensonde, das Legen des Harnblasenkatheters, die arterielle Blutentnahme, die Blutgasanalyse, die gesteuerte Blutdrucksenkung und die Analgesien.

EBM	Leistungsbeschreibung	Punkte
31821	Anästhesie/Narkose-Komplex 1 bei definierten Operationen	2280
31822	Anästhesie/Narkose-Komplex 2 bei definierten Operationen	2945
31823	Anästhesie/Narkose-Komplex 3 bei definierten Operationen	3615
31824	Anästhesie/Narkose-Komplex 4 bei definierten Operationen	4275
31825	Anästhesie/Narkose-Komplex 5 bei definierten Operationen	5610
31826	Anästhesie/Narkose-Komplex 6 bei definierten Operationen	6665
31827	Anästhesie/Narkose-Komplex 7 bei definierten Operationen	6940
31828	Zuschlag zu Leistungen nach Nrn. 31821-31826 bei Simultaneingriffen oder zu Nr. 31827 bei Verlängerung der Narkose je 15 min.	665

Alle hier aufgeführten Narkoseverfahren können nur berechnet werden, wenn sie von einem Facharzt für Anästhesie erbracht wurden. Dies gilt auch für die folgenden Leistungen:

EBM	Leistungsbeschreibung	Punkte
05350	Postnarkotische Überwachung nach einem operativen oder diagnostischen Eingriff im Anschluss an eine Anästhesie oder Narkose nach Nr. 05330	1405
05340	Überwachung der Vitalfunktionen (Stand-by), je 15 min.	370
05341	Analgesie/Sedierung bei ambulanter oder belegärztlicher OP, je 10 min.	370

Insbesondere die Leistungen nach den Nrn. 05340 und 05341 EBM kommen z. B. in Betracht, wenn die Anästhesie selbst nicht durch den Anästhesisten, sondern den Operateur durchgeführt wird. Dies ist möglich bei den folgenden Leistungen, die wiederum nur berechnungsfähig sind, wenn sie vom Operateur durchgeführt wurden:

EBM	Leistungsbeschreibung	Punkte
31800	Regionalanästhesie(n) (Blockade nach Bier, Plexusanästhesie)	895
31801	Retrobulbäre Anästhesie bei Eingriff nach Kategorie U, V, X	385

2.2.11 Operationsleistungen

Die Bewertung der einzelnen operativen Leistungen orientiert sich an einem System mit kalkulierter Schnitt-Naht-Zeit (SNZ) und der Einteilung in Kategorien. Die folgenden 25 Kategorien (A-X) ◘ Tab. 2.2 werden in 7 kalkulatorische Schnitt-Naht-Zeit-Gruppen eingeteilt ◘ Tab. 2.3:

Ein Eingriff der Kategorie D3 wäre somit ein Eingriff an Knochen und/oder Gelenken mit einer (kalkulierten) Schnitt-Naht-Zeit von 30 bis 45 Minuten. Dies bedeutet, dass alle über den OPS gesteuerten Leistungen an dieser »Zeitvorgabe« hängen.

Tab. 2.2. Übersicht der AOP-Kategorien

Kategorie	Art des Eingriffs
A	Dermatochirurgischer Eingriff
B	Eingriff an der Brustdrüse
C	Eingriff an einer Extremität
D	Eingriff an Knochen und/oder Gelenken
E	Arthroskopischer Eingriff
F	Viszeralchirurgischer Eingriff
G	Endoskopischer viszeralchirurgischer Eingriff
H	Proktologischer Eingriff
I	Kardiochirurgischer Eingriff
J	Thoraxchirurgischer Eingriff
K	Eingriff am Gefäßsystem
L	Einbau, Wechsel oder Entfernung eines Schrittmachersystems
M	Mund-, Kiefer-, Gesichtschirurgischer Eingriff
N	Eingriff der HNO-Chirurgie
O	Peripherer neurochirurgischer Eingriff
P	Zentraler neurochirurgischer Eingriff
Q	Urologischer Eingriff
R	Endoskopischer urologischer Eingriff
RR	(Endoskopischer) urologischer Eingriff mit Bildwandler
S	Gynäkologischer Eingriff
T	Endoskopischer gynäkologischer Eingriff
U	Extraocularer Eingriff
V	Intraocularer Eingriff
W	Laserchirurgischer Eingriff
X	Intraocularer Eingriff als Phakoemulsifikation

Tab. 2.3. Bewertung der operativen Leistungen anhand kalkulierter SNZ-Gruppen

Minuten	Kalkulatorische Schnitt-Naht-Zeit-Gruppen
bis 15 min.	1
15–30 min.	2
30–45 min	3
45–60 min.	4
60–90 min.	5
90–120 min.	6
>120 min.	7

Dauert der Eingriff länger, kommt es zu keiner weiteren (zusätzlichen) Vergütung für den Operateur bzw. den Anästhesisten. Lediglich bei Eingriffen mit einer kalkulierten Schnitt-Naht-Zeit von mehr als 120 Minuten kann der Anästhesist je weitere 15 Minuten neben der Anästhesieleistung nach Nr. 31827 EBM die Leistung nach 31828 EBM berechnen.

2.2.12 Abrechnungseinschränkungen am OP-Tag plus 2 Tage

Entsprechend den Bestimmungen des § 5 des AOP-Vertrages können in Verbindung mit einem ambulanten Eingriff nach § 115b SGB V intraoperative Leistungen erbracht oder veranlasst werden, die in einem unmittelbaren zeitlichen und medizinischen Zusammenhang mit dem Eingriff stehen. Nach der Präambel zu Abschnitt IV.31.2 EBM Punkt 8 können dies in einem Zeitraum von drei Tagen, beginnend mit dem Operationstag, nur Leistungen nach den Nrn. 01220 bis 01222, 01310 bis 01312, 01410 bis 01414, 01602, 01610 bis 01612, 01620 bis 01623, 01711 bis 01721, 01770, 01772 bis 01775, 01780 bis 01787, 01790 bis 01793, 01800 bis 01813 und 01815, 01820 bis 01822, 01825 bis 01832, 01835 bis 01839, 01850 und 01950 bis 01952, die arztgruppenspezifischen Ordinations- und Konsultationskomplexe sowie Leistungen der Kapitel bzw. Abschnitte 31.3, 31.4, 31.5.2, 32, 34 und 35 sein.

Die Leistungserbringung ist nur dann vollständig, wenn bei der Berechnung der Leistungen des Abschnitts IV.31 die Angabe des OPS erfolgt, die Diagnosen sind nach dem ICD-10-Diagnoseschlüssel (ICD-10-GM) anzugeben. Es sind die jeweils zum Zeitpunkt des Eingriffes gültigen Diagnose- und Prozedurenschlüssel zu verwenden.

2.2.13 Simultaneingriffe

Bei Simultaneingriffen (zusätzlicher Eingriff zum Haupteingriff bei unterschiedlicher Diagnose und gesondertem operativen Zugangsweg) ist die Schnitt-Naht-Zeit im OP- und/oder im Narkoseprotokoll festzuhalten. Hier kann zusätzlich anstelle der eigentlichen OP-Ziffer die entsprechende Zuschlagsposition des Kapitels 31.2 neben dem Haupteingriff vergütet werden. Dasselbe gilt auch für Anästhesien/Narkosen durch den Anästhesisten, der je 15 Minuten Verlängerung der Narkosezeit die Nr. 31828 berechnen kann. Die abrechenbare Höchstzeit bei Simultaneingriffen entspricht der Summe der Zeiten der Einzeleingriffe.

Beispiel

Patient kommt zur Entfernung von Osteosynthesematerial nach operativer Versorgung eines Mittelhandbruchs (MHK V rechts) und einer Schlüsselbeinfraktur (rechts).

Operationen/OPS-Schlüssel:

5-787.30 →D2 15 bis 30 min. kalkulatorische SNZ
5-787.3b →D2 15 bis 30 min. kalkulatorische SNZ

Beispielabrechnung bei einer Gesamt-SNZ von 50 min.:

Nr. 31132 EBM (D2 Eingriff mit 15–30 min. SNZ)	4.250 Punkte
Nr. 31138 EBM (Zuschlag zur Leistung nach der Nr. 31132)	1.215 Punkte
	5.465 Punkte

2.2.14 Postoperative Überwachung

Die Nachbeobachtung eines Patienten nach einem ambulanten operativen Eingriff erfolgt ebenfalls in Anlehnung an die OPS-Kodierung.

EBM	Leistungsbeschreibung	Punkte
31501	Postoperative Überwachung 1 im Anschluss an Biopsien von Muskeln, Weichteilen und Nerven der Kategorie C1 (Leistung nach der Nr. 31121) und den Leistungen nach den Nrn. 31341 sowie 31342	380
31502	Postoperative Überwachung 2 im Anschluss an definierte Operationen (außer Biopsieleistungen der Kategorie C1)	695
31503	Postoperative Überwachung 3 im Anschluss an definierte Operationen	1400
31504	Postoperative Überwachung 4 im Anschluss an definierte Operationen	2030
31505	Postoperative Überwachung 5 im Anschluss an definierte Operationen	2790
31506	Postoperative Überwachung 6 im Anschluss an definierte Operationen	4055
31507	Postoperative Überwachung 7 im Anschluss an definierte Operationen	5385

Bei bestimmten Eingriffen, die ebenfalls Bestandteil des AOP-Kataloges sind, wie im Rahmen der interventionellen Kardiologie und Radiologie, stehen gesonderte Nachbeobachtungspositionen zur Verfügung.

EBM	Leistungsbeschreibung	Punkte
01520	Beobachtung/Betreuung nach Herzkatheteruntersuchung, mehr als 4 Stunden	2680
01521	Beobachtung/Betreuung nach PTCA, mehr als 12 Stunden	4655
01530	Beobachtung/Betreuung nach diagnostisch interventioneller Radiologie, mehr als 4 Stunden	2680

01531	Beobachtung/Betreuung nach therapeutisch interventioneller Radiologie, mehr als 4 Stunden	4655

2.2.15 Postoperative Behandlung

§ 6 des AOP-Vertrages sieht vor, dass postoperative Leistungen, die erforderlich sind, um den Behandlungserfolg der im Krankenhaus durchgeführten ambulanten Operationen zu sichern bzw. zu festigen, auch von fachlich verantwortlichen Krankenhausärzten durchgeführt werden können! Die Behandlungsdauer soll allerdings 14 Tage nicht überschreiten, ohne dass es einer erneuten Überweisung (durch einen niedergelassenen Arzt) bedarf.

Nach § 7 Absatz 2 des AOP-Vertrages können die postoperativen Behandlungskomplexe des Abschnitts 31.4 des EBM deshalb für die postoperative Behandlung bei Erbringung durch den Operateur von dem Krankenhaus für die darin enthaltenen Leistungen bis zum 14. Tag nach Erbringung des Eingriffs nach § 115b SGB V mit einem Abschlag von der Punktzahl in Höhe von **27,5 Prozent** berechnet werden.

Ein postoperativer Behandlungskomplex umfasst jeweils 21 Behandlungstage ab dem OP-Tag. Während dieser Zeitphase sind Ausschlüsse definiert, die sich unmittelbar aus der jeweiligen Abrechnungsposition ergeben.

Beispiel

Nr. 31601

Postoperative Behandlung nach der Erbringung einer Leistung nach den Nrn. 31101, 31111, 31141, 31151, 31161, 31181, 31191, 31211 oder 31271 bei Überweisung durch den Operateur. Die Leistung ist einmalig berechnungsfähig im Zeitraum von 21 Tagen nach Erbringung einer Leistung des Abschnitts 31.2

Abrechnungsausschlüsse:

Im Zeitraum von 21 Tagen Nrn. 02300, 02301, 02302, 02310, 02340, 02341, 02360, 06350, 06351, 06352, 07310, 07311, 07320, 07330, 07340, 09360, 09361, 09362, 10330, 10340, 10341, 10342, 15321, 15322, 15323, 15324, 18310, 18311, 18320, 18330, 18340, 26350, 26351, 26352

Wird eine zweite Operation in demselben Behandlungsfall durchgeführt, kann der postoperative Behandlungskomplex auch ein zweites Mal abgerechnet werden. Dies kann jedoch erst nach Ablauf der 21-Tage-Frist nach der ersten Operation erfolgen.

2.2.16 Arztbriefe

Entsprechend den Bestimmungen des § 8 des AOP-Vertrages ist nach Durchführung des Eingriffs gemäß § 115b SGB V dem Versicherten eine für den weiterbehandelnden Vertragsarzt bestimmte Kurzinformation mitzugeben, aus der die Diagnose, Therapieangaben, angezeigte Rehabilitationsmaßnahmen sowie die Beurteilung der Arbeitsfähigkeit hervorgehen. Diese Information ist obligater Bestandteil der Leistung und somit nicht gesondert abrechenbar.

Eine ähnlich einschränkende Bestimmung findet sich in der Präambel zu Abschnitt IV.31.2 EBM Punkt 5: »Ablaufbezogene Leistungskomplexe des Abschnitts 31.2 (ambulante OP) umfassen sämtliche durch den Operateur erbrachten ärztlichen Leistungen, Untersuchungen am Operationstag, Verbände, ärztliche Abschlussuntersuchung(en), einen postoperativen Arzt-Patienten-Kontakt, Dokumentation(en) und Beratung(en) einschließlich des Abschlussberichtes an den weiterbehandelnden Vertragsarzt und Hausarzt«.

Damit ist klar, dass ein Befundbericht oder ein Arztbrief (im Sinne der Nrn. 01600 bzw. 01601 EBM) im Rahmen einer ambulanten OP nach § 115b SGB V nicht gesondert berechnungsfähig ist.

Berechnungsfähig sind hingegen die Kosten, die im Rahmen dieser Berichtspflicht dem Krankenhaus entstehen, wie insbesondere Portokosten.

EBM	Leistungsbeschreibung	Euro
40120	Kostenpauschale Brief bis 20g	0,55
40122	Kostenpauschale Brief bis 50g	1,00
40124	Kostenpauschale Brief bis 500g	1,44
40126	Kostenpauschale Brief bis 1000g	2,20
40144	Kostenpauschale für Kopien, je Seite	0,13

2.2.17 Flankierende Leistungen

Krankentransporte können durch das Krankenhaus im Rahmen von Operationen nach § 115b SGB V verordnet werden, wenn der Patient während der Fahrt einer fachlichen Betreuung oder der besonderen Einrichtung eines Krankentransportwagens bedarf. Verordnungsfähig ist ein Krankentransport, wenn er aufgrund des Zustandes des Patienten erforderlich ist. Krankentransporte dieser Art bedürfen der vorherigen Genehmigung durch die Krankenkasse.

§ 11 des AOP-Vertrages bestimmt: »Ist ein Krankentransport zu Lasten einer Krankenkasse nach Durchführung eines Eingriffs gemäß § 115 b SGB V notwendig, ist er von dem Krankenhausarzt unter Beachtung der Krankentransport-Richtlinien des Gemeinsamen Bundesausschusses anzuordnen.«

§ 10 des AOP-Vertrages sieht vor, dass das Krankenhaus bis zu fünf Tagen eine Arbeitsunfähigkeitsbescheinigung bzw. bis zu drei Tagen eine häusliche Krankenpflege verordnen kann, wenn es die postoperative Behandlung nicht selbst übernimmt. Bei postoperativer Behandlung durch das Krankenhaus sind natürlich auch längere Verordnungszeiten möglich.

Delegiert das Krankenhaus die postoperative Behandlung an einen niedergelassenen Arzt, veranlasst es dies mittels des Überweisungsscheins (Vordruck-Muster 6) unter Angabe des OP-Datums und des OPS-Codes des Eingriffes.

2.2.18 Abrechnung von Kosten neben den Gebühren

Die Abrechnung von Kosten neben den Gebühren für die ärztlichen Leistungen ist sehr umfangreich im § 9 des AOP-Vertrages geregelt.

Trotz der dort sehr detaillierten Bestimmungen, empfiehlt es sich, bei der Beantwortung der Frage, welche Kosten wie zusätzlich berechnet werden können, streng nach einem 5-Punkte-Plan vorzugehen:

Punkt 1:
Kosten, die Bestandteil der Gebühren sind, können nicht gesondert berechnet werden (§ 9 Absatz 1 und 2 AOP-Vertrag).

Um welche Kostenbestandteile es sich hier handelt, ist den »Allgemeinen Bestimmungen« des EBM Abschnitt I. 7.1–2 zu entnehmen: »In den berechnungsfähigen Leistungen sind – soweit nichts anderes bestimmt ist – enthalten:

- allgemeine Praxiskosten (Miete, Elektrizität, Personal, Einrichtung, Fortbildung etc.)
- Kosten, die durch die Anwendung von ärztlichen Instrumenten und Apparaturen entstanden sind
- Kosten für Einmalspritzen, -kanülen, -trachealtuben, -absaugkatheter, -handschuhe, -rasierer, -harnblasenkatheter, -skalpelle, -proktoskope, -darmrohre, -spekula und -küretten
- Kosten für Reagenzien, Substanzen und Materialien für Laboratoriumsuntersuchungen
- Kosten für Filmmaterial
- Versand- und Transportkosten, ausgenommen jene, die bei Versendungen von Arztbriefen (z. B. Befundmitteilungen, ärztlichen Berichten und Briefen) und im Zusammenhang mit Versendungen im Rahmen der Langzeit-EKG-Diagnostik, Laboratoriumsuntersuchungen, Zytologie, Histologie, Zytogenetik und Molekulargenetik, Strahlendiagnostik, Anwendung radioaktiver Substanzen sowie der Strahlentherapie entstehen

Konkret bedeutet dies, dass die hier aufgelisteten Kostenanteile mit der Abrechnung der jeweiligen Gebührenordnungsposition(en) abgegolten sind. Dabei ist zu beachten, dass die Passage »soweit nichts anderes bestimmt ist« eine Öffnungsklausel für in der Regel regional mögliche Vereinbarungen darstellt.

Punkt 2:
Kosten, die als Sprechstundenbedarfs einzustufen sind (§ 9 Absatz 3 des AOP-Vertrages).

Entgegen den eigentlichen Bestimmungen der vertragsärztlichen Sprechstundenbedarfsvereinbarungen erfolgt hier allerdings nicht der Ersatz der verbrauchten Materialien durch Bezug aus einer Apotheke, sondern eine pauschale Abgeltung in Höhe von 7 Prozent, bezogen auf das in Rechnung gestellte Honorar.

Dabei ist zu beachten, dass eine Berücksichtigung von Honoraranteilen bei der Berechnung dieser Pauschale nur dann möglich ist, wenn die betreffenden Kostenanteile nicht bereits gesondert berechnet wurden (z. B. über die Kostenpauschalen aus dem Kapitel 40 des EBM). Als Faustregel kann gelten, dass alle Positionen, die im Gebührenteil des EBM aufgeführt sind bei der Berechnung der 7-Prozent-Pauschale einbezogen werden können (wie z. B. auch Laborkosten).

Punkt 3:
Kosten, die pauschal im Einzelfall abgegolten werden, entsprechend der Auflistung im Kapitel 40 des EBM (§ 9 Absatz 4 des AOP-Vertrages).

Es handelt sich hier um Pauschalsätze, die in dem Kapitel »Sachkostenpauschalen« des EBM (Kapitel 40) aufgelistet sind.

Beispiele:

EBM	Leistungsbeschreibung	Euro
40104	Versand Röntgenaufnahmen	5,10
40120	Portopauschale Brief bis 20g	0,55
40122	Portopauschale Brief bis 50g	1,00
40124	Portopauschale Brief bis 500g	1,44
40126	Portopauschale Brief bis 1000g	2,20
40144	Kopierpauschale, je Seite	0,13
40300	Sachkosten für die Durchführung der Leistung nach Nr. 34291 (Herzkatheteruntersuchung)	181,50
40302	Sachkosten für die Durchführung einer PTCA nach Nr. 34292 an einem Gefäß, ggf. einschließlich Stent(s)	1058,40
40304	Sachkosten für die Durchführung einer PTCA nach der Nr. 34292 an mehreren Gefäßen, ggf. einschließlich Stents, zusätzlich zur Kostenpauschale nach Nr. 40302	690,20

Nach einem, auch nach Einführung des neuen EBM zum 1.4.2005, noch gültigen Beschluss (Nr. 46 des Arbeitsausschusses des Bewertungsausschusses vom 22.2.2000) sind die im Zusammenhang mit interventionellen kardiologischen Maßnahmen, wie z. B. Rotablation, Laseratherektomie oder Atherektomie entstehenden Sachkosten nicht Bestandteil der Sachkostenregelung nach den Nrn. 40300-40304)! Die entstehenden Kosten können deshalb entsprechend den »Allgemeinen Bestimmungen« des EBM Abschnitt I. 7.3 gesondert berechnet werden.

Ebenso sind die Kosten für medikamentös beschichtete Stents kein Bestandteil der Kostenpauschalen nach den Nrn. 40300–40304. Die anfallenden Kosten sind deshalb aufzulisten und über Erstattungsanträge bei den Kassen geltend zu machen! Die Kostenpauschalen nach den Nrn. 40300–40304 können in diesen Fällen allerdings nicht zum Ansatz gebracht werden!

Ein klassisches Beispiel für eine Kostenpauschale, wie sie im Rahmen einer Operation nach § 115b SGB V häufig zu erwarten sein dürfte, ist die neu eingeführte Arthroskopiepauschale:

EBM	Leistungsbeschreibung	Punkte
31141	Arthroskopie der Kategorie E1	3740
31142	Arthroskopie der Kategorie E2	5380
31143	Arthroskopie der Kategorie E3	7580
31144	Arthroskopie der Kategorie E4	9980
31145	Arthroskopie der Kategorie E5	12960
31146	Arthroskopie der Kategorie E6	16205
31147	Arthroskopie der Kategorie E7	17755

EBM	Leistungsbeschreibung	Euro
40750	Kostenpauschale für die Sachkosten in Zusammenhang mit der Durchführung von **endoskopischen Gelenkeingriffen (Arthroskopien)** nach den Nrn. 31141 und 31142	122,00
40752	Kostenpauschale für die Sachkosten im Zusammenhang mit der Durchführung von **endoskopischen Gelenkeingriffen (Arthroskopien)** nach den Nrn. 31143 und 31144	200,00

40754	Kostenpauschale für die Sachkosten in Zusammenhang mit der Durchführung von **endoskopischen Gelenkeingriffen (Arthroskopien)** nach den Nrn. 31145 bis 31147	333,00

Wie bei vielen anderen dieser Sachkostenpauschalen stellt sich hier die Frage, was in diesen Summen enthalten ist. Während z. B. den Kostenpauschalen für die Herzkatheteruntersuchung bzw. die PTCA ein Warenkorb zugrunde gelegt wurde, ist dies – zumindest offiziell – bei den Arthroskopiepauschalen nicht der Fall. Nach einer Stellungnahme der KBV enthalten die Pauschalen die üblicherweise bei einer Arthroskopie anfallenden Kostenanteile wie z. B. die Shaverblades und Endobuttons. Zu beachten ist, dass Leistungen, bei denen die Kosten über eine solche Pauschale abgegolten werden, nicht zur Berechnung der 7% Pauschale herangezogen werden dürfen.

Punkt 4:
Kosten, die gesondert nach Einzelaufwand erstattet werden, soweit sie den Betrag von 12,50 Euro im Einzelfall überschreiten (§ 9 Absatz 5 des AOP-Vertrages).

Hier handelt es sich um Kosten, die unter 11 Spiegelstrichen eingeteilt sind, die jeweils als Einzelfall angesehen werden. Übersteigen die Kosten innerhalb einer solchen Spiegelstrichgruppe die Summe von 12,50 Euro, wird der Differenzbetrag erstattet (Beispiel: Kosten aus Gruppe »Implantate« 100 Euro und Kosten aus Gruppe »Röntgenkontrastmittel« 50 Euro ergibt eine Erstattungssumme von 100 minus 12,50 Euro bzw. 50 minus 12,50 Euro und damit von 125 Euro).

Die Sachkostengruppen stellen sich wie folgt dar:

- Im Körper verbleibende Implantate
- Röntgenkontrastmittel
- Nahtmaterial
- Diagnostische und interventionelle Katheter einschließlich Führungsdraht, Gefäßschleuse, Einführungsbesteck und Verschlusssysteme im Zusammenhang mit angiologisch-diagnostischen und -therapeutischen, gefäßchirurgischen und phlebologischen Leistungen
- Diagnostische und interventionelle Katheter einschließlich Führungsdraht, im Zusammenhang mit gastroskopischen Leistungen (inkl. Leistungen an den Gallenwegen)
- Trokare, Endoclips und Einmalapplikatoren für Clips, im Zusammenhang mit laparoskopischen Leistungen
- Narkosegase, Sauerstoff
- Diagnostische und interventionelle Katheter einschließlich Führungsdraht, im Zusammenhang mit Leistungen zur In-Vitro-Fertilisation abzüglich des Patienteneigenanteils
- Iris-Retraktoren, Kapselspannringe, Injektionshalterungen bei ophthalmochirurgischen Leistungen
- Ophthalmica (Viskoelastika, Perfluordecaline, Silikonöl, C3F8-Gas) bei ophthalmochirurgischen Leistungen
- Schienen, Kompressionsstrümpfe (nicht Anti-Thrombosestrümpfe)

Speziell im Hinblick auf die Berechnung der Kosten für Narkosegase und/oder Sauerstoff sind dabei die Bestimmungen des § 9 Absatz 6 des AOP-Vertrages zu beachten: »Werden die in Sachkosten enthaltenen Materialien bei mehreren Patienten verbraucht, so ist ein durchschnittlicher Preis je Patient zu ermitteln und anzugeben.«

Die weiteren Bestimmungen des § 9 Absatz 5 des AOP-Vertrages regeln dann noch die bereits in den alten Verträgen enthaltenen Formalien: »Das Krankenhaus wählt die Materialien, die mit den Sachkosten gemäß § 9 Abs. 3 vergütet werden unter Beachtung des Wirtschaftlichkeitsgebotes und der medizinischen Notwendigkeit aus. Es hat die rechnungsbegründenden Unterlagen in Form der Originalrechnungen für die Dauer von 5 Jahren aufzubewahren und vorzuhalten. Das Krankenhaus ist verpflichtet, die tatsächlich realisierten Preise in Rechnung zu stellen und ggf. die vom Hersteller /Lieferanten gewährten Rückvergütungen wie insbesondere Preisnachlässe, Rabatte und andere geldwerte Vorteile (mit Ausnahme von Barzahlungsrabatten, sofern sie 3% übersteigen) weiterzugeben.«

Eine Sonderregelung für die Erstattung von Arzneimittelkosten stellt die Regelung nach § 9 Absatz 4 des AOP-Vertrages dar: »Übersteigt der Preis eines **Arzneimittels** im Einzelfall einen Betrag von **40 Euro** und ist er nicht Bestandteil der Vergütungen gemäß Abs. 2 bis 5 erfolgt eine zusätzliche Erstattung. Die Erstattung erfolgt mit einem Abschlag von 25%

zzgl. MwSt. Die Berechnung erfolgt auf der Grundlage einer Einzeldosis der größten angegebenen Packungseinheit der Großen Deutschen Spezialitätentaxe (Lauertaxe).«

Konkret bedeutet dies, dass hier die Grundsätze des § 9 Absatz 5 aufgehoben werden und der Erstattungsbetrag bei Arzneimitteln, unabhängig vom Erwerbpreis, festgelegt wird. Erhält z. B. ein Patient 10 Tabletten eines Arzneimittels im Rahmen einer ambulanten OP, so muss die Erstattungssumme auf die Lauertaxe bezogen werden. Kostet z. B. die größtmögliche Packung mit diesem Arzneimittel zu 100 Stück 1000 Euro, so wäre der Erstattungspreis 10 Euro pro Tablette bzw. 100 Euro insgesamt. Da 100 Euro die »Grenzsumme von 40 Euro überschreitet besteht tatsächlich ein Erstattungsanspruch in Höhe von 75 Prozent und damit von 75 Euro. Bei Photosensibilisatoren im Rahmen der photodynamischen Therapie oder Hormonen zur künstlichen Befruchtung beträgt der Abschlag 20% zzgl. MwSt. unabhängig vom Gesamtpreis.

Punkt 5:
Kosten, die nach den »Allgemeinen Bestimmungen« des EBM im Abschnitt I. 7.3 grundsätzlich und uneingeschränkt gesondert berechnungsfähig sind.

Diese Regelung wird von den meisten Krankenkassen ignoriert, nicht zur Kenntnis genommen oder ist schlicht und einfach dort nicht bekannt.

Es handelt sich hier um

- Kosten für Arzneimittel, Verbandmittel, Materialien, Instrumente, Gegenstände und Stoffe, die nach der Anwendung verbraucht sind oder die der Kranke zur weiteren Verwendung behält
- Kosten für Einmalinfusionsbestecke, Einmalinfusionskatheter, Einmalinfusionsnadeln und Einmalbiopsienadeln
- Telefonkosten, die entstehen, wenn der behandelnde Arzt mit dem Krankenhaus zu einer erforderlichen stationären Behandlung Rücksprache nehmen muss

Da auch diese Bestimmung die Passage »soweit nichts anderes bestimmt ist« enthält, entfällt der gesonderte Erstattungsanspruch für Einmalinfusionsbestecke, Einmalinfusionskatheter, Einmalinfusionsnadeln und Einmalbiopsienadeln, da dieser über die 7-Prozent-Pauschale abgedeckt ist. Was bleibt, ist aber insbesondere der Erstattungsanspruch für »Materialien, Instrumente, Gegenstände und Stoffe, die nach der Anwendung verbraucht sind oder die der Kranke zur weiteren Verwendung behält«! Hierüber sind im Grunde genommen alle Kostenanteile abgedeckt, die nicht in den zuvor genannten Punkten 1 bis 4 aufgeführt sind.

Als Beispiele können hier Materialien bzw. Instrumente genannt werden wie der sog. Stapler, der üblicherweise im Rahmen einer Hämorrhoiden-OP nach de Longo eingesetzt wird, oder das Spezialskalpell, das bei endoskopischen Karpaltunneloperationen Verwendung findet.

Wichtig

Einige Kassen verweigern den Ersatz dieser Kostenanteile mit dem Hinweis, dass es preisgünstigere OP-Alternativen gäbe wie z. B. die Hämmorhoiden-OP nach Milligan-Morgan oder nach Parks bzw. die klassische, nicht endoskopische OP des Karpaltunnelsyndroms. Es empfiehlt sich deshalb, vor Anwendung einer kostenaufwendigeren OP-Methode bei kostengünstiger Alternative eine Kostenübernahmeerklärung der Kasse vor der OP einzuholen.

Organisatorische Aspekte

Th. Standl, J. Busse

3.1 Hintergrund

Mit dem Inkrafttreten des Gesundheitsstrukturgesetzes 1993 und den Veränderungen im SGB V mit neuen und weitreichenden Rahmenbedingungen haben die Krankenhäusern die Möglichkeit bekommen, sich den neuen Gegebenheiten zu stellen und das ambulante Operieren bzw. ambulante Behandlungen durchzuführen.

Gesetzliche Grundlage dafür ist der § 39 SGB V: »Versicherte haben Anspruch auf vollstationäre Behandlung in einem zugelassenen Krankenhaus, wenn die Aufnahme nach Prüfung durch das Krankenhaus erforderlich ist, weil das Behandlungsziel nicht durch teilstationäre, vor- und nachstationäre oder ambulante Behandlung, einschließlich häuslicher Krankenpflege erreicht werden kann.«

Damit rangiert deutlich wie nie zuvor und mit erheblichen Konsequenzen behaftet die stationäre Versorgung am »Ende der Leistungskette«.

Der Gesetzgeber erlaubt mit der Einführung des Gesundheitsstrukturgesetzes den Krankenhäusern die Durchführung ambulanter Operationen, in der Erwartung, dass eine unbestimmte Anzahl von stationären Operationen zukünftig ambulant in den Krankenhäusern durchgeführt wird.

Der § 115b Satz 2 des SGB V regelt, dass die Krankenhäuser zur ambulanten Durchführung der in dem entsprechenden Katalog genannten Operationen zugelassen sind. Hiermit wurde eindeutig eine veränderte Realität für die Rahmenbedingungen der Krankenhäuser geschaffen, denen sich diese unter Berücksichtigung ihrer jeweiligen Gegebenheiten zu stellen haben.

Wichtig

Gundsätzlich gilt es für jedes Krankenhaus, die gebotenen Chancen zu nutzen, ohne dabei die zweifellos vorhandenen Risiken außer Acht zu lassen.

3.2 Konzept

Für die Realisierung des ambulanten Operierens sollte eine Projektgruppe beauftragt werden, ein schlüssiges Konzept zu erarbeiten. In dieser sollten Mitarbeiterinnen und Mitarbeiter aus dem ärztlichen Dienst, dem Pflegedienst und der Verwaltung vertreten sein.

Wichtig

Nur gemeinsame fach- und berufsübergreifende Überlegungen und Planungen können in kurzer Zeit zur erfolgreichen Umsetzung des ambulanten Operierens führen.

Ein aus verschiedenen Berufsguppen zusammengesetztes Team wird konzentriert und ergebnisorientiert ein tragfähiges Konzept für die Einführung und Umsetzung des ambulanten Operierens an einem Krankenhaus erarbeiten.

Zu einer Vielzahl von Themenbereichen, die im Zusammenhang mit einem solchen Projekt zu beachten sind, müssen einvernehmlich Festlegungen getroffen werden.

Wichtig

Ziel muss sein, eine Einrichtung zu schaffen, die organisatorisch in keiner Weise einem guten Operationszentrum außerhalb eines Krankenhauses unterlegen ist – diese Einrichtung sollte sogar besser sein!

Vorteile des ambulanten Operierens am Krankenhaus sind:

- Alle Fächer und Institute vorhanden
- Anbindung an die Einrichtung eines Klinikums z. B. Diagnostik und Intervention, Intensivstationen etc.
- Größere personelle Ressourcen im Bedarfsfall
- Räumliche Ausdehnung eher möglich
- Anbindung der logistischen Strukturen, Synergieeffekte (Materialversorgung, Sterilisation, sachgerechte Entsorgung von Verbrauchsgütern)

3.3 Lokalisation

Grundsätzlich muss die Entscheidung für eine zentrale Lage der Tagesklinik oder für eine dezentrale Zuordnung einzelner Räume auf den Stationen der unterschiedlichen Fachabteilungen bzw. Kliniken getroffen werden. Aus organisatorischen und personellen Gründen ist auf jeden Fall einer zentral gelegenen Örtlichkeit, in der alle Räume einer Tagesklinik – inklusive der Operationssäle – konzentriert sind, der Vorzug zu geben. Die guten Erfahrungen und Daten von Krankenhäusern, die einen komplett ausgeschalteten Trakt für ambulantes Operieren inklusive OP erhalten, bestätigen diese Empfehlung.

Die Integration der ambulanten Operationen in das Tagesprogramm eines Zentral-OPs ist organisatorisch lösbar. Es entstehen jedoch Zeitverluste durch Transporte der ambulanten Patienten in die zentralen OP-Bereiche sowie durch unvorhergesehen lang dauernde Operationen stationärer Patienten, die den Zeitplan ambulanter Operationen stören. Die Wege für Operateure und Anästhesisten sind weiter, wenn die Patienten der Tagesklinik visitiert, aufgenommen oder entlassen werden sollen.

Eine Tagesklinik sollte möglichst nahe dem zentralen Eingangsbereich eines Krankenhauses gelegen oder aber in einem separaten Flügel von außen begehbar sein.

Letzteres hat den Nachteil, dass notwendige Kontakte zu zentralen Einrichtungen des Krankenhauses (Funktionsbereiche etc.) erschwert sind. Der Vorteil der räumlichen Separation einer kompletten operativen Tagesklinik (OT) liegt in der Trennung der Patientenströme für ambulante und stationäre Patienten sowie in einer angenehmeren Atmosphäre für die ambulanten Patienten.

Die Einführung von Fallpauschalen (DRGs) hat in den letzten Jahren eine deutlich verkürzte Krankenhausverweildauer bewirkt, so dass durch die Aufgabe oder Verlagerung von bestehenden Stationen die Einrichtung einer Tagesklinik vonseiten der Raumgestaltung meist unproblematisch gelöst werden kann.

Wichtig

Ein erhebliches Umdenken aller Beteiligten im Krankenhaus ist im Sinne des Abkehrens von traditionellen und liebgewonnenen Vorstellungen gewachsener Abteilungs- bzw. Klinikstrukturen unausweichlich.

Für die geplante Patientenzahl, die in einer Tagesklinik behandelt werden soll, sind Ein- und Zweibettzimmer mit bequemen Betten als Ruheräume sowie sanitäre Anlagen einzurichten. Eine Alternative zu Krankenhausbetten sind Patientenliegen (Stryker-Liegen), die sich in vielen ambulant operierenden Zentren – durchaus aus organisatorischen und finanziellen Gründen – durchgesetzt haben.

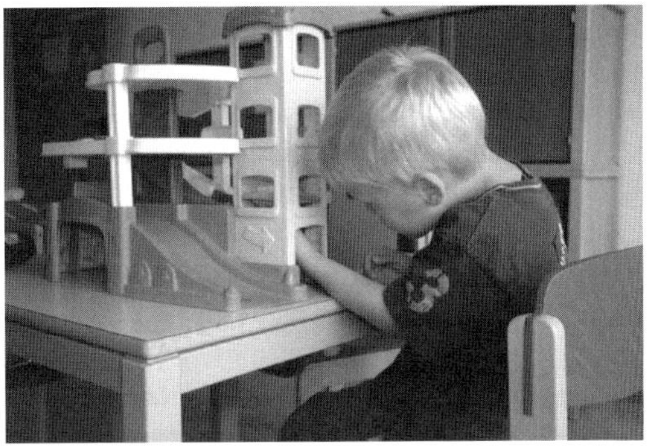

Abb. 3.1. Spielzimmer in der operativen Tagesklinik des Städtischen Klinikums Solingen

Da täglich mehrstündige Sprechstunden verschiedener Fächer angeboten werden müssen, sollten großzügige und ansprechende Wartezonen für die Patienten geschaffen werden. Eine ausreichende Anzahl von Untersuchungs- und Behandlungszimmern ist notwendig, um die gleichzeitige Tätigkeit von Ärzten unterschiedlicher Fachrichtungen gewährleisten zu können. Dadurch wird es möglich sein, die Sprechstundenzeiten auf einen überschaubaren Zeitraum zu begrenzen.

Besonders bewährt und bestens von allen Eltern und Kindern akzeptiert ist ein Spiel- und Kinderzimmer, in dem sich nicht nur Kinder im Anschluss an die Operation, sondern auch die Geschwister während der Wartezeit gerne aufhalten Abb. 3.1.

Aufenthaltsräume für Begleitpersonen mit Fernseher, Fax, Internetzugang, Fernsprecher und einem Getränkeautomat runden das Bild eines servicefreundlichen ambulanten Operationszentrums ab.

3.4 Zuständigkeiten

Sowohl für den ärztlichen wie auch den pflegerischen Dienst einer operativen Tagesklinik sollten die Zuständigkeiten eindeutig und unabhängig von der medizinischen Verantwortung der ärztlichen Leistungserbringer der jeweiligen eingebundenen Fachgebiete festgelegt werden. Die Organisationsverantwortung sollte in der Hand einer Klinik oder

Abteilung liegen, damit die Verteilung von personellen, zeitlichen und örtlichen Ressourcen zentral und effektiv erfolgen kann.

Da insbesondere die operativ tätigen Ärzte sich nicht ganztägig mit organisatorischen Aufgaben befassen können und wollen – wegen des notwendigen Facharztstandards müssen es Ärzte mit abgeschlossener Weiterbildung sein – bietet es sich an, die organisatorische Leitung einer solchen Einrichtung den Anästhesisten zu übertragen. Diese sind nicht nur wegen ihrer jahrelangen Kooperation mit allen operativen Fachgebieten, sondern auch wegen ihrer genauen Kenntnisse der Zeitabläufe der unterschiedlichsten operativen Eingriffe für die organisatorische Leitung einer Tagesklinik besonders geeignet. Beispiele an vielen Krankenhäusern untermauern diese Empfehlung. Folgerichtig sollte das Pflegepersonal der OT ebenfalls der Anästhesieabteilung zugeordnet werden.

3.5 Teilnehmende Leistungsbereiche

Zunächst sollte mit den Verantwortlichen der im Krankenhaus vorhandenen Fachabteilungen im Vorfeld abklärt werden, inwieweit eine Teilnahme am ambulanten Operieren bzw. an ambulanten Behandlungen sinnvoll, erwünscht und realisierbar ist. In der Regel bieten sich Disziplinen wie die Unfallchirurgie/Orthopädie, Allgemeinchirurgie, Gynäkologie, Urologie, HNO-Heilkunde, Kinderchirurgie, Gefäßchirurgie, Ophthalmologie und Mund-Kiefer-Gesichtschirurgie, plastische Chirurgie und Dermatologie zur Teilnahme an.

Die Erfahrung hat gezeigt, dass das Betätigungsfeld einer operativen Tagesklinik zwanglos auch konservative Fälle und nicht operative Verfahren einbeziehen kann. So kann eine Infusionstherapie von Patienten mit Hörsturz problemlos über den notwendigen mehrstündigen Zeitraum in einer Tagesklinik durchgeführt werden, denn eine stationäre Behandlung dieser Patienten wird von den Kostenträgern nicht mehr übernommen.

Da auch im Fachgebiet Innere Medizin zunehmend ambulant zu versorgende Patienten zu betreuen sind, können diese ebenfalls über die Tagesklinik versorgt werden. Dies betrifft z. B. Patienten nach Koronarangiographien, die immer häufiger ambulant nicht nur von Krankenhaus-Kardiologen, sondern auch von niedergelassenen Kardiologen, die die vorhandenen Herzkathetermessplätze stundenweise nutzen, durchgeführt werden.

Darüber hinaus sind Patientinnen und Patienten, die sich einem ambulanten endoskopischen Eingriff oder einer Chemotherapie unterziehen müssen, zur Betreuung in einer Tagesklinik bestens geeignet.

Auch die Kombination der operativen Tagesklinik mit einer Schmerzambulanz oder der Eigenblutspende-Ambulanz ist ein sinnvolles und praktikables Modell.

Wichtig

Als Fazit ergibt sich, dass eine Tagesklinik sowohl durch operative als auch durch konservative Fachgebiete ausgelastet werden kann.

3.6 Patientengut und Operationsindikation

Grundvoraussetzung ist, dass der Patient für einen ambulanten Eingriff medizinisch in Frage kommt und nach dem Eingriff mit Hilfe von Angehörigen weiterversorgt werden kann. Wichtig sind das Vorhandensein eines Telefonanschlusses oder Handys, darüber hinaus sollte der Patient nicht allzu weit von der Klinik entfernt wohnen, damit er diese im Notfall rasch erreichen kann.

Der große Vorteil einer ambulanten Operation besteht für den Patienten in dem nur wenige Stunden dauernden Aufenthalt in der Klinik oder dem operativen Zentrum. Der Patient wird so nur für kurze Zeit von seinem häuslichen Milieu ferngehalten, er muss sich nicht an die für ihn neue und fremde Klinikatmosphäre gewöhnen, was insbesondere bei Kindern und älteren Patienten vorteilhaft ist. Berufstätige Patienten schätzen eine zügige Behandlung und postoperative Erholung, um möglichst geringe Ausfallzeiten zu erleiden.

Alle Krankenunterlagen des Hausarztes werden verwertet und sollten daher vom Patienten zur ersten Beratung mitgebracht werden. Dies verhindert zeitaufwändige und z. T. kostspielige Zweituntersuchungen. Der Termin sollte zentral in der Tagesklinik festgelegt werden. Die gleichzeitigen Sprechstun-

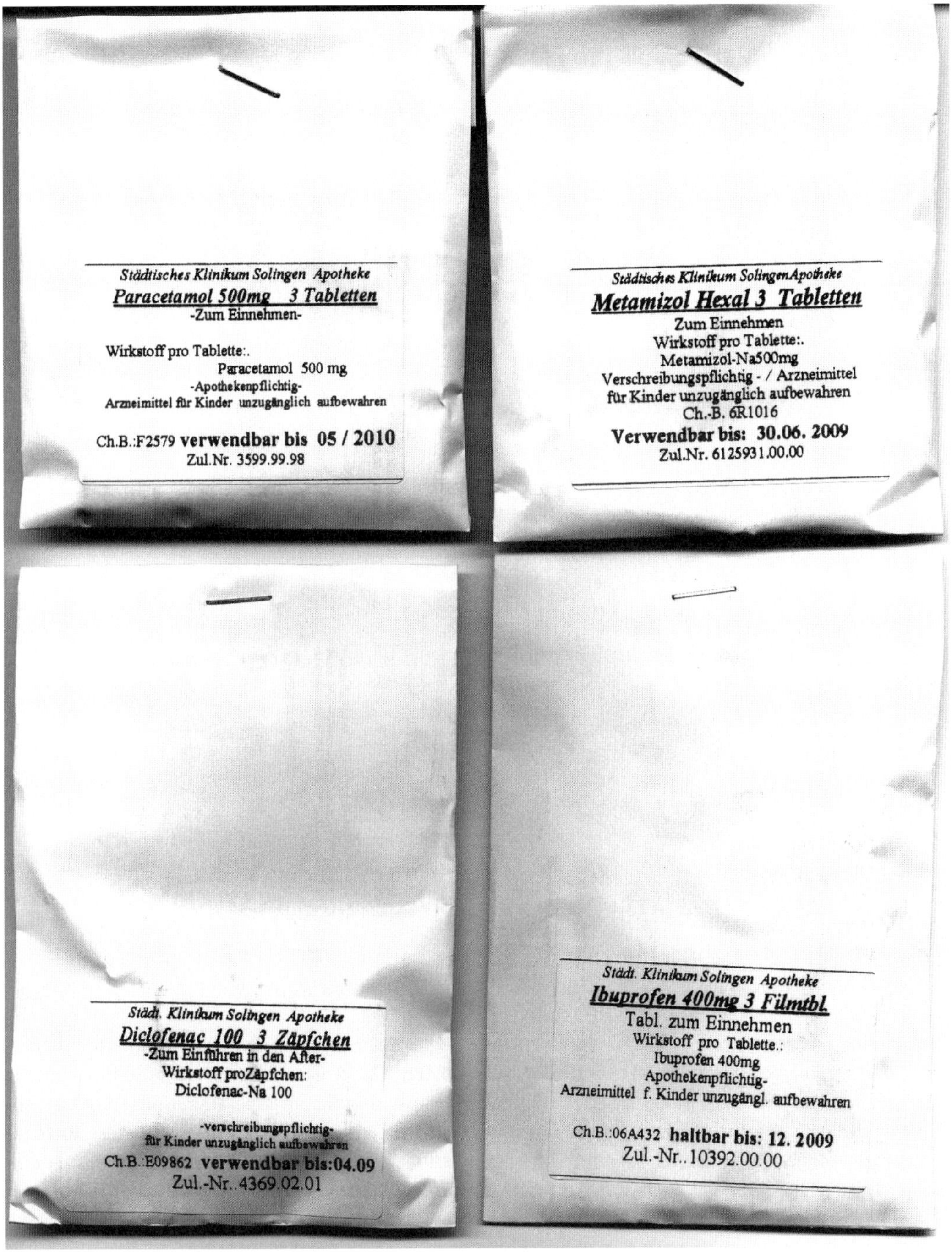

Abb. 3.2. Fertige Tütchen mit Schmerzmedikamenten mit genauer Verordnung für maximal drei Tage aus der Operativen Tagesklinik des Städtischen Klinikums Solingen

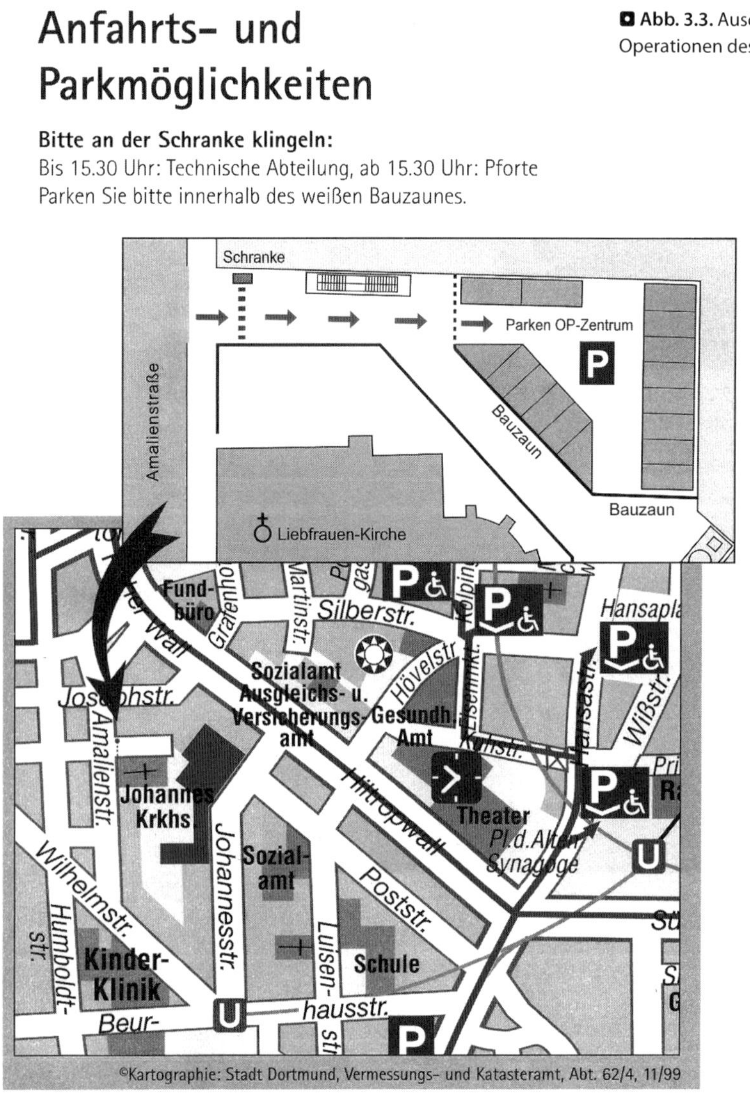

■ **Abb. 3.3.** Auschnitt aus dem Flyer für Ambulante Operationen des St.-Johannes-Hospitals Dortmund

den mehrerer Spezialisten erlauben dem Patienten, die Beratung und die notwendigen Voruntersuchungen möglichst an einem Vormittag zu erledigen. Bei Bedarf wird eine Arbeitsunfähigkeitsbescheinigung ausgestellt, die jedoch maximal auf fünf Tage beschränkt ist. Arzneimittel, v. a. Analgetika ■ Abb. 3.2 sowie Verbandmittel, werden vom Krankenhaus für maximal drei Tage – wie auch sonst vom niedergelassenen, ambulant operierenden Arzt – mitgegeben. Muss der Patient, was nicht immer zu vermeiden ist, für wenige Tage stationär aufgenommen werden, so geschieht dies ohne großen bürokratischen Aufwand durch Verlegung innerhalb des Hauses. Informationsbroschüren mit Abbildung des Zugangsweges erleichtern dem Patienten die Orientierung ■ Abb. 3.3. Ansprechendes Informationsmaterial über die anstehende Operation und Anästhesie sollen den Patienten über die bevorstehenden Prozeduren unterrichten und gleichzeitig die Angst vor der Operation und Narkose nehmen. Besonders bei Kindern ist eine freundliche, kindgerechte Atmosphäre von großer Bedeutung ■ Abb. 3.4. Wichtig ist es, klare Informationen über die einzuhaltende Nüchternheit, am besten auch schriftlich in Form eines Merkblattes, zu geben ■ Abb. 3.5.

Geeignete **ambulante Operationen** sind überschaubare Eingriffe, die in örtlicher Betäubung oder mit wenig aufwändigen Anästhesieverfahren (z. B.

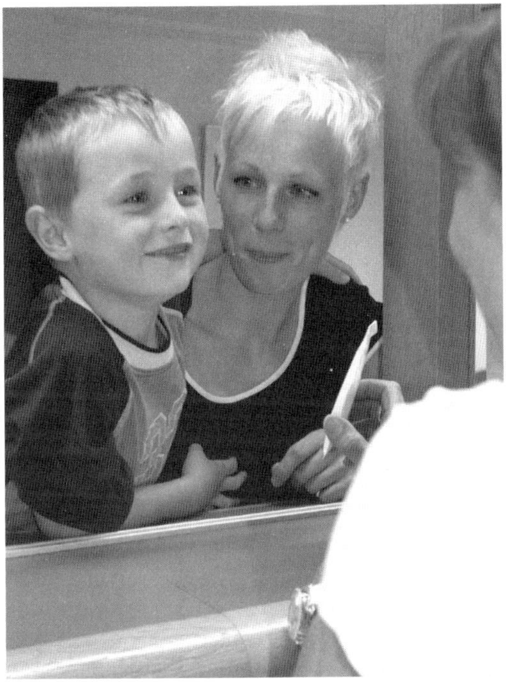

■ **Abb. 3.4.** Patientenaufnahme in der Operativen Tagesklinik des Städtischen Klinikums Solingen

Masken- oder Larynxmaskennarkose) durchgeführt werden können.

In Frage kommen Gewebsentnahmen, kutane Tumorexzisionen sowie Lymphknoten- oder Schleimbeutelentfernungen, umschriebene Eingriffe an Sehnen bzw. Knochen und Materialentfernungen. Auch die häufig durchgeführten Gelenkspiegelungen mit kleineren Eingriffen an Knorpel oder Menisken werden fast immer ambulant durchgeführt. In bestimmten Fällen kann eine Organpunktion oder eine Bauchspiegelung in der Tagesklinik erfolgen. Kleinere gynäkologische Eingriffe (Mamma-OP, Laparoskopie, Abrasio, Kürettage) und Eingriffe im Bereich der Urologie (Zirkumzision, Vasostomie, Sterilisation, Hodenbiopsie) oder Hals-Nasen-Ohrenheilkunde (Adenotomie, Paukendrainagen, Endoskopie, Eingriffe an der Ohrmuschel etc.) werden ebenfalls normalerweise ambulant durchgeführt. Chirurgisch können Port-Im- und Explantationen, Abszessspaltungen, Inzisionen von Analthrombosen, kleinere Narben- oder Leistenbrüche sowie Varizenoperationen ambulant durchgeführt werden.

Es muss allerdings darauf hingewiesen werden, dass der OP-Katalog entsprechend dem AOP-Vertrag, Kategorie 1 und 2, aus abrechnungstechnischen Gründen die OP-Indikation bestimmt.

3.7 Kontaktstelle und Sprechstunden für die Patienten

Von Beginn der Inbetriebnahme einer Tagesklinik sollte zwingend eine zentrale Anlaufstelle – in erster Linie für die Patienten, aber auch für die Ärzte der einzelnen Abteilungen – funktionsfähig eingerichtet sein. Deswegen muss ein mit Arzthelferinnen besetztes eigenes Sekretariat während der Betriebszeiten, z. B. von 7.00 Uhr bis 16.00 Uhr, geschaffen werden. Nur auf diese Weise sind ein reibungsloser Ablauf ohne größere Wartezeiten und eine gute Organisation (z. B. Terminvergabe) in der ambulanten Einheit gewährleistet. Es steht außer Frage, dass zur Ausstattung dieses Sekretariates ein funktionsfähiges EDV-System (KIS-Anbindung) gehören muss. Damit werden Termine koordiniert, Abrechnungsdaten dem Controlling übermittelt sowie Operationsberichte und Arztbriefe erstellt.

Wichtig

OP-Berichte und Arztbriefe müssen den Patienten bei der Entlassung zur Information der weiterbehandelnden Ärzte mitgegeben werden.

Wie in einem gut organisierten, operativen Praxiszentrum müssen Sprechstunden für die Erstuntersuchungen mit möglicher Terminvergabe für die vorgesehene Behandlung und für Folgeuntersuchungen, sofern diese am Krankenhaus durchgeführt werden sollen, terminiert werden. Sofern es sich um Untersuchungen handelt, die eine spezielle Ausstattung erfordern, wie z. B. in der Gynäkologie, der Urologie und der Hals-Nasen-Ohren- oder Augenheilkunde, können die Sprechstunden auch dezentral in diesen Kliniken stattfinden. Die übrigen Fachgebiete sollten die Untersuchungszimmer der Tagesklinik in der Regel morgens von 8.00 Uhr bis 10.00 Uhr und nachmittags ab 16.00 Uhr für berufstätige Patienten nutzen. Dies erspart dem Patienten lange und zeitraubende Wege sowie Wartephasen.

Im Rahmen der Erstuntersuchung erfolgt zunächst die Indikationsstellung zum ambulanten

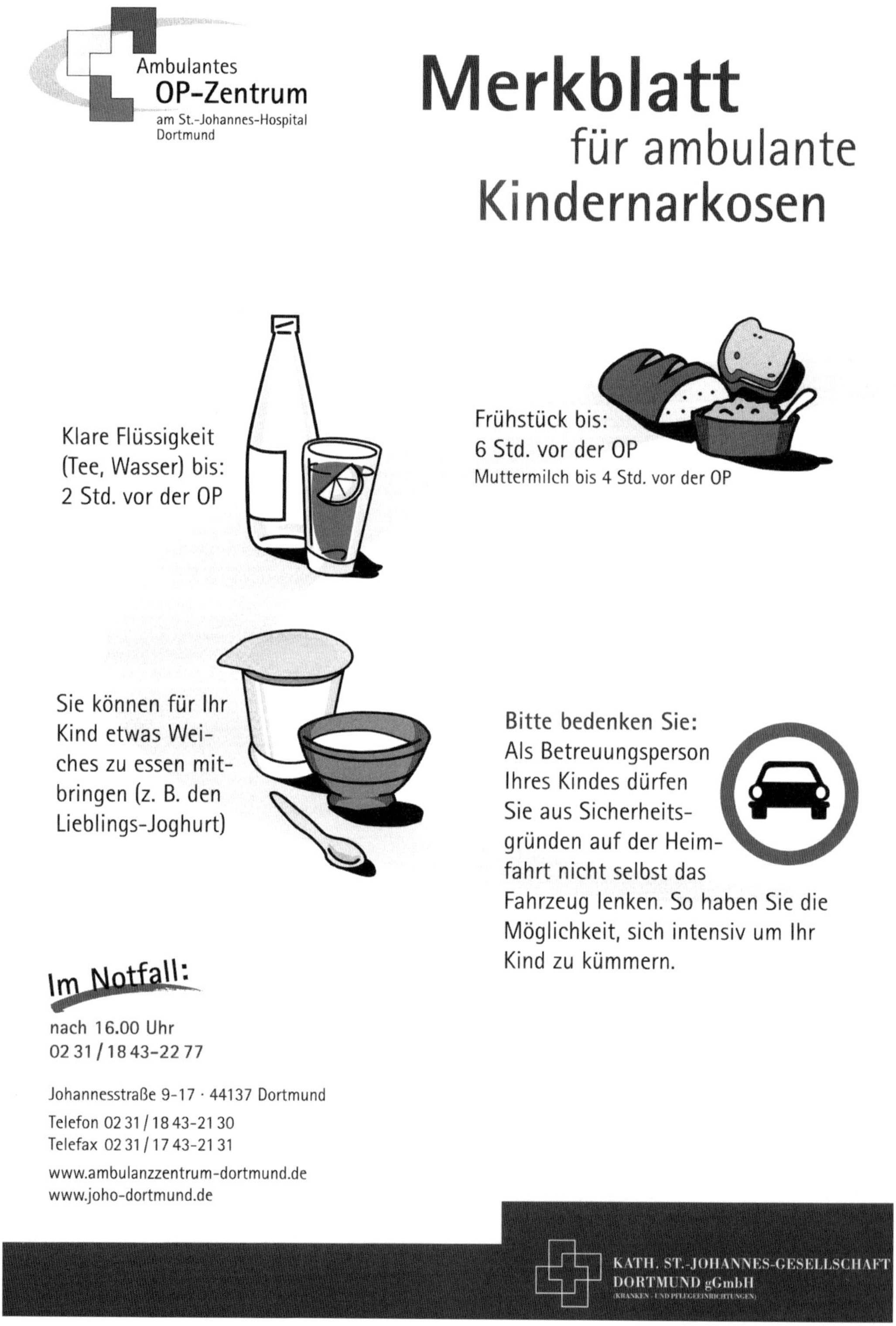

Abb. 3.5. Merkblatt für ambulante Operationen bei Kindern aus dem St.-Johannes Hospital Dortmund

§ 115b SGB V Checkliste Ambulante Operation
Begründung für stationäre Behandlung

JOHANNESSTR. 9-17
44137 DORTMUND
TEL.: 02 31/18 43-0

ST.-JOHANNES-HOSPITAL DORTMUND

Aufkleber

geplanter Eingriff : ____________

Soziale Voraussetzungen :

Patient alleinstehend / alleinlebend	ja	nein
Transport zur geeigneten Klinik länger als 15 Minuten	ja	nein
Telefonanschluß Nummer : ____________		
Wohnumfeld (fehlender Minimalstandard Aufzug, Heizung, Bad, Toilette)	ja	nein
Postoperative Versorgung über 24 Stunden durch volljährige Angehörige / Bezugsperson Sozialstation	ja	nein
Sprach- Verständigungsprobleme Verwirrtheit	ja	nein
Abhängigkeit von Drogen oder Alkohol	ja	nein
Fehlende Orientierungsfähigkeit	ja	nein

Medizinische Voraussetzungen:

Schwere Allgemeinerkrankung	ja	nein
Relevante Gerinnungsstörung	O	
Relevante KHK	O	
Herzinsuffizienz NYHA III-IV	O	
Schlecht eingestellte endokrine Störung	O	
Schlecht eingestellte respiratorische Störung	O	

Einschätzung Operateur :

Mangelnde Einsicht d. Patienten in die Nachsorge nach ambulanter Operation	ja	nein
Allgemeinzustand / Lokalbefund sprechen gegen eine ambulante Operation	ja	nein
Operationstechnische Probleme zu erwarten	ja	nein

Eingriff deutlich über 90 Minuten Dauer	ja	nein
Nach Prüfung der sozialen und medizinischen Voraussetzungen nach §115b bestehen Kontraindikationen für die ambulante Durchführung	ja	nein

Bemerkungen :

____

Datum : Zeit:

Unterschrift____________

Einschätzung Anästhesie :

Mangelnde Einsicht d. Pat. in d. geplante Anästhesieverfahren	ja	nein
MH in der Eigen- oder Familienanamnese	ja	nein
ASA Klassifikation ________		
Kontraindikationen aus anästhesiologischer Sicht nach §115 b	ja	nein

Bemerkungen :

____

Datum : Zeit :

Unterschrift____________

Zustimmung des Patienten :

- O Nach gründlicher Überlegung und umfassender Aufklärung über die Vor- und Nachteile gegenüber der stationären Behandlung, wünsche ich, dass der Eingriff ambulant durchgeführt wird. Ich habe die Fragen zur häuslichen Betreuung nach bestem Wissen beantwortet.
  Die Verhaltenshinweise habe ich verstanden, das Merkblatt zur ambulanten Operation wurde mir ausgehändigt, die Hinweise werde ich beachten.
- O Ich wünsche einen Eingriff unter stationären Bedingungen
- O Ich bin darüber informiert worden, dass bei einer von mir gewünschten Übernachtung im Krankenhaus, z.B bei fehlender Betreuung zu Hause, eine Gebühr von 52,20 € als Selbstkostenpauschale anfällt.

Datum Unterschrift

Kostenzusage der Krankenkasse :

Oben genannter Patient ist bei uns versichert.
Auf Wunsch des Patienten stimmen wir dem Eingriff unter stationären Bedingungen zu.

Datum / Unterschrift Stempel

Abb. 3.6. Checkliste aus dem Ambulanten OP-Zentrum des St.-Johannes-Hospitals Dortmund

STÄDTISCHES
KLINIKUM
Solingen

AKADEMISCHES
LEHRKRANKENHAUS
DER UNIVERSITÄT KÖLN

KLINIK FÜR ANÄSTHESIE
UND OPERATIVE INTENSIVMEDIZIN
Chefarzt
Prof. Dr. med. Thomas Standl

Gebäude	Haus E, PG 21
Telefon	0212 - 547-2686 / 2687 / 2688
Telefax	0212 - 547-2690
E-Mail	standl@klinikumsolingen.de
Internet	www.klinikumsolingen.de

Wichtige Patienteninformation der

Operativen Tagesklinik

Bitte sorgfältig lesen und unbedingt gut aufbewahren.

Sehr geehrte/r Patient/in, sehr geehrte Eltern,

bei Ihnen/Ihrem Kind ist ein ambulant operativer Eingriff vorgesehen. Wir bitten Sie daher, die folgenden Punkte genau zu beachten:

1. • Begleitperson:
   Veranlassen Sie bitte, dass Sie / Ihr Kind **in Begleitung eines Erwachsenen nach der** Operation die Tagesklinik verlassen können / kann und **dass für 24 Stunden eine Betreuung (durch Erwachsene) gewährleistet ist.**
2. **Am Abend vor dem Eingriff**
   • Nach 24.00 Uhr **nicht mehr essen nicht mehr rauchen.** Bis 6.00 Uhr darf klare Flüssigkeit, z.B. stilles Wasser und ungesüßter Tee ohne Milch getrunken werden.
   • Nehmen Sie oder Ihr Kind Medikamente nur in Absprache mit dem Anästhesisten ein.
3. **Am Morgen des Operationstages**
   • Bitte erscheinen Sie / Ihr Kind unbedingt pünktlich um 7.00 Uhr, sofern nicht anders besprochen, da der Operationstermin sonst verschoben werden muss.
   • Bringen Sie bitte alle mit Ihnen besprochenen Unterlagen am Operationstag mit.
   • Bitte kommen Sie in lockerer und bequemer Kleidung.
   • Bitte lassen Sie Geld und Wertsachen zu Hause.
   • Falls Ihr Kind noch Babynahrung zu sich nimmt, bitte diese mitbringen.
   • Bitte Nagellack schon zu Hause entfernen und ungeschminkt zur Operation erscheinen.
   • Bei einem Quartalswechsel (zwischen Vorstellung und Operation) bitte eine aktuelle Überweisung mitbringen, ansonsten müssen 10€ Praxisgebühr entrichtet werden.
4. **Nach dem Eingriff**
   • Sie / Ihr Kind / werden / wird nach dem Eingriff solange es erforderlich ist von dem Pflegepersonal betreut. Sie / Ihr Kind / erhalten nach dem Eingriff ein verspätetes Frühstück, die Entlassung von der OT findet in der Zeit zwischen 14.00 - 15.00 Uhr statt.
   • Fragen zur Verhaltensweise nach dem operativen Eingriff können mit dem Pflegepersonal und den Ärzten vor Ort besprochen werden.
   Treten Komplikationen auf, wird unter Umständen eine stationäre Weiterbehandlung notwendig.

Abb. 3.7. Patienteninformation aus der Operativen Tagesklinik des Städtischen Klinikums Solingen

STÄDTISCHES
KLINIKUM
Solingen

-2-

WICHTIG !
Bedenken Sie, dass das Reaktionsvermögen und die Aufmerksamkeit nach dem operativen Eingriff beeinträchtigt sind und eine Entlassung von der Tagesklinik nach Hause nur in Begleitung eines Erwachsenen erfolgen muss!
Des Weiteren auf keinen Fall innerhalb von 24 Stunden nach dem Eingriff:

- **Aktiv am Straßenverkehr teilnehmen**
- **Maschinen mit Verletzungsgefahr bedienen**
- **Alkohol trinken**

Außerdem sollten während dieser Zeit keine weitreichenden Entscheidungen getroffen werden.

5. **Zu Hause**

- Sollten Sie oder Ihr Kind unter Schmerzen oder Übelkeit leiden, nehmen Sie oder Ihr Kind die Ihnen mitgegebenen Medikamente nur entsprechend der ärztlichen Anweisung ein.
- Am Abend der Entlassung werden Sie vom Klinikpersonal unter der von Ihnen angegebenen Telefonnummer angerufen.
- Sollten wider Erwarten zu Hause Komplikationen entstehen wie z. B.:

- erschwerte Atmung	- außergewöhnliche Schmerzen
- erhebliche Kopfschmerzen	- Nachblutungen des operativen Eingriffes
- Fieber oder Schüttelfrost	- Nackensteife
- Auffallende Blässe	- Schwindel
- Herzbeschwerden	

so verständigen Sie bitte sofort den Arzt / die Ärztin oder eine der untenstehenden

Rufnummern:
bis 15.15 Uhr ***Tagesklinik 0212 - 547-2688***
ab 15.15 Uhr ***Telefonzentrale des Klinikums 547-0***

für Kinder unter 14 Jahren
Kinderklinik / Ambulanz 0212 - 547-2958 von 8.00 - 20.00h

und im äußersten Notfall den Notarzt 112

Prof. Dr. Th. Standl

Abb. 3.7. (Fortsetzung)

Eingriff durch einen operativen Facharzt. Sind die Voraussetzungen hierfür erfüllt, wird die ärztliche Aufklärung für den vorgesehenen Eingriff vorgenommen und abschließend ein Behandlungstermin festgelegt.

Im Anschluss daran führt der für die Tagesklinik zuständige Anästhesist das Prämedikationsgespräch durch. Dieser klärt weitere Fragen zur Sicherstellung der ambulanten Behandlung anhand einer Checkliste ◘ Abb. 3.6. Wenn alle auf dieser Liste aufgeführten Voraussetzungen erfüllt sind, kann der Patient zu einer ambulanten Weiterbehandlung zugelassen werden. Verfügt ein Patient z. B. nicht über ein Telefon oder Handy oder ist eine Betreuung zu Hause nicht sichergestellt, kommt eine ambulante Behandlung nicht in Frage, ebenso wenig bei gravierenden Komorbiditäten oder anästhesiologischen Kontraindikationen (z. B. ASA Gruppe >3).

3.8 Patientenaufnahme

Sinnvoll und notwendig hat sich die Erstellung bestimmter Regeln für den geordneten Ablauf der Patientenaufnahme in einer Tagesklinik erwiesen (z. B. SOPs = standard operating procedures).

Um Doppeluntersuchungen zu vermeiden, sollten Voruntersuchungen z. B. Laborwerte, Befunde von EKG- und Röntgenuntersuchungen der Hausärzte genutzt werden. Da es sich in der Regel um Patienten der ASA-Gruppen I und II handelt, sind nur in Ausnahmefällen (z. B. Blutzuckermessung bei Diabetes mellitus) am Operationstag aktuelle Untersuchungen notwendig.

Von großer Bedeutung ist ein ausführliches Informationsmaterial für die Patienten ◘ Abb. 3.7. Insbesondere das postoperative Verhalten muss gut dargestellt und die wichtigsten Telefonnummern, vor allem eine Notfallnummer des Krankenhauses, sollten aufgeführt sein, damit der Patient bei Beschwerden bzw. bei häuslichen Notsituationen problemlos im Krankenhaus Rat einholen kann. Darüber hinaus muss ein Arzt der zuständigen Fachabteilung mit den am Tage operierten oder behandelten Patienten abends telefonisch Kontakt aufnehmen können, um sich nach deren Befinden zu erkundigen.

3.9 Koordination der Operationen

Anzustrebendes Ziel sind heutzutage eigens für das ambulante Operieren ausgewiesene und in die OT integrierte Operationsräume. Wenn dies aus finanziellen oder baulichen Gründen nicht möglich ist, können die ambulanten Eingriffe in den zentralen Operationsbereich integriert werden. Bei der Operationssaalplanung werden die Eingriffe für die ambulanten Patienten in der Regel vor den Operationen der stationären Patienten terminiert. Ausnahmen sind sogenannte »**septische**« Eingriffe, die am Ende des jeweiligen Operationsprogramms oder in einem separaten OP eingeplant werden. Mit dieser Planung ist gewährleistet, dass den Patienten genügend Zeit für die postoperative Erholung im Anschluss an den Aufenthalt im zentralen Aufwachraum und in der operativen Tagesklinik zur Verfügung steht.

3.10 Dienstanweisung für ambulante Operationszentren

Für den reibungslosen Ablauf sollte eine Dienstanweisung erstellt und vor Inbetriebnahme der Organisationseinheit in Kraft gesetzt werden. Folgende Punkte sollten darin enthalten sein:

- Organisatorische Zuordnung der OT
- Teilnehmende Kliniken und Abteilungen
- Facharztstandard
- Personelle Besetzung
- Katalog der durchführbaren Operationen
- Anzahl der täglich zu behandelnden Patienten
- Voruntersuchungen
- Feststellungen zur Durchführung der ambulanten Operationen
- Ablehnung einer ambulanten Operation
- Aufklärungsgespräch
- Operationsplan
- Patientenüberwachung nach der Operation
- Entlassung bzw. stationäre Aufnahme
- Arzneimittel/Verbandsmittel/Hilfsmittel
- Patiententransport
- Nachbehandlung
- Unterrichtung des Vertragsarztes
- Bescheinigung der Arbeitsunfähigkeit
- Zusammenarbeit der Dienste
- Administrative Angelegenheiten

3.11 Darstellung der baulichen und organisatorischen Umsetzung an zwei Modellen

3.11.1 Operative Tagesklinik des Städtischen Klinikums Solingen

Nach kurzer Planungsphase wurde im Bereich des Haupthauses des Städtischen Klinikums Solingen ◘ Abb. 3.8 eine ursprüngliche Pflegestation entsprechend den Bedürfnissen einer Operativen Tagesklinik verändert. Da sich die Umbaumaßnahmen in Grenzen hielten, konnte bereits 1994 die Operative Tagesklinik im Städtischen Klinikum Solingen als eines der ersten ambulanten operativen Zentren in der Bundesrepublik in Betrieb genommen werden. Auf einer Fläche, die einer normalen Pflegestation entspricht, wurden sechs Patientenzimmer mit je zwei Stellmöglichkeiten für Patientenbetten und separat ausgewiesenen Sanitäranlagen eingerichtet. Neben einer zentral angelegten Anlaufstelle für die ambulanten Patienten und dahinter gelegenem Sozialraum für Pflegepersonal und Arzthelferinnen gibt es drei Arztzimmer für fachspezifische Sprechstunden der Anästhesisten und der Ärzte der beteiligten operativen Fächer. In die Operative Tagesklinik wurden ferner die zentrale Eigenblutspende inklusive Aufbereitungs- und Kühlraum für die entnommenen Blutkonserven, ein Behandlungsraum für HNO-ärztliche (z. B. Hörsturzbehandlung) und schmerztherapeutische Maßnahmen sowie ein augenärztliches Behandlungszimmer ◘ Abb. 3.9 integriert. Gegenüber der Patienteninformation und Aufnahme wurde ein Spielzimmer für operativ behandelte Kleinkinder und Kinder sowie für Geschwisterkinder von ambulant operierten Kindern eingerichtet. Weiterhin steht eine Teeküche für Patienten und Begleitpersonen zur Verfügung.

Mit der Leitung der Operativen Tagesklinik wurde der Chefarzt der Klinik für Anästhesie und Operative Intensivmedizin beauftragt. Von ärztlicher Seite ist an Werktagen vollzeitig von 8.00 Uhr bis 15.00 Uhr jeweils für eine Woche ein Facharzt für Anästhesiologie für den Bereich der Operativen Tagesklinik eingeteilt. Dieser übernimmt die prä- und postoperative Visitation der ambulant operierten Patienten, überwacht deren postoperative Schmerztherapie und entlässt die Patienten zusammen mit den operativen Kollegen am Nachmittag des Eingriffs. Weiterhin ist der Anästhesist der Operativen Tagesklinik für organisatorische Aufgaben in diesem Bereich und für die Prämedikationsambulanz verantwortlich. In der Prämedikationsambulanz der Operativen Tagesklinik werden nicht nur ambulant zu operierende, sondern auch alle gehfähigen stationären Patienten prämediziert. Weiterhin ist der Anästhesist verantwortlich für die Durchführung der Konsile bei chronischen Schmerzpatienten des Klinikums. Ein Teil der am ambulanten Operieren beteiligten operativen Fächer (Unfall-, Wiederherstellungs- und Handchirurgie, Abdominal- und Gefäßchirurgie) unterhalten ambulante Sprechstunden

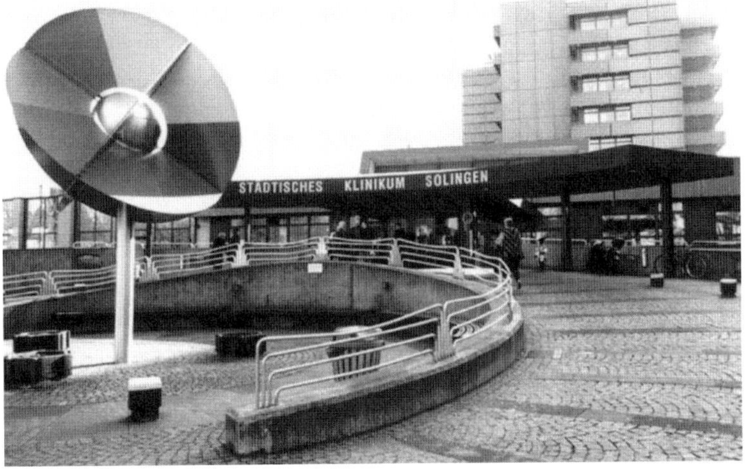

◘ **Abb. 3.8.** Haupteingang des Städtischen Klinikums Solingen

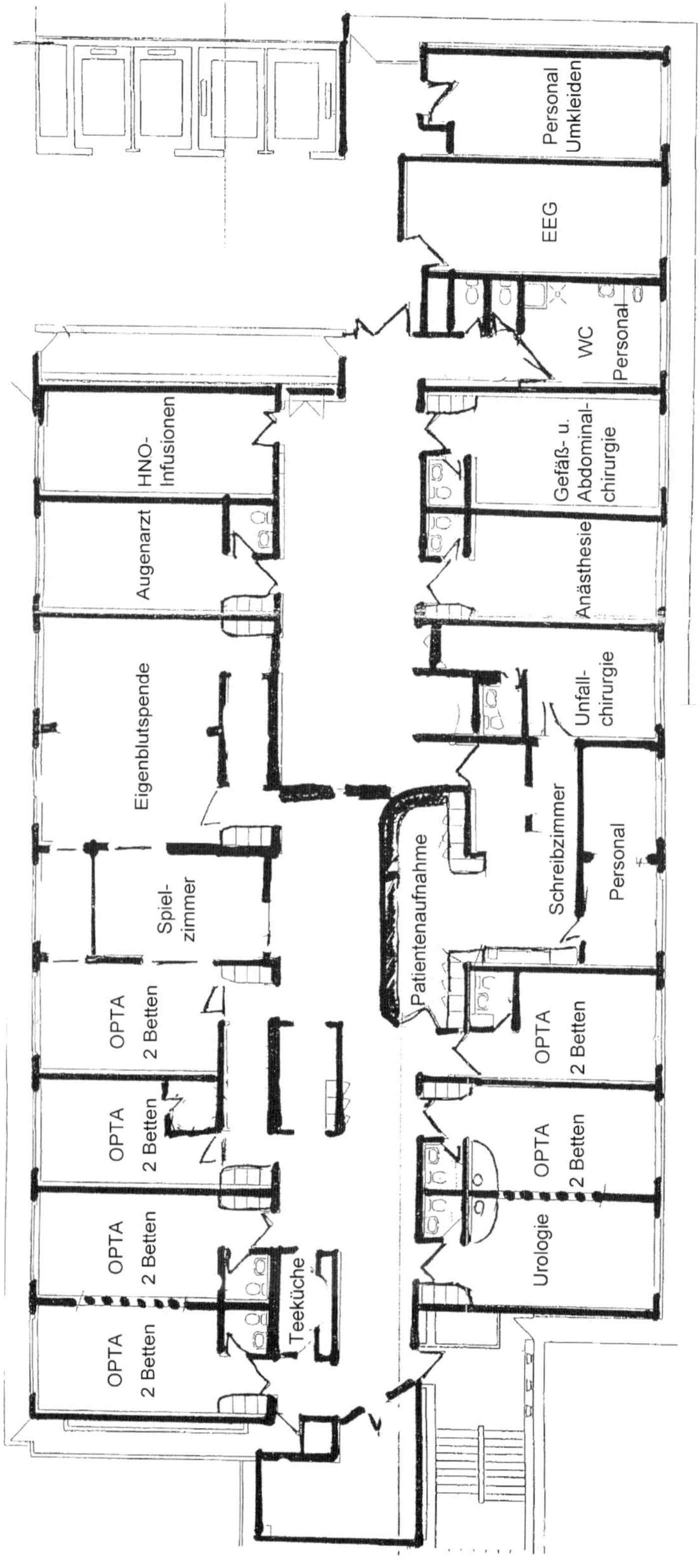

Abb. 3.9. Lageplan der Operativen Tagesklinik des Städtischen Klinikums Solingen aus dem Jahr 1994

im Bereich der Operativen Tagesklinik. Die anderen operativen Fächer, die am ambulanten Operieren teilnehmen (Gynäkologie, HNO-Heilkunde, Urologie und in seltenen Fällen Neurochirurgie) kontaktieren ihre Patienten über die Sprechstunden in den Polikliniken der jeweiligen Abteilung.

Die OT war ursprünglich mit 5,5 Planstellen im Pflegebereich ausgestattet. Auf diesen Planstellen fanden sich examinierte Krankenschwestern ebenso wie zwei Arzthelferinnen. Das Pflegepersonal ist für die medizinische Versorgung der ambulanten Patienten ebenso wie für deren Transport in den OP sowie vom Aufwachraum in die Operative Tagesklinik und die zentrale Terminvergabe zuständig. Die Arzthelferinnen erledigen hauptsächlich Arzt- und Verlegungsbriefe sowie anderweitig anfallende Korrespondenzen.

Im Städtischen Klinikum Solingen wurde von Anfang an ein Konzept verfolgt, das alle ambulant zu operierenden Patienten in den normalen Ablauf der spezifischen Operationssäle integriert. Es werden damit weder Ärzte noch Anästhesie- oder OP-Schwestern speziell für den Bereich der Operativen Tagesklinik eingesetzt. Alle Patienten melden sich nach gestellter Indikation zur Durchführung eines ambulanten operativen Eingriffs zur Terminvergabe in der Operativen Tagesklinik. Dort erfolgt am selben Tag die Prämedikation durch den anästhesiologischen Facharzt, der nochmals überprüft, ob Kontraindikationen für eine ambulante Operation vorliegen. Ist dies nicht der Fall, wird eine ambulante Krankenakte angelegt ◘ Abb. 3.10. Nach Aufklärung und Information über den Ablauf des OP-Tages werden alle notwendigen Formulare ausgehändigt und die entsprechenden Einverständniserklärungen unterschrieben ◘ Abb. 3.11. Am geplanten Operationstag erscheinen die Patienten um 7.00 Uhr in der Operativen Tagesklinik und werden auf die verschiedenen Patientenzimmer verteilt. Dort erfolgt die weitere präoperative Vorbereitung inklusive der Prämedikationsverabreichung. Vor der endgültigen Freigabe werden die Patienten vom anästhesiologischen Facharzt der OT und einem Mitarbeiter der zuständigen operativen Klinik kurz visitiert, um gerade bei Kindern kurzfristig eingetretene Infekte oder ähnliche Begleiterkrankungen rechtzeitig zu erkennen, die möglicherweise die Operation verschieben können. Mit Ausnahme der ersten Tagespunkte in den entsprechenden Operationssälen werden die Patienten der OT auf Abruf der Anästhesiemitarbeiter vom OP aus prämediziert und dann von Mitarbeiterinnen der OT in den jeweiligen Operationssaal gebracht. Postoperativ werden die Patienten nach kurzem Aufenthalt im Zentralen Aufwachraum von einem anästhesiologischen Oberarzt visitiert und für die Operative Tagesklinik freigegeben. Anschließend erfolgt die Verlegung der Patienten in die Operative Tagesklinik, wo sie wieder ihr Zimmer aufsuchen und sich nach kurzer Zeit und bei gutem Allgemeinzustand ankleiden können. Auf Wunsch der Patienten wird ein spätes Frühstück serviert, gegen Nachmittag erfolgen die Abschlussuntersuchungen und die Entlassung der Patienten durch den Anästhesisten der Operativen Tagesklinik sowie einen ärztlichen Mitarbeiter der jeweiligen operativen Klinik.

Im Rahmen von Umstrukturierungsmaßnahmen wurde die Operative Tagesklinik im Städtischen Klinikum Solingen im Jahre 2006 verändert ◘ Abb. 3.12. Aus Wirtschaftlichkeitsgründen wurde die Operative Tagesklinik mit der internistischen Aufnahmestation zusammengelegt. Eine räumliche Möglichkeit für diese Veränderung ergab sich durch rückläufige Zahlen im Bereich der Eigenblutspende und der Hörsturztherapie. Darüber hinaus werden Kinder bis zum Alter von 14 Jahren nun in einem speziellen Bereich der Kinderklinik ambulant behandelt.

Der Facharzt für Anästhesiologie koordiniert weiterhin die ambulant-operativen Patientenflüsse und die Prämedikationsambulanz. Die Inbetriebnahme einer Schmerzambulanz ist geplant. Von internistischer Seite werden Patienten mit akuten Krankheitsbildern in der Aufnahmestation aufgenommen und bis zum nächsten Morgen betreut. Des Weiteren findet die ambulante Chemotherapie im Bereich der Operativen Tagesklinik statt.

Durch diese Zusammenlegung ergibt sich ein erhebliches Einsparpotenzial im Pflegebereich von mehreren Stellen. Die operativen Eingriffe werden derzeit außerhalb der Operativen Tagesklinik in den fachspezifischen Operationssälen durchgeführt. Für die Zeit der Inbetriebnahme des neuen zentralen Operationstraktes im Jahr 2008 liegen allerdings Umstrukturierungspläne für die Operative Tagesklinik mit einem integrierten operativen Bereich vor.

Die Operative Tagesklinik steht nach wie vor unter der Leitung des Chefarztes der Klinik für Anästhe-

Aufkleber	STÄDTISCHES KLINIKUM Solingen **Operative Tagesklinik** **Chefarzt: Prof. Dr. med. Thomas Standl** Gotenstr. 1 • 42653 Solingen

ACH ☐ UCH ☐ URO ☐ GYN ☐ GCH ☐ HNO ☐

Aufnahmedatum	Uhrzeit
Einweisender Arzt	Patiententelefon
Dringende Nachricht an / Nachsorge:	Telefon

Krankengeschichte ambulante Operationen

Einweisungsdiagnose:		
Geplante Operationen:	Präoperative Vorstellung am:	Operation geplant am:
Überprüfung 1. Art und Schwere des beabsichtigten Eingriffs unter Berücksichtigung des Gesundheitszustandes erlaube die Durchführung der geplanten Operation aus operativer Sicht ☐ja ☐nein aus anästhes. Sicht ☐ja ☐nein 2. Begründung: ______		
Abschluß der Krankengeschichte Entlassung am um Uhr nach Hause☐ ☐Station PG:____		
Abschlußvisite: __.__.__ Anästhesist/in ______ Operateur ______		

Anamnese:

Bisherige Behandlung:

Medikation:

Begleiterkrankungen:

Befund:

Abb. 3.10. Ambulante Krankenakte aus der Operativen Tagesklinik des Städtischen Klinikums Solingen

STÄDTISCHES
KLINIKUM
Solingen

Einwilligung

Die Patienteninformation über ambulantes Operieren habe ich gelesen und verstanden.

Ich bin darüber informiert, dass ich die operative Tagesklinik nur in Begleitung eines Erwachsenen verlassen darf. Meine Betreuung durch eine geeignete Person in den ersten 24 Stunden kann ich gewährleisten.

Innerhalb von 24 Stunden nach dem Eingriff darf ich nicht aktiv am Straßenverkehr teilnehmen und damit auch kein Fahrzeug führen.

Bei nicht vorhersehbaren Komplikationen bin ich mit der stationären Weiterbehandlung einverstanden.

Die empfohlene Schmerztherapie für die erste Zeit nach dem Eingriff folgt modernsten Empfehlungen. Nebenwirkungen können dennoch nicht vollständig ausgeschlossen werden. Ich werde das empfohlene und auf dem Päckchen dokumentierte Einnahmeschema beachten. Für weitere Information halte ich mich an die Vorgaben des Beipackzettels.

Alle Fragen zum Ablauf des ambulanten Eingriffs in der operativen Tagesklinik wurden verständlich und umfassend beantwortet.

Meine Angaben sind vollständig und richtig.

Ich bin mit der Durchführung des geplanten Eingriffs in der operativen Tagesklinik einverstanden.

Datum:____________ Unterschrift des Patienten:
(bei Minderjährigen die gesetzlichen Vertreter)

Abb. 3.11. Spezielle Einverständniserklärung für ambulante Patienten aus der Operativen Tagesklinik des Städtischen Klinikums Solingen in 2006

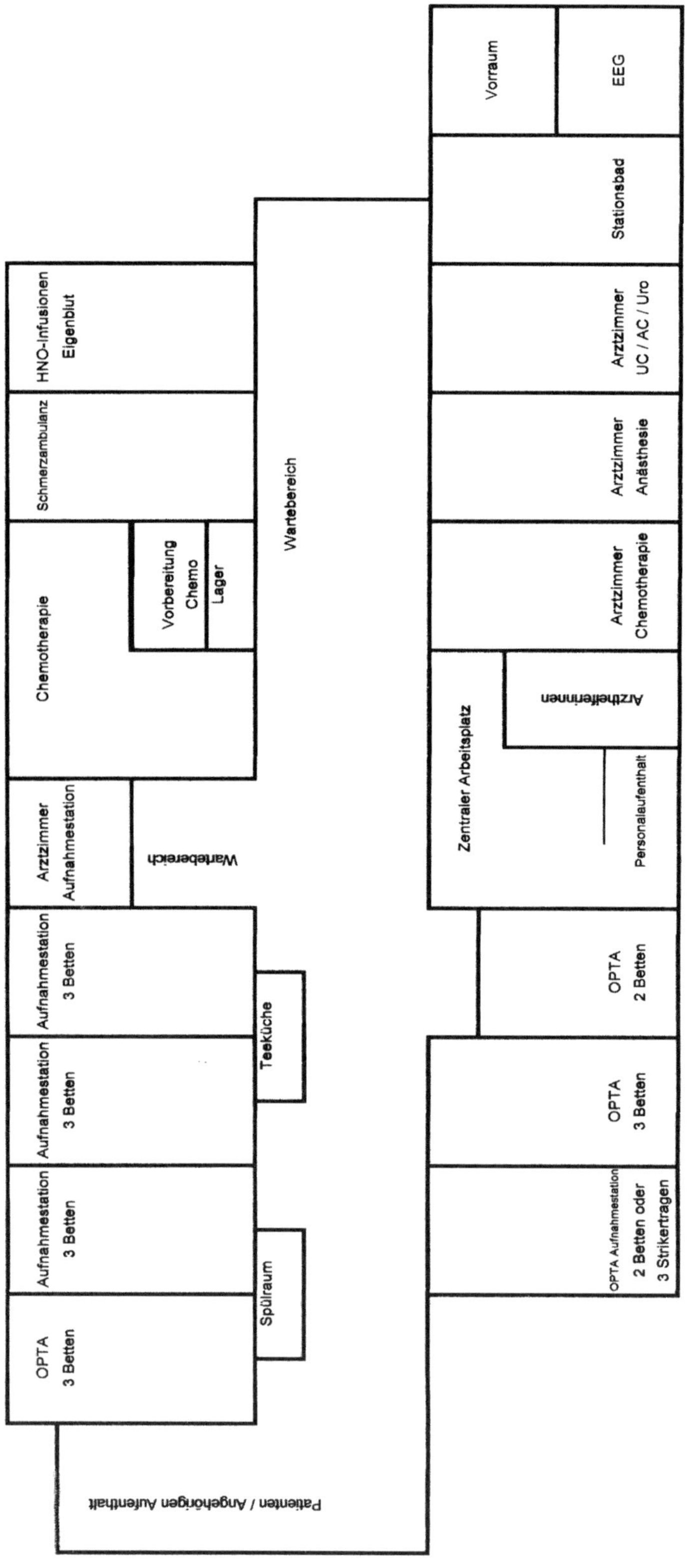

Abb. 3.12. Lageplan nach Umbau der Operativen Tagesklinik des Städtischen Klinikums Solingen in 2006

sie und Operative Intensivmedizin, der insbesondere für die organisatorischen und fachanästhesiologischen Belange die Verantwortung trägt. Die Operative Tagesklinik hat kein eigenes Budget, wird aber als separate Kostenstelle geführt, so dass die Erlössituation evident ist. Die Operative Tagesklinik ist während des gesamten Jahres wochentags geöffnet und behandelt im Schnitt zwölf Patienten pro Werktag.

3.11.2 Ambulantes OP-Zentrum am St.-Johannes-Hospital in Dortmund

Am 1. November 2004 wurde das ambulante OP-Zentrum am St.-Johannes-Hospital in Dortmund eröffnet. Die Entscheidung, das ambulante Operieren großzügig umzusetzen, wurde im Jahr 2003 gefällt. Ziel des Krankenhausträgers war es, eine eigenständige Organisationseinheit für das ambulante Operieren entsprechend den gesetzlichen Vorgaben und unabhängig vom sonstigen Klinikbetrieb zu schaffen. Bauliche Voraussetzungen waren durch eine leer stehende Etage in einem Nebenbau mit Anschluss an das Klinikhauptgebäude gegeben. Auf einer Fläche von 920 m^2 entstand somit das ambulante Operationszentrum mit Empfangsbereich und Wartezone, zwei Arztfunktionsräumen, sieben Patientenruheräumen mit insgesamt zwölf Ruheplätzen, drei Operationssälen und einem Aufwachraum mit acht Plätzen ◘ Abb. 3.13.

In der ambulanten Abteilung sind ein leitender Arzt (Anästhesist) sowie drei Arzthelferinnen auf zwei Arzthelferinnenstellen angestellt. Der leitende Arzt ist für den Organisationsablauf verantwortlich und führt gleichzeitig in seiner Funktion als Anästhesist Narkosen durch. Eine Arzthelferin besetzt den Empfangsbereich und ist verantwortlich für verwaltungstechnische Fragen, Abrechnungen mit den Krankenkassen und Terminvereinbarungen. Die zweite Arzthelferin versorgt den Ruhe- und Servicebereich. Die für den operativen Bereich benötigten Pflegekräfte für die Anästhesie und die OP-Säle bzw. Eingriffsräume werden auf Anforderung bedarfsadaptiert aus dem Pool des Funktionsdienstes Anästhesie und der OP-Pflege rekrutiert. Mit einer Ausnahme sind alle Operateure Angestellte des Krankenhauses. Ein niedergelassener Chirurg operiert an einem Tag pro Woche in einem OP-Saal.

Die Patienten kommen per Überweisung vom Haus- oder Facharzt in die entsprechende Ambulanz des Krankenhauses und werden, wenn der Eingriff ambulant durchgeführt werden kann und soll, in der Regel am selben Tag zur Prämedikationsambulanz der Klinik für Anästhesie und Operative Intensivmedizin weitergeleitet. Diese ist wochentags von 8.00 bis 15.00 Uhr besetzt und versorgt die Patienten mit Informationsmaterial über das ambulante OP-Zentrum. Der Patient erhält in der Regel von den entsprechenden operativen Abteilungen den Termin für die ambulante Operation und ruft einen Tag vor dem geplanten OP-Termin am Empfang des ambulanten OP-Zentrums an, um den Termin noch einmal telefonisch bestätigen zu lassen und evtl. weitere Details zu erfragen. Am Operationstag kommen die Patienten von zu Hause direkt zur Aufnahme des ambulanten OP-Zentrums und werden nach Überprüfung der Unterlagen in einen der Patientenruheräume geführt. Dort werden die Patienten für die Operation vorbereitet und prämediziert. Ein Großteil der Patienten wird in Behandlungsstühlen operiert, so dass eine Bereitstellung von Betten entfällt. Die Behandlungsstühle haben den Vorteil, dass der Patient diese nicht verlassen muss, da sie elektrisch in einen OP-Tisch umfunktioniert werden können. Postoperativ gehen die Patienten über den Aufwachraum in ihren Ruheraum zurück und werden, wenn sie die Entlassungskriterien erfüllen, nach Hause entlassen. Die Abschlussuntersuchung erfolgt durch den Operateur des jeweiligen Faches und den Anästhesisten. Eine individuelle Schmerztherapie, einschließlich eines Medikamentenverordnungsplans, wird den Patienten ausgehändigt. Die Nachsorge der Patienten wird durch den niedergelassenen oder überweisenden Arzt oder durch Ambulanzen sichergestellt. Für Notfälle ist die Notaufnahme des Klinikums rund um die Uhr kontaktier- und anfahrbar.

Die Operationssäle sind bei Drucklegung des Buches wie folgt verteilt:

- Montags: HNO, Chirurgie, Gefäßchirurgie (nacheinander)
- Dienstags: Gynäkologie
- Mittwochs: Chirurgie, Gynäkologie (nacheinander)

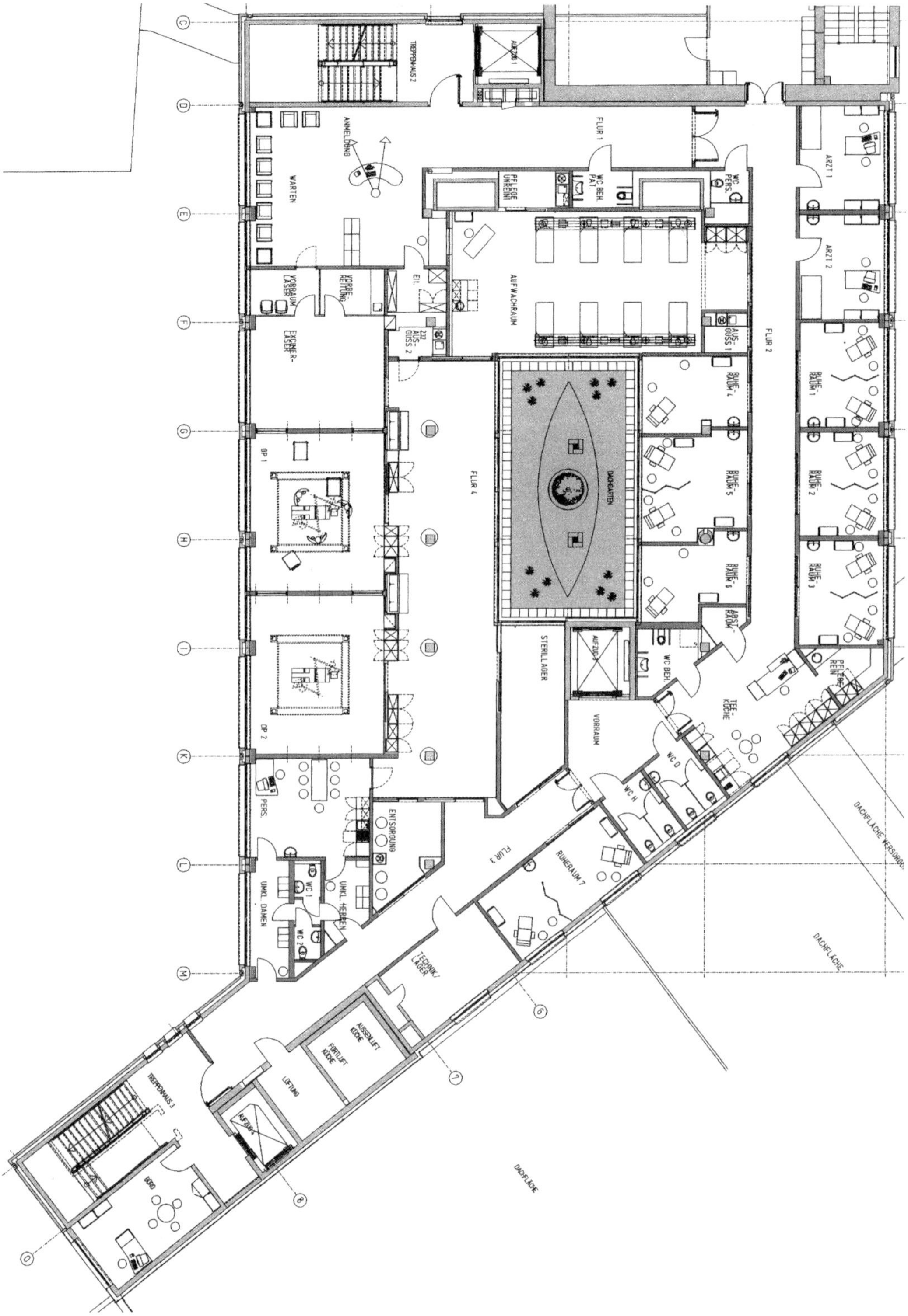

Abb. 3.13. Lageplan des Ambulanten OP-Zentrums am St.-Johannes-Hospital Dortmund

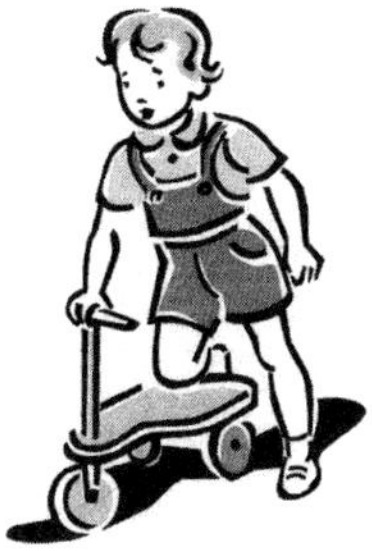

Ambulantes
OP-Zentrum
am St.-Johannes-Hospital
Dortmund

Liebe Eltern

wir möchten gerne von Ihnen erfahren, wie Sie sich als Eltern fühlen und wie sich Ihr Kind nach Ihrem Eindruck von der Operation und der Narkose erholt hat. Bitte markieren Sie jeweils die Aussagen, die für Sie seit der Operation zutrafen :

	Überhaupt nicht	Manchmal	Die meiste Zeit
Wir haben uns mit unserem Kind insgesamt gut gefühlt			
Andere haben uns geholfen (besonders die Ärzte und Schwestern)			
Wir konnten Erklärungen und Anweisungen verstehen.			
Unser Kind war unruhig			
Unser Kind hatte Angstgefühle			
Unser Kind konnte problemlos durchatmen			
Unser Kind hatte Übelkeit oder musste würgen oder erbrechen			
Unser Kind hatte starke Schmerzen oder mittelstarken Dauerschmerz			

Wir haben folgende Verbesserungsvorschläge:

____

____

____

____

____

Wir danken Ihnen für Ihre Mitarbeit.
Ihr Team des Ambulanten Operationszentrums am St.-Johannes Hospital

Modifiziert nach L.H.J. Eberhard Anästhesie Intensivmedizin 2004;45:436-445
Entwicklung und Evaluation eines neuen Instruments zur Patientenbeurteilung in der perioperativen Phase (PPP-Fragebogen)

Abb. 3.14. Fragebogen zur Patientenzufriedenheit aus dem Ambulanten OP-Zentrum am St.-Johannes-Hospital Dortmund

- Donnerstags: HNO/ im 2. Saal niedergelassener Chirurg als Vertragsarzt
- Freitags: Gynäkologie in 2 Sälen

Freie Kapazitäten sollen an niedergelassene Operateure vermietet werden. Der 3. Operationssaal ist mit einem Eximer-Laser für Augenoperationen ausgestattet. Hier werden Augeneingriffe ohne Anästhesiebeteiligung durchgeführt.

Das ambulante Operationszentrum des Krankenhauses hat eine Betriebslaufzeit von 7.30 Uhr bis 16.00 Uhr. Die Abteilung ist in der 2. Hälfte der Schulferien jeweils geschlossen, Überstunden werden auf Jahresarbeitszeitkonten verbucht.

Das ambulante OP-Zentrum am St.-Johannes-Hospital ist als eigener Wirtschaftskreis konzipiert und hat ein eigenes Budget. Der leitende Arzt des operativen Zentrums untersteht der Geschäftsführung und ist gleichzeitig Mitarbeiter der Klinik für Anästhesiologie und Operative Intensivmedizin. In seiner Funktion als leitender Arzt des operativen Zentrums fungiert er als Dienstvorgesetzter der eingesetzten Arzthelferinnen und des Pflegepersonals.

Wichtig ist es, durch qualitätssichernde Maßnahmen einen möglichst hohen Standard zu erreichen und sich durch eine in regelmäßigen zeitlichen Abständen durchgeführte Evaluation ein Bild über die Zufriedenheit der ambulanten Patienten zu machen. Hierzu können Patienten vor Entlassung beispielsweise gebeten werden, einen Fragebogen zu beantworten ◘ Abb. 3.14.

Wichtig

Viele positive Reaktionen von ambulant operierten Patienten lassen auf eine hohe Akzeptanz und eine stärker werdende Inanspruchnahme schließen. Insgesamt kann das Image eines Klinikums durch die Einrichtung einer operativen Tagesklinik oder eines ambulanten OP-Zentrums erheblich steigen.

Operative Aspekte

H.-J. Meyer, Ch. Voigt, H.J. Graff

4.1 Allgemein- und Viszeralchirurgie

H.-J. Meyer

4.1.1 Einleitung

Trotz der Devise »soviel ambulant wie möglich, so wenig stationär wie nötig« bzw. »ambulant vor stationär« und der unbestrittenen Vorteile erfolgreich durchgeführter ambulanter Operationen führt diese Chirurgie – der Patient verbringt die Nacht vor und nach dem Eingriff nicht im Krankenhaus – ebenso wie ein kurzer stationärer Aufenthalt, besonders in der Allgemein- oder Viszeralchirurgie ein Schattendasein. Während in den angloamerikanischen Ländern ambulante Operationen in ca. 60% aller durchgeführten Eingriffe vorgenommen werden, macht dieser Anteil in Deutschland, ebenso wie in den Nachbarländern Frankreich oder Niederlande, insgesamt nur 20 bis 30% aus. Dabei ist allerdings zu beachten, dass die äußerst dynamische Entwicklung der ambulanten Chirurgie auch in den USA nur selektiv bestimmte Fachbereiche bzw. ausgewählte Eingriffe betrifft, z. B. die Ophthalmologie, HNO-Heilkunde oder Gastroenterologie, während verschiedene chirurgische Schwerpunktgebiete davon weniger oder kaum betroffen sind (Jähne 2004, Kraus et al. 2002, Lüngen u. Lauterbach 2004).

Bereits seit 1993 konnte in Deutschland nach § 115b SGB V auch im Krankenhaus ambulant operiert werden, aber erst seit dem 1. April 2005 kam es zur Umsetzung der aktuellen Vertragsabstimmungen zwischen der Deutschen Krankenhausgesellschaft, der Kassenärztlichen Bundesvereinigung und den Spitzenverbänden der Krankenkassen nach § 115b Abs. 1 SGB V. Dabei musste der Katalog der ambulant durchzuführenden Operationen mit Einführung des neuen Einheitlichen Bewertungsmaßstabes (EBM 2000plus) partiell neu definiert werden; zudem erfolgte eine Katalogisierung nach »regelhaft« ambulanten Eingriffen (Kategorie 1) sowie nach sowohl ambulant als auch stationär vorzunehmenden Eingriffen (Kategorie 2). Weiterhin steht aber besonders der ökonomische Aspekt mit fraglich gesicherter aufwandsgerechter Vergütung im Vordergrund, wenn auch die Erlöse des ambulanten Operierens im Krankenhaus aus dem Budget für stationär erbrachte Leistungen ausgegliedert werden (Bauer 2005, Fahlke et al. 2004).

4.1.2 Ambulante Eingriffe in der Allgemein- und Viszeralchirurgie

Generelle Aspekte

Bei ambulant durchzuführenden Operationen hat generell in allen Fachbereichen der Schutz und die Sicherheit des Patienten absolute Priorität, d. h. im Vergleich zur Krankenhausbehandlung darf die ambulant durchgeführte Operation kein höheres Risiko beinhalten (Ulsenheimer 2003). Dies gilt sowohl für die umfassende präoperative Aufklärung des Patienten mit dezidierten Hinweisen auf den postoperativen Verlauf, die gesicherte Strukturqualität i. S. des Facharztstandards als auch besonders für die ordnungsgemäße Dokumentation in der frühen postoperativen Phase bei kontinuierlicher Überwachung mit ausreichenden medizinischen Sicherheitsstandards. Auch das individuelle soziale Umfeld sowie die häusliche Versorgung im weiteren postoperativen Verlauf sind zu berücksichtigen und zu dokumentieren. Ferner müssen entsprechende Qualitätsmaßnahmen erfüllt werden.

Voraussetzung für das ambulante Operieren

- Operative Standardeingriffe mit geringer Komplikationsgefahr
- Strukturelle und personelle Voraussetzungen
- Präoperative Untersuchung und Aufklärung des Patienten (Chirurgie und Anästhesie)
- Ausschluss von erhöhter Komorbidität
- Gesicherte häusliche Versorgung des Patienten mit telefonischer Kontaktaufnahme zum Operateur/Klinik
- Stationäre Übernahme gesichert
- Kooperation mit weiterbehandelnden Kollegen
- Ausreichende Qualitätssicherung

Neben der jeweiligen individuellen ärztlichen Abschätzung einer möglichen ambulanten Operation sollte sich der Patient in der Risikogruppe I und II nach ASA befinden. Bei Beschränkung auf etablierte Operationsverfahren ohne vorhersehbare Beeinträchtigung der Vitalfunktionen und bei minimalem Blutungsrisiko sollte die OP-Dauer maximal 60 bis 120 min ohne Laparotomie oder Thorakotomie betragen.

Kriterien zur Durchführung ambulanter Operationen

- Risikogruppe I/II (III) der ASA-Klassifikation
- Operationsdauer bis maximal 120 min
- Minimales Blutungsrisiko bei etablierten Operationsverfahren
- Keine Laparotomien (außer Leistenhernienoperationen)
- Keine intrathorakalen- und -kraniellen Operationen

Längere Operationszeiten oder vorhersehbarer starker Analgetika-Bedarf sind als grenzwertig anzusehen, während Eingriffe mit erhöhtem Blutungsrisiko und solche, die einer postoperativen parenteralen Ernährung bedürfen, als Kontraindikation für die ambulante Operation einzustufen sind (Fahlke et al. 2004).

Bei Durchsicht des Indikationskatalogs zur ambulanten Chirurgie im Schwerpunktgebiet der Allgemein- und Viszeralchirurgie finden sich in der Kategorie 1 vor allem proktologische Eingriffe, die Laparoskopie bzw. diagnostische Peritonealspülung sowie Lymphknotenexstirpationen und Exzisionen aus tiefergelegenem Gewebe der Körperoberfläche. Die Hernienchirurgie, Hämorrhoidektomie oder die Implantation eines Portsystems sind hingegen in der Kategorie 2 abgebildet (Jähne 2004).

Auch in den USA finden sich unter den 20 häufigsten ambulant durchgeführten Eingriffen im Jahre 2000 aus dem Bereich der Allgemeinchirurgie lediglich die Leistenhernienversorgung ab dem 5. Lebensjahr, die Exzision von Haut- und Subkutantumoren sowie die laparoskopische Cholezystektomie (Kraus et al. 2002).

Hernienchirurgie

Die Hernienchirurgie, im kindlichen Alter als Leisten-, Nabel- und epigastrische Hernien bzw. beim Erwachsenen als primäre- und Rezidivleistenhernien, eignen sich bei standardisiertem, vor allem konventionellen Operationsverfahren besonders für die ambulante Chirurgie. Während z. B. in den USA bereits 1996 diese Eingriffe etwa in 87% ambulant vorgenommen wurden, betrug dieser Anteil im gleichen Jahr in Großbritannien 40,6% und wurde in Dänemark für den Zeitraum von 1998 bis 2000 mit 59% angegeben. Auch bei endoskopisch durchgeführter Hernienreparation werden diese Eingriffe heute teilweise als ambulante Operationen in Intubationsnarkose bzw. Regionalanästhesie vorgenommen; ob dies aus ökonomischer Sicht sinnvoll ist, erscheint derzeit, zumindest in unserem Land, fraglich (McCloud u. Evans 2003). In der Bundesrepublik Deutschland erfolgt z.Zt. die Leistenhernienchirurgie ambulant sicherlich in deutlich weniger als 10%. Nach aktueller Analyse verschiedener Qualitätssicherungsstudien kann immer noch von einer stationären Verweildauer nach Leistenhernienchirurgie bei Erwachsenen von etwa sechs Tagen, bei Kindern von etwa zwei Tagen, ausgegangen werden (Schumpelick et al. 2004).

Nach ausführlicher Aufklärung über das geplante operative Vorgehen und dessen Verlauf, möglichst unter Einbindung von Angehörigen und bei Kindern obligat der Eltern, kann dieser Eingriff bei Erwachsenen in Lokalanästhesie, Regionalanästhesie oder Larynxmaskennarkose erfolgen. Dabei werden entsprechend Art und Ausmaß der vorliegenden Leistenhernie die Techniken nach Shouldice oder Lichtenstein bevorzugt durchgeführt. Unmittelbar postoperativ wird der Patient mobilisiert, wobei das Operationsfeld ggf. mit einem Eisbeutel gekühlt werden kann. Vor allem auf Anzeichen eines Harnverhaltes oder einer Überlaufinkontinenz ist zu achten. Am Nachmittag des Operationstages erfolgt unter Rezeption eines Analgetikums die Entlassung aus der Operativen Tagesklinik. Nach Operation in Lokalanästhesie erscheint eine routinemäßige, medikamentöse Thromboseprophylaxe nicht notwendig (Riber et al. 1996). Neben Verbesserung des Patientenkomforts mit Verbleib in der häuslichen Umgebung nach ambulanter Operation wird zunehmend über eine mögliche Senkung nosokomialer Infektionen berichtet (Cheek et al. 1998, Michelsen u. Walter 1982). Wundinfektionen bzw. Rezidivraten sind also insgesamt bei ambulantem Vorgehen gegenüber dem stationären nicht erhöht (0,3% bis 2,7% vs 2,0% bis 5,9% bzw. 0,47% vs 1,95%) (Michelsen u. Walter 1982). Neben generellen, absoluten Ausschlusskriterien für die ambulante Leistenhernienchirurgie finden sich solche für die Kinderchirurgie bei Säuglingen unter sechs Wochen bzw. bei Frühgeborenen im 1. Lebensjahr. Als möglicher relativer Ausschlussfaktor sei auf eine extreme Adipositas mit einem BMI >30 kg/m^2 hingewiesen (Schumpelick et al. 2004).

Laparoskopische Eingriffe inklusive chirurgische Onkologie

Endoskopisch oder laparoskopisch durchgeführte kleinere oder mittlere Eingriffe, mit vermeintlich geringerer Patientenbelastung durch die Minimierung der Zugangswege, können ebenfalls ambulant vorgenommen werden, wenn eine kurze postoperative Überwachungszeit ausreichend ist, um vor allem das Auftreten von gravierenden oder sogar lebensbedrohlichen Komplikationen, weitestgehend ausschließen zu können. Nur unter Beachtung dieser Kriterien kann durch den behandelnden Arzt der Entlassungstermin festgelegt werden. Zudem ist gerade bei den endoskopischen- oder laparoskopischen Eingriffen zu bedenken, dass bei der aktuellen Honorierung der ambulant durchgeführten Operationen insgesamt ein deutlich geringerer Erlös bei Einsatz kostenaufwendiger Instrumentarien resultieren kann (Feussner 2004).

Im derzeitigen Indikationskatalog wird die diagnostische Peritonealspülung und Laparo- bzw. Pelviskopie einschließlich Probeexzisionen und/oder Adhäsiolyse der Kategorie 1 zugeordnet. Diese Eingriffe können sicherlich in gewissem Umfang ambulant vorgenommen werden. Ausgedehntere laparoskopische Explorationen mit einer Komplikationsrate bis zu 4% – Komplikationen treten fast alle innerhalb der ersten 24 postoperativen Stunden auf – sollten daher bevorzugt einer kurzzeitigen stationären Behandlung unterzogen werden (Feussner 2004). Zudem stellt die laparoskopische Exploration des Abdomens bei malignen Tumoren in aller Regel keinen isolierten Eingriff dar, denn bei Ausschluss einer Peritonealkarzinose oder lokaler Inoperabilität kann sich die Resektion des Primärtumors direkt an diesen Eingriff anschließen (Fahlke et al. 2004). Gerade unter Berücksichtigung der ökonomischen Auswirkungen erscheinen die ambulant durchgeführte laparoskopische Cholezystektomie wie auch Appendektomie bei jährlichen Operationsfrequenzen zwischen 120.000 bis 150.000 bzw. etwa 120.000 Eingriffen reizvoll, da diese zu etwa 80% bzw. 30 bis 50% laparoskopisch durchgeführt werden. In Deutschland wie auch in anderen europäischen Ländern stellt aber die ambulante laparoskopische Cholezystektomie oder auch Fundoplicatio im Gegensatz zu den angloamerikanischen Ländern eine absolute Ausnahme dar. Während besonders in den USA diese Eingriffe bis zu 80% bzw. 90% bei einer Wiederaufnahmerate zwischen 3% und 10% ambulant durchgeführt werden (Finley u. McKernan 2001, Richardson et al. 2001), wird in Europa unter Berücksichtigung der eingriffsspezifischen Komplikationen, z. B. Nachblutung, Organperforation, Gallengangsverletzung etc., aber auch der Patientenbelastung eine kurzfristige oder längere stationäre Behandlung bevorzugt.

In der chirurgischen Onkologie resultiert wegen der in aller Regel notwendigen großen Eingriffe und dem entsprechenden Risikoprofil dieser Patienten nur ein äußerst geringes Spektrum ambulant durchzuführender Operationen. Neben der explorativen Laparoskopie ist ein solches Vorgehen u. a. bei Tumorexzisionen aus der Haut oder Subkutis, bei Lymphknotenexstirpationen, besonders aber bei der Implantation eines venösen Portsystems möglich und indiziert. Inwieweit Adenomabtragungen bzw. Vollwandexzisionen des Rektums bei Frühkarzinomen oder interventionelle endoskopische Maßnahmen mit Anlage einer perkutanen endoskopischen Gastrostomie bzw. Stent-Implantation in vermehrtem Umfang auch ambulant durchgeführt werden können, muss abgewartet werden (Fahlke et al. 2004).

Endokrine Chirurgie

Eingriffe der Schilddrüsen- und Nebenschilddrüsenchirurgie sind derzeit in Deutschland entsprechend § 115b SGB V nicht im Katalog für ambulante und stationsersetzende Operationen aufgelistet. Diese Eingriffe weisen zwar eine geringe Komplikationsrate von weniger als 4% auf (Falk 1990), die Komplikationen sind dann allerdings vital bedrohlich und treten später als 24 h postoperativ auf. Deshalb wird lediglich in vereinzelten Zentren außerhalb Deutschlands, wiederum vor allem in den USA, das Konzept einer kurzzeitstationären- oder ambulanten Behandlung bei selektionierten, sog. risikoarmen Eingriffen an der Schilddrüse und Nebenschilddrüse überprüft. Bei weiterer Definition von operationstechnischen Kriterien zur Minimierung möglicher zervikaler Obstruktion bei protrahierter Nachblutung könnte dann eventuell eine kurzzeitstationäre Behandlung eine mögliche alternative Therapieoption darstellen (Dralle et al. 2004).

4.1.3 Eigene Erfahrungen und Ausblick

In der eigenen Klinik wurden vom 01.01.2002 bis zum 31.12.2005 insgesamt 818 Eingriffe über die Operative Tagesklinik durchgeführt ◘ Tab. 4.1. Am häufigsten erfolgte bei 350 Patienten eine Reparation einer Leisten-, Nabel- oder epigastrischen Hernie, im Einzelfall auch von Rezidivleistenhernien. Neben 153 Gewebeentnahmen im Bereich der Körperoberfläche wurde bei 115 Patienten ein venöses Portsystem implantiert, revidiert oder entfernt. Zudem erfolgten insgesamt 105 proktologische Operationen einschließlich der Hämorrhoidektomie nach Milligan/Morgan oder Parks (Mariani et al. 2005).

In mehr als 99% handelte es sich um »echte ambulante Eingriffe«, d. h. die Patienten wurden am Nachmittag des Operationstages nach entsprechenden Kontrolluntersuchungen aus der Klinik entlassen. In 0,8% der Fälle war aufgrund postoperativer Komplikationen, erheblicher Schmerzsymptomatik oder Nebenwirkungen der Anästhesie etc., eine Übernahme in den stationären Bereich notwendig. Bei allen Eingriffen war nach präoperativer Untersuchung und Aufklärung des Patienten durch Chirurgen und Anästhesisten während der Operation die Strukturqualität im Sinne des Facharztstandards sowie Qualitätssicherungsdokumentation gewährleistet. Die meisten Operationen wurden von Assistenten in der Weiterbildung mit oberärztlicher Assistenz durchgeführt.

Trotz angestrebter optimaler Organisation des Operationsablaufes zeigten sich in wenigen Fällen strukturelle Probleme bei der Eingliederung von Patienten aus der Operativen Tagesklinik in das Programm der stationären Patienten, da die ambulant durchzuführenden Eingriffe z. Zt. in den zentralen Operationssälen durchgeführt werden. Die Einrichtung separater Operationseinheiten für das ambulante Operieren erscheint deshalb zukünftig erstrebenswert. Dieses gilt sicher auch für eine Verbesserung der nur mangelhaften Qualitätssicherung, vor allem in Kooperation mit den weiterbehandelnden, niedergelassenen Kollegen.

Eine Zunahme des ambulanten Operierens aus dem Schwerpunktgebiet der Allgemein- und Viszeralchirurgie erscheint unter den jetzigen Vergütungssystemen eher wenig wahrscheinlich. Als attraktiver könnte sich im eigenen Fachbereich das Konzept der kurzzeitstationären Chirurgie, vor allem in der laparoskopischen- oder endokrinen Chirurgie, erweisen.

◘ **Tab. 4.1.** Eingriffe in der Operativen Tagesklinik (01.01.2002–31.12.2005)

Art des Eingriffs	Anzahl der Fälle
Leisten-, Nabel-, epigastrische Hernien	350
Tumorexzisionen, -inzisionen der Körperoberfläche	153
Im-/Explantationen venöser Portsysteme	115
Proktologische Eingriffe	115
Lymphknotenexstirpationen	45
Exzisionen eines Sinus pilonidalis	40
	Gesamt: 818

4.1.4 Fazit

Entspechend den aktuellen Vereinbarungen zum § 115 Abs. 1 SGB V müssen auch im Bereich der Allgemein- und Viszeralchirurgie gewisse Eingriffe als »regelhaft« ambulant (Kategorie 1) durchgeführt werden. Bei generell anzunehmender Ausweitung ambulanter Operationen gilt dies auch für Krankenhäuser, wobei die Sicherheit des Patienten als oberstes Gebot gewährleistet sein muss. Zweifelsohne kann die ambulant durchgeführte Operation Vorteile hinsichtlich nosokomialer Infektionen (Schumpelick et al. 2004) oder Patientenzufriedenheit bzw. Lebensqualität aufweisen (Jähne 2004). Auch bei Vorhalten der strukturellen- und personellen Voraussetzungen zur effektiven Durchführung des ambulanten Operierens im Krankenhaus erweist sich die Finanzierung dieser Eingriffe derzeit als Hauptproblem (Feussner 2004, Lüngen u. Lauterbach 2004). Die ökonomische Bewertung des ambulanten Operierens muss realistischer werden, um einen entsprechenden Anreiz darstellen zu können, wobei auch dem Aspekt der »recovery care« mit allen Facetten vermehrt Bedeutung zugemessen werden muss (Kraus et al. 2002). Anderenfalls könnte sich die Forderung nach dem ambulanten Operieren in unserem Lande wirklich als unendliche Geschichte erweisen (Bauer 2005).

Literatur

Bauer H (2005) Ambulantes Operieren – eine unendliche Geschichte. Dtsch Ges Chirurgie Mitteilungen 4: 327–328

Cheek CM et al. (1998) Groin hernia surgery: a systematic review. Ann R Coll Surg Engl 80 (Suppl 1): 1–8

Dralle H et al. (2004) Ambulante und kurzzeitstationäre Schilddrüsen- und Nebenschilddrüsenchirurgie. Chirurg 75: 131–143

Fahlke J et al. (2004) Chirurgisch-onkologische Therapiemaßnahmen in der ambulanten und kurzzeitstationären Chirurgie. Chirurg 75: 144–152

Falk SA (1990) Complications of thyroid surgery: an overview. In: Falk SA (ed) Thyroid disease: endocrinology, surgery, nuclear medicine, and radiology. Raven Press, New York, pp 593–598

Feussner H (2004) Laparoskopische Eingriffe – Möglichkeit und Grenzen der ambulanten und kurzzeitstationären Chirurgie. Chirurg 75: 248–256

Finley CR, McKernan JB (2001) Laparoscopic antireflux surgery at an outpatient surgery center. Surg Endosc 15: 823–826

Jähne J (2004) Möglichkeiten und Grenzen ambulanter und kurzzeitstationärer Chirurgie. Chirurg 75: 111–112

Kraus T et al. (2002) Strukturelle Entwicklung der ambulanten Chirurgie in den USA. Was können wir lernen oder übernehmen? Chirurg 73: 1043–1052

Lüngen M, Lauterbach KW (2004) Gesundheitspolitischer Rahmen für die ambulante und kurzzeitstationäre Chirurgie. Hintergründe, Fakten und zukünftige Lösungsansätze. Chirurg 75: 113–119

Mariani M et al. (2005) Local anesthesia for stapled prolapsectomy in day surgery: results of a prospective trial. Dis Colon Rectum 48: 1447–1450

McCloud JM, Evans DS (2003) Day-case laparoscopic hernia repair in a single unit. Surg Endosc 17: 491–493

Michelsen M, Walter F (1982) Gegenüberstellung von 632 ambulant und 1948 stationär operierten Leistenbrüchen. Zentralbl Chir 107: 94–102

Richardson WS et al. (2001) Outpatient laparoscopic cholecystectomy. Outcomes of 847 planned procedures. Surg Endosc 15: 193–195

Riber C et al. (1996) Postoperative thromboembolism after day-case herniorrhaphy. Br J Surg 83: 420–421

Schumpelick V et al. (2004) Leistenhernienchirurgie als ambulante und kurzzeitstationäre Chirurgie. Möglichkeiten und Grenzen. Chirurg 75: 126–130

Ulsenheimer K (2003) Haftungsrechtliche Probleme – Rechtsfragen beim ambulanten Operieren. Dtsch Ges Chirurgie Mitteilungen 3: 246–253

4.2 Orthopädie und Unfallchirurgie

Ch. Voigt

4.2.1 Allgemeines

Zusammenarbeit zwischen Niedergelassenen und klinischer Abteilung

Die operative Therapie ist immer nur ein Schritt zur Wiederherstellung der Integrität des Patienten oder zur Linderung von bestehenden Leiden. Dieser erste Schritt ist zwar unabdingbar, um dieses Ziel zu erreichen, jedoch müssen sich weitere Schritte anschließen, ohne die ein Heilerfolg nicht möglich ist. Diese Leistungen werden im niedergelassenen Bereich erbracht. Somit ist eine Verzahnung zwischen Operateur und weiterbehandelndem Arzt unbedingt erforderlich.

Patienten zur ambulanten Operation können aus der Notfallambulanz eines beteiligten Krankenhauses kommen oder aus Sprechstunden von ermächtigten Ärzten stammen. Überwiegend werden sie jedoch von niedergelassenen Kollegen – seien es Fachärzte oder Hausärzte – zugewiesen. Auch der Patient selbst kann im Krankenhaus erscheinen und sich ohne Überweisung zur ambulanten Operation vorstellen.

Nach durchgeführter Operation ist sicherzustellen, dass sich die Patienten bei Eintreten von Komplikationen sofort wieder vorstellen können. Dieses ist beim ambulanten Operieren im Krankenhaus in aller Regel einfach, da hier eine Dienstmannschaft vorgehalten wird. Das organisatorische Problem besteht hier in der Übermittlung der Daten aus dem ambulant-operativen Bereich in den Bereich der Nothilfe, den die Patienten – besonders an Wochenenden und Feiertagen – bei Komplikationen aufsuchen können.

Wichtig

Die Patienten sollten eine Telefonnummer erhalten, unter der sie beim Auftreten von Komplikationen Hilfe erhalten können.

An Werktagen ist diese Problematik seltener, da die Praxen der Zuweiser geöffnet sind und bei Auftreten von Komplikationen für den Patienten die erste Anlaufstelle bilden.

Es ist sinnvoll, mit den weiterbehandelnden Kollegen bei häufiger vorkommenden Eingriffen ein Weiterbehandlungsschema abzustimmen. Es ist zu klären, wann die erste Vorstellung des Patienten nach der Operation erfolgt, in welchem Umfang Übungsbehandlungen einzuleiten und zu rezeptieren sind, welche besonderen Aspekte bei dieser Behandlung zu berücksichtigen sind (Bewegungsumfang, Belastungsfähigkeit einer Extremität usw.) und ob später eine Wiedervorstellung beim Operateur zur Kontrolle des Operationsergebnisses erfolgen soll. Einen erheblichen Anteil an einer erfolgreichen ambulanten Operation hat der Kontakt mit dem Zuweiser und Weiterbehandler, der möglichst unkompliziert telefonisch erfolgen kann – zusätzlich zum Arztbrief und Operationsbericht, die die Patienten bei Entlassung nach einer ambulanter Operation erhalten.

Gesetzliche Vorgaben – Probleme in der Orthopädie und Unfallchirurgie

Nach Einführung des EBM 2000plus und seiner Anwendung bei der Abrechnung zeigten sich im Rahmen der ambulant am Krankenhaus durchzuführenden Operationen Probleme, mit denen niemand gerechnet hatte. So ist es gegenwärtig (Januar 2007) möglich, dass Patienten zur Durchführung von ambulanten Operationen im Krankenhaus erscheinen, diese Eingriffe aber nicht vergütet werden. Ursache hierfür sind nicht kongruente Kataloge des EBM 2000plus für Operationen im ambulanten Bereich und ambulante Operationen am Krankenhaus. Diese Probleme haben sich erst im Laufe der Abrechnung ergeben, da die Gegenüberstellung des ambulanten und des stationären Katalogs auch computertechnisch schwierig ist (Held et al. 2005).

Ein weiteres Problem sind Leistungen des EBM 2000plus, die im kassenärztlich-ambulanten Bereich so schlecht vergütet sind, dass eine wirtschaftliche Durchführung dieser Eingriffe nicht möglich ist.

Hier ist eine strategische Überlegung derjenigen, die ambulant am Krankenhaus operieren, erforderlich. Sollen Patienten, deren operative Eingriffe nicht bezahlt werden, abgewiesen werden? Was geschieht mit Patienten, deren operative Leistungen völlig ungenügend vergütet werden?

Aus Sicht des Autors ist es Patienten schwer zu vermitteln, dass notwendige Eingriffe aufgrund ungenügender Kostenerstattung nicht erfolgen können. Auch ist es aus ethischen Überlegungen abzulehnen, erforderliche Eingriffe angesichts der schlechten oder fehlenden Bezahlung nicht durchzuführen. Man sollte diese Patienten dennoch operieren. Natürlich ist diese großzügige Regelung nur dann möglich, wenn insgesamt im Bereich des ambulanten Operierens gute Erlöse generiert werden und die Zahl der Patienten, deren Eingriffe nicht vergütet werden, zahlenmäßig zu vernachlässigen ist. Eine andere Überlegung ist das Argument der Patientenbindung. Es ist bekannt, dass Patienten nach erfolgreicher Operation und zufriedenstellendem Verlauf für weitere Eingriffe die gleiche operative Institution wieder aufsuchen werden.

Ausbildung und Weiterbildung beim ambulanten Operieren

Für die Weiterbildung zum Facharzt für Orthopädie und Unfallchirurgie – wie früher schon zum Facharzt für Chirurgie und zur Schwerpunktbezeichnung »Unfallchirurgie« – ist die Durchführung von Operationen entsprechend einem Operationskatalog erforderlich. Nicht wenige der ambulant durchzuführenden Operationen können für den Weiterbildungskatalog verwendet werden.

Beim Heranführen junger Ärzte an operative Techniken werden zunächst kleinere Operationen durchgeführt, die zur ersten Hand assistiert werden, dann später selbständig unter Überwachung eines Facharztes vorgenommen werden. Operationen von höheren Schwierigkeitsgraden (»große« Operationen) werden erst zu einem späteren Zeitpunkt der Ausbildung erlernt, viele davon eignen sich nicht für den ambulanten Bereich. Auf der anderen Seite wird für ambulante Operationen, wie auch für alle übrigen Operationen, der Facharztstandard gefordert.

Im Rahmen der Wirtschaftlichkeit des ambulanten Operierens wird rasch eine defizitäre Situation erreicht, wenn bei den Eingriffen des EBM 2000plus ein Operateur und ein ärztlicher Assistent die Operation durchführen (Kolb 2004). Es wäre wünschenswert, nur einen Operateur (Facharzt) am Tisch zu haben und zu bezahlen. Der oben angesprochene Weiterbildungsgedanke und auch der Ausbildungsgedanke dürfen jedoch nicht der Ökonomie geopfert werden. Die Ausbildung muss weitergehen, damit auch später qualifizierte Operateure vorhanden sind.

Im Krankenhausbereich ist bei ambulanten Operationen dieses Problem relativ leicht zu lösen, indem der Administration klar gemacht wird, dass hier keine Vollkostenrechnung folgen kann, sondern der Ausbildung Tribut geleistet wird. Der zweite – auszubildende – Arzt am Tisch darf nicht in die ökonomischen Betrachtungen einfließen. Bei ambulanten Operationen außerhalb des Krankenhauses stellt sich die Situation ähnlich dar, hier könnte die Ausbildung und Weiterbildung beispielsweise durch Abordnung eines jungen Arztes in die fachärztliche Praxis aus dem Krankenhaus heraus erfolgen. Die Tätigkeit dieses abgeordneten Arztes würde zunächst in der Assistenz, dann im selbsttätigen Durchführen der Operation unter Aufsicht des niedergelassenen Facharztes bestehen. Weitere Aufgaben hätte der Assistent in der Praxis nicht, sinnvoll wäre deshalb eine tageweise oder halbtageweise Abordnung zu den Operationen. Das gleiche Vorgehen könnte bei einer organisatorisch unabhängigen, ambulanten Operationseinheit am Krankenhaus erfolgen.

4.2.2 Sachliche Vorhaltungen

Apparate und Tischausrüstung

Die im Folgenden genannten operativen Einrichtungen und Einrichtungsgegenstände müssen natürlich dem tatsächlichen operativen Spektrum angepasst werden. Soll umfassend ambulant operiert werden, so ist eine sehr vielfältige Ausstattung erforderlich, so dass hieraus ökonomisch Probleme entstehen können. Deshalb ist bei jeder Einrichtung zu prüfen, ob das gesamte Spektrum ambulanter Operationen abgedeckt werden soll oder ob nur bestimmte, häufig durchzuführende Eingriffe vorgenommen werden sollen.

Bei Operationen im Bereich des Unterarmes und der Hand ist ein Armtisch erforderlich. Dieser kann am Operationstisch befestigt werden. Operationen an den Extremitäten benötigen eine Blutsperre mit entsprechendem Manometer. Lagerungshilfen für die Seitenlagerung in Form von Körperstützen, ein Beinhalter für arthroskopische Operationen am Knie und ein Extensionsbügel für arthroskopische Operationen am Handgelenk werden je nach zu operierenden Spektrum erforderlich sein.

Bei der Durchführung von arthroskopischen Operationen werden ein Arthroskopieturm mit Lichtquelle, ein Gerät zur Bilddokumentation, Shaver, Pumpe und eventuell andere technische Einrichtungen erforderlich sein. Die Investition in einen Arthroskopieturm ist hoch, in aller Regel wird nur ein Turm beschafft, problematisch ist die Situation bei Ausfall eines zentralen Gerätes wie beispielsweise der Kamera am Arthroskop. Im klinischen Bereich sind in aller Regel weitere Endoskopietürme vorhanden, so dass hier im Notfall Abhilfe geschaffen werden kann.

Sollen in größerer Zahl operative Eingriffe an Knochen vorgenommen werden, so ist die Bereitstellung eines Röntgenbildverstärkers (C-Bogen) erforderlich. Hier fällt sicher eine der größten Investitionen für den operativen Bereich an. Deshalb ist hier besonders sorgfältig zu überlegen, welche Art von Operationen ambulant angeboten werden sollen.

Instrumente

Der Erfahrene benötigt zur Durchführung von Operationen wenige spezielle Instrumente. Instrumentensiebe können im ambulanten Bereich klein gehalten werden, so dass die Investition für das einzelne Sieb nicht so hoch ist. Auf der anderen Seite sollten wichtige Siebe doppelt vorhanden sein, um entsprechend dem Patientenaufkommen die Operation auch mehrfach ausführen zu können. Solange es sich um Grundinstrumentarien wie Pinzetten, Scheren, Klemmen und ähnliches handelt, ist eine Austauschbarkeit bei verschiedenen Eingriffen ohne Weiteres gegeben.

Schon bei der Durchführung von Metallentfernungen ist zu bedenken, dass eingebrachte Implantate unterschiedlicher Hersteller auch unterschiedliche Spezialinstrumente zu deren Entfernung benötigen. Es kann sonst vorkommen, dass Osteosynthesematerial nicht entfernt werden kann, da beispielsweise die vorhandenen Werkzeuge nicht in Schraubenköpfe hineinpassen. Hier ist ein sinnvolles System mit extra sterilisierten Einzelinstrumenten oder Sets von unterschiedlichen Instrumenten bereitzustellen.

Für Operationen an der Hand (vorteilhaft oft auch am Fuß) werden spezielle, feine Instrumente benötigt. Bei der Versorgung von peripheren Nerven sollen Mikroinstrumente vorhanden sein, außerdem sind wesentliche operative Schritte mit einer Lupenbrille als Präparationshilfe vorzunehmen.

Sollen Osteosynthesen vorgenommen werden, so sind eine geeignete Bohrmaschine und oszillierende Säge vorzuhalten. Wird eine Entscheidung zur Ausrüstung mit jeweils nur einem Gerät gefällt, ist eine gute Terminierung der Patienten erforderlich, um nicht in organisatorische Engpässe wegen noch nicht erfolgter Sterilisation zu geraten.

Bei der Durchführung arthroskopischer Operationen müssen ausreichend Arthroskope, Shaver, Punche und Handstücke zur Elektrokoagulation vorhanden sein.

Wichtig

Eine »Schnellsterilisation« mit wenigen Minuten Sterilisationszeit ist nicht mehr zulässig. Sterilisationsprogramme laufen in vorgegebenen Zeiten ab, in die nicht eingegriffen werden darf. Auch der Ersatz des Sterilisierens durch Desinfizieren (Einlegen in Lösung) ist obsolet und entspricht nicht den gängigen Hygienevorschriften

Implantate

Entsprechend der Größe der zu versorgender Knochen sind die zugehörigen Implantate in ihrer Dimension angepasst ◘ Abb. 4.1. Im Bereich der Handchirurgie sind 3–4 verschiedene Implantatgrößen erforderlich, wenn das gesamte Spektrum abgedeckt werden soll. Dies bedeutet eine erhebliche Investition, da nur bei großen Volumina Hersteller gewillt sind, Konsignationslager zu stellen. An dieser Stelle ist also besonders sorgfältig zu überlegen, welche Eingriffe durchgeführt werden sollen. Im Bereich des ambulanten Operierens in der Klinik stellt sich dieses Problem meist nicht, da hier vielerorts die Implantate vorhanden sind und sowohl im klinischen als auch im ambulanten Bereich eingesetzt werden.

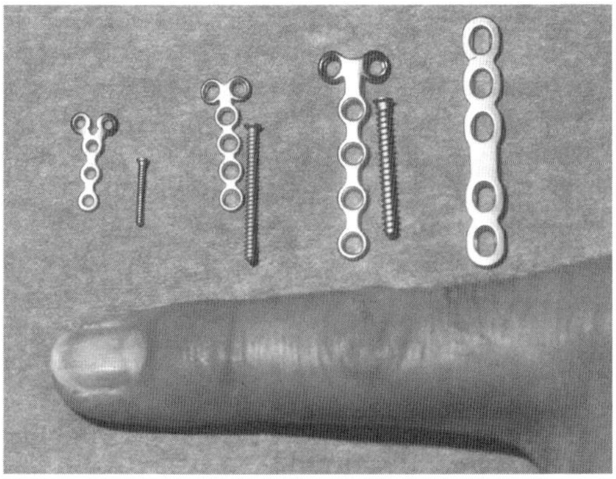

◘ **Abb. 4.1.** Verschiedene Implantatgrößen für Osteosynthesen an der Hand

4.2.3 Räumliche Voraussetzungen

Operationen können sowohl im Bereich eines Eingriffsraumes als auch im Operationsbereich durchgeführt werden. Entsprechend den gesetzlichen Hygieneauflagen muss jedoch konstatiert werden, dass im Bereich der Orthopädie und Unfallchirurgie 90% der ambulant zu erbringenden Operationen an einen Operationsraum gebunden sind. Voraussetzungen und Unterschiede zwischen Eingriffsraum und Operationsraum müssen beachtet werden, um Patienten beim ambulanten Operieren nicht schlechter zu stellen als bei stationären Eingriffen, die immer im Operationsraum durchgeführt werden (Rydelet 2004).

4.2.4 Spezieller Teil

Identifikation des Patienten

Bei der Durchführung jeder Operation ist nach § 39 Abs.1 SGB V zu prüfen, ob die Maßnahme ambulant, teilstationär oder stationär durchzuführen ist. Inzwischen gibt es einen konsentierten Katalog von ambulant zu erbringenden Maßnahmen (§ 115b SGB V), der sich aufteilt in »regelhaft« ambulant zu erbringende Eingriffe (Kategorie 1) und Eingriffe, die ambulant oder stationär erbracht werden können (Kategorie 2). Dieser Katalog ist unbedingt zu beachten.

Bei der Frage, ob am Krankenhaus Patienten ambulant oder stationär operiert werden, sind darüber hinaus die G-AEP-Kriterien zu beachten. Gründe, eine Operation nicht ambulant durchzuführen, können unter anderem bedingt sein durch:

- Mangelnde häusliche Versorgung des Patienten am Operationstag: Der Patient wohnt allein, rasche Hilfe kann nicht geholt werden, er hat (bei Eingriffen an den unteren Extremitäten) erhebliche Stufen zu überwinden, der Patient hat kein Telefon
- Fehlende sprachliche Kompetenz (der Patient ist nicht in der Lage, die Anordnungen ausreichend zu verstehen). Dieses kann sowohl auf fehlenden Deutschkenntnissen als auf geistigen Defiziten beruhen
- Der Patient ist nicht in der Lage, den Anweisungen Folge zu leisten (fehlender Intellekt)
- Der Patient leidet an erheblichen Begleiterkrankungen, beispielsweise kardialer Art, er leidet an einer Schlafapnoe, er nimmt regelmäßig gerinnungshemmende Medikamente etc.
- Es sind postoperativ Drainagen erforderlich. Patienten können oft schlecht mit Drainageschläuchen umgehen, nicht selten erfolgen Diskonnektionen, der Patient steckt dann die Schläuche zusammen, ohne dass wieder ein Vakuum aufgebaut wird. Dadurch ergibt sich eine erhöhte Infektionsgefahr

Es muss immer abgeklärt werden, ob der Patient aufgrund seiner persönlichen Situation wirklich zur Durchführung des ambulanten Eingriffes geeignet ist. Fällt die Entscheidung für eine ambulante Operation, so müssen die Gründe für die Durchführung des Eingriffes sorgfältig dokumentiert werden, um nicht später bei Auftreten von Komplikationen oder Problemen in Beweisnot zu kommen.

Wichtig

Der Patient darf durch die ambulante Operation nicht schlechter gestellt werden als bei Durchführung des Eingriffes im stationären Bereich (Schräder u. Hansis 2004).

Operationen

Operationen an der Hand

Operationen im Bereich der Hand eignen sich besonders gut für den ambulanten Bereich. Im Gegensatz zur Operation an der unteren Extremität besteht kein Problem bezüglich der Mobilität des Patienten oder einer ausgeprägten postoperativen Schwellneigung. Bei ausreichender Aufklärung (Merkblatt) kann davon ausgegangen werden, dass der Patient vorschriftsgemäß seinen Arm in die Höhe hält und so Schwellungen vermieden werden.

Nach kritischer Durchsicht der elektiven Handoperationen zeigt sich, dass zwischen 80% und 90% ambulant durchgeführt werden können und teilweise entsprechend § 115b SGB V auch müssen. Die tatsächlich durchgeführten Eingriffe richten sich nach der Ausstattung des operativen Bereiches. In diesem Zusammenhang sei darauf hingewiesen, dass die Kompetenz zur Durchführung von handchirurgischen Operationen beim Operateur vorhanden sein muss, ideal ist die Zusatzbezeichnung »Handchirurgie«. Die weiter unten aufgeführten Operationen sollen in Blutsperre nach Hochhalten des Armes vorgenommen werden. Als Präparationshilfe sind angepasste Instrumentarien sowie eine Lupenbrille mit 2 bis 3-facher Vergrößerung erforderlich.

Zu den einfacheren Eingriffen zählt die **Spaltung von Ringbändern bei Sehnenscheidenstenosen** sowohl im Bereich der Hohlhand als auch am 1. Streckerfach (Tendovaginitis de Quervain). Präparatorisch aufwendiger ist die **Entfernung von Ganglien** am Handgelenk, da sie bis auf die Handgelenkskapsel zu verfolgen sind, um die Rezidivrate gering zu halten. Besonders palmar-radial besteht eine enge Beziehung zur Arteria radialis, die eine entsprechende Sorgfalt bei der Präparation erfordert.

Die Operation der **Nervenengpasssyndrome** (Karpaltunnelsyndrom – Nervus medianus, Syndrom der Guyon'schen Loge – Nervus ulnaris und das Sulcus ulnaris Syndrom – Nervus ulnaris) sind häufige ambulante Eingriffe. Die Spaltung des Karpalkanales kann auch endoskopisch erfolgen.

Die **Dupuytren'sche Kontraktur** ist präparatorisch deutlich aufwendiger, benötigt mehr Zeit und wird aus diesem Grunde in einigen ambulanten Operationszentren nur bei beginnenden Formen behandelt. Hier sollte jedoch die übliche Indikation

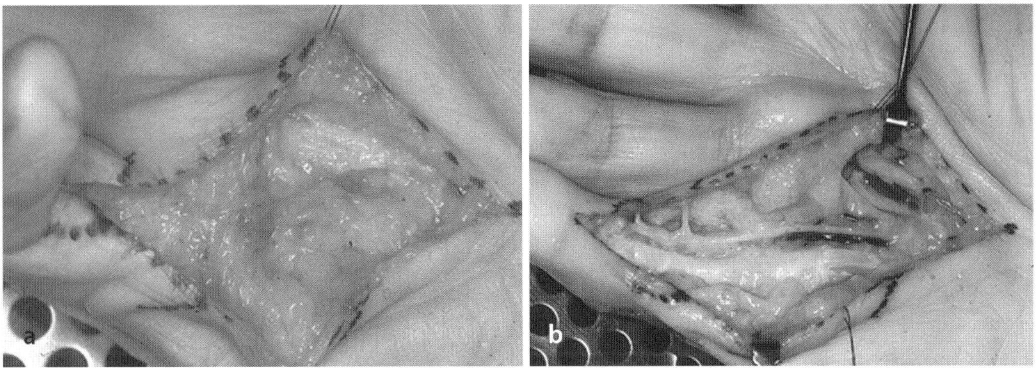

◘ **Abb. 4.2. a** Operationssitus in Blutsperre: Dupuytren Kontraktur mit deutlichen Strängen **b** Situs am Ende der Operation

mit deutlich vorhandener Strangausbreitung und beginnender Einbeugung im Bereich des Grund- und Mittelgelenkes bestehen bleiben, um nicht weitere Operationen zu provozieren ◘ Abb. 2a,b.

Spätprimäre **Versorgungen von Verletzungen** im Bereich der Hand können ebenfalls elektiv geplant werden. Hierzu zählen Verletzungen der Sehnen und der digitalen Nerven. Operationstechnisch ist hier auf ausreichend feines Nahtmaterial sowie im Bereich der Nervennähte auf mikrochirurgisches Instrumentarium hinzuweisen. Sind diese Voraussetzungen in einem ambulanten Zentrum nicht erfüllt, können die Operationen dort nicht durchgeführt werden.

Osteosynthesen im Bereich der Hand eignen sich ebenfalls gut für ambulante Operationen. Die eingangs getroffenen Einschränkungen bezüglich der Vorhaltung des Osteosynthesemateriales sind zu beachten. Keinesfalls dürfen Kompromisse eingegangen werden, indem beispielsweise nur ein Schraubendurchmesser vorgehalten wird, wo drei unterschiedliche Durchmesser zur Komplettversorgung von Handverletzungen erforderlich wären. Für die Entfernung von Osteosynthesematerial – soweit überhaupt erforderlich – bedarf es ebenfalls des entsprechenden Spezialinstrumentariums, damit während der Operation nicht unliebsame Überraschungen erlebt werden. Die Materialentfernung ist manchmal nur »Nebenprodukt« eines Eingriffs zur Lösung von Verwachsungen nach Hand- oder Fingerosteosynthesen (Tendolysen).

Bei entsprechender Ausrüstung ist die Handgelenksarthroskopie unter Einbeziehung von arthroskopischen Operationen am Handgelenk sehr gut ambulant durchzuführen. Durch die minimalinvasive Technik sind die Beschwerden der Patienten postoperativ sehr gering, so dass auch keine gravierenden Schmerzen zu erwarten sind.

Operationen am Fuß

Die weit verbreiteten **Fußdeformitäten** bilden ein breites Einsatzgebiet für ambulante Operationen. Hervorzuheben ist die Problematik, die bei beidseitigen simultanen Eingriffen auftreten kann. So sollte darauf geachtet werden, eine Seite belastungsstabil zu belassen, während die zweite operierte Seite durchaus im Vorfußentlastungsschuh weiterbehandelt werden kann.

Die Deformitäten und Degenrationen im Bereich des 1. Strahles (Hallux valgus, Hallux rigidus) werden unter Verwendung unterschiedlichster Operationsverfahren behandelt. Alle eignen sich für ambulante Operationen. Nach diesen Eingriffen ist in aller Regel ein Vorfußentlastungsschuh zu tragen, um das Operationsergebnis in gewünschter Weise zu erhalten. Bei Degenerationen im Bereich des 2.–5. Strahles (Metarsalgie aufgrund prominenter Köpfchen der Mittelfußknochen oder aufgrund einer Morton-Neuralgie) können die Füße postoperativ in aller Regel voll belastet werden. Auch nach operativer Behandlung von Deformitäten der Zehen (Krallenzeh oder Hammerzeh) sind die Füße überwiegend voll belastbar in Abhängigkeit der gewählten Operationsmethode.

Osteosynthesen im Fußbereich können ebenfalls ambulant durchgeführt werden, hier gelten die gleichen Einschränkungen wie bei Operationen im Bereich der Hand bezüglich der Vorhaltung des entsprechenden Osteosynthesemateriales ◘ Abb. 4.3 a,b. Besonders geeignet sind Frakturen der Basis des

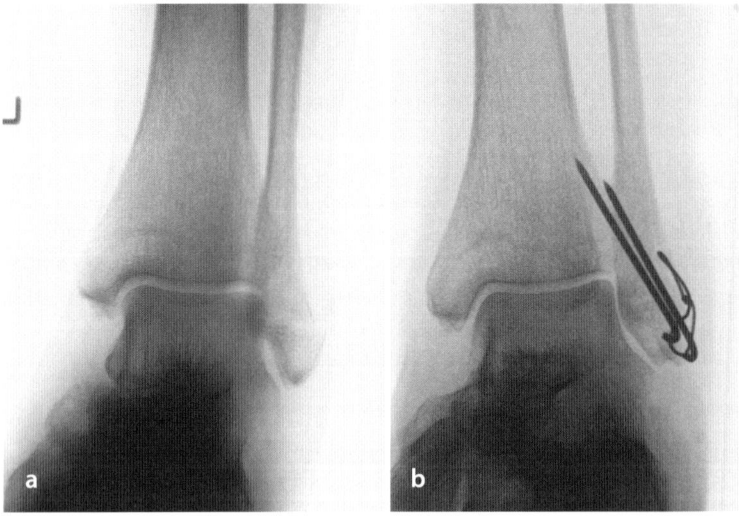

Abb. 4.3. a Röntgenaufnahme einer Außenknöchelfraktur Typ Weber A mit deutlicher Dislokation **b** Zuggurtungsosteosynthese mit jetzt korrekter Frakturstellung

5. Mittelfußknochens sowie Frakturen einzelner Köpfchen von Metatarsaleknochen, insofern diese überhaupt der operativen Therapie bedürfen.

Bei allen Operationen im Bereich der unteren Extremität ist eine niedermolekulare Heparinisierung zur Minimierung der postoperativen Thromboserate erforderlich. Die Patienten sollen sich so lange selbst subkutan niedermolekulares Heparin injizieren, wie sie noch nicht mit voller Belastung den überwiegenden Teil des Tages umherlaufen. Auch ist bei Eingriffen am Fuß daran zu denken, rechtzeitig einen Kompressionsstrumpf zu verordnen, um Schwellneigungen vorzubeugen und die Ergebnisse der Operation zu verbessern.

Operationen am Knie

Im Zentrum der ambulanten Knieoperationen stehen **arthroskopische Eingriffe**. Sie eignen sich sehr gut für die ambulante Chirurgie, da die Patienten durch die minimalinvasive Technik meist wenig Beschwerden haben und gut ambulant führbar sind. So wird die Meniskusteilresektion bei Meniskusläsionen oder auch die Wiederanheftung bei günstig gelegenen, frischen Rissen immer arthroskopisch durchgeführt. Bei degenerativ veränderten Kniegelenken kann neben der Diagnostik zur Planung der weiteren Therapie (partieller oder vollständiger Oberflächenersatz) eine Knorpelglättung durchgeführt werden. Die Entfernung von freien Gelenkkörpern ist eine weitere Indikation. Bei chronischen Reizzuständen im Kniegelenk sind partielle Synovialektomien arthroskopisch ambulant sehr gut durchführbar. Bei Patelladysplasie mit entsprechenden Beschwerden ist das endoskopische laterale Release angezeigt, auch dieser Eingriff ist ambulant gut durchzuführen.

Kritischer muss die ambulante Durchführung der Kreuzbandplastik (vorderes Kreuzband, hinteres Kreuzband) gesehen werden. Die Morbidität des Eingriffs ist deutlich größer, es sind höhere Anforderungen an die Mitarbeit des Patienten in der unmittelbaren postoperativen Phase gegeben als bei der »einfachen« Arthroskopie mit kleineren Maßnahmen. Aus diesem Grunde wird die ambulante Durchführung eher kritisch gesehen, wenn keine Möglichkeit besteht, den Patienten postoperativ für eine Nacht stationär unterzubringen, um ihn am nächsten Tag nochmals zu sehen. Auch ist bei diesem Eingriff überwiegend eine Drainage mit Vakuum erforderlich. Die Erfahrung hat gezeigt, dass Patienten auch damit nicht unbedingt zurechtkommen und dass das Risiko für eine Infektion durch Diskonnektion der Drainage durchaus real ist.

Ambulant können auch offene Eingriffe am Kniegelenk durchgeführt werden, so beispielsweise das offene laterale Release. Durch die größere Morbidität im Operationsbereich (z. B Schmerzen) können die Patienten rasch überfordert wrerden. Stationär sind diese Probleme leichter zu lösen. Hier ist jeweils sorgfältig die Situation zu analysieren und mit dem Patienten zu besprechen.

Wichtig

Die Patienten sollen sich so lange selbst subkutan niedermolekulares Heparin injizieren, bis sie mit voller Belastung den überwiegenden Teil des Tages umherlaufen.

Bei Eingriffen am Bein ist daran zu denken, rechtzeitig einen Kompressionsstrumpf zu verordnen, um Schwellneigungen vorzubeugen und die Ergebnisse der Operation zu sichern.

Operationen im Bereich der Schulter

Gut für ambulante Eingriffe eignen sich sämtliche **arthroskopische Maßnahmen**. An erster Stelle steht die subakromiale Dekompression einschließlich der Entfernung der Bursa subacromialis, die intraartikuläre partielle Synovialektomie bei entsprechenden Reizerscheinungen des Gelenkes sowie diagnostische und therapeutische Eingriffe nach Schulterluxation wie die Refixierung des Labrum glenoidale.

Im Bereich der offenen Schulteroperationen sind alle Eingriffe geeignet, die über eine »Mini«-Inzision durchführbar sind. Eingriffe mit größeren Zugängen bedingen eine größere Morbidität im Operationsbereich, so dass hier die Führung von Patienten ambulant schwierig sein kann.

Es ist davon abzuraten, Schultereingriffe ambulant durchzuführen, die unmittelbar postoperativ ein intensives Übungsprogramm erforderlich machen. Zu diesem Übungsprogramm sollte eine entsprechende Plexusanästhesie vorgenommen werden. Außerdem ist es sinnvoll, den Patienten auf einem Bewegungsstuhl Übungen durchführen zu lassen. Auch selbständige Übungen beispielsweise mit unterstützter Elevation und Abduktion durch Zugvorrichtungen sind ambulant nicht umzusetzen. In diesen Fällen verbietet sich eine ambulante Operation, um den Patienten nicht schlechter zu stellen als bei einem stationären Eingriff.

Osteosynthesen, Weichteileingriffe in anderen Regionen

Arthroskopische Eingriffe am Ellenbogen und oberen Sprunggelenk lassen sich ebenfalls ambulant umsetzen. Gleiches gilt für sämtliche Weichteileingriffe wie Entfernung kleinerer Tumore (Lipome), Beseitigung von Narbenkontrakturen, Tätowierungen, Ausräumung kleinerer Hämatome. Nicht ambulant operiert werden sollten größere Hämatome bei Patienten, die regelmäßig Antikoagulantien einnehmen müssen.

Die Durchführung von Osteosynthesen im ambulanten Operationsbereich an anderen Regionen wie Unterarm, Ellenbogen, Handgelenk und oberes

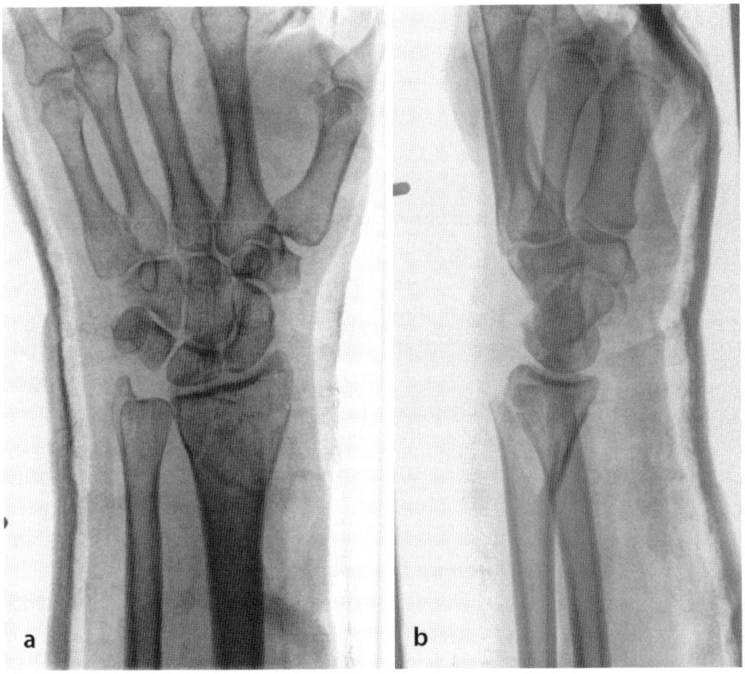

Abb. 4.4. Distale Radiusfraktur (Flexionsfraktur) **a** Röntgen in der Aufsicht **b** Röntgen in seitlicher Prokjektion

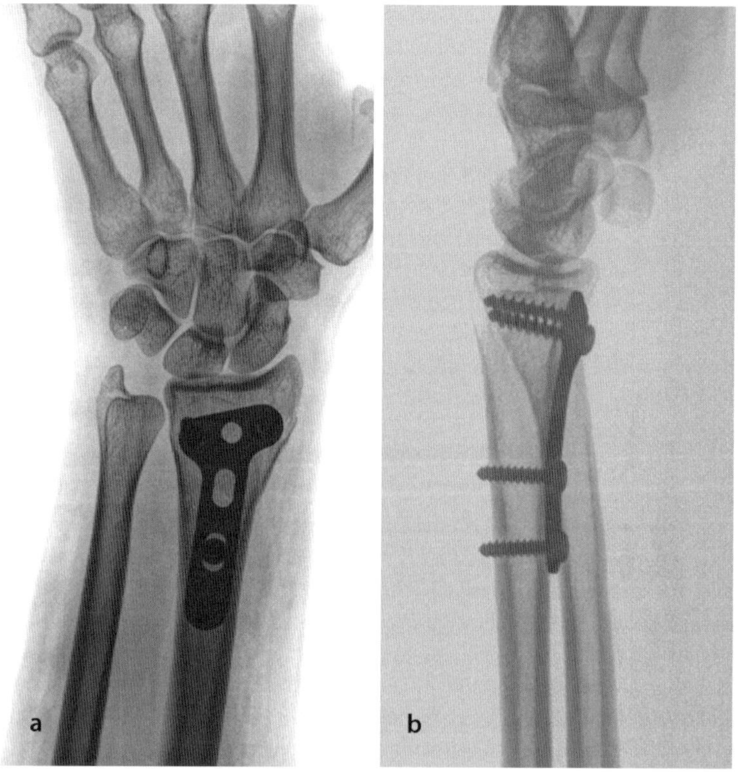

Abb. 4.5. Distale Radiusfraktur (Flexionsfraktur) **a** Röntgen in der Aufsicht nach Plattenosteosynthese **b** Röntgen in seitlicher Projektion nach Plattenosteosynthese

Sprunggelenk ist jeweils sorgfältig abzuwägen und wird letztlich beeinflusst von Patientenfaktoren, der Ausstattung des operativen Zentrums sowie den Fähigkeiten des Operateurs Abb. 4.4a,b, Abb.4.5a,b. Auch hier muss betont werden, dass der ambulant operierte Patient keinesfalls schlechter gestellt sein darf als der stationär behandelte. Im Zweifel sollte bei allen Eingriffen, die sowohl ambulant als auch stationär durchgeführt werden können, berücksichtigt werden, dass beim Auftreten von Komplikationen und Problemen letztendlich alles auf den Operateur zurückfallen kann.

Literatur

Held M, Leber WD, Wolff J (2005) Ambulantes Operieren neu geregelt. f&w 22: 256–262

Kolb T (2004) Ambulantes Operieren: Die Chancen überwiegen. f&w 21: 356–361

Reydelet J (2004) Hygiene und Ambulantes Operieren – Hygieneplan nach § 36 IfSG. Chirurg BDC 43: 71–74

Schräder P, Hansis ML (2004) Die Rolle des Medizinischen Dienstes im Rahmen des neuen Vertrags zum Ambulanten Operieren. Chirurg BDC 43: 131–133

4.3 Urologie

H.J. Graff

4.3.1 Einleitung

Ambulantes Operieren bedeutet, dass ein Patient nach einem chirurgischen Eingriff mit einer Allgemein-, Regional- oder auch Lokalanästhesie nicht im Krankenhaus übernachtet. In jedem Fachgebiet gibt es eine Reihe von diagnostischen und kleineren operativen Eingriffen mit einem geringen Komplikationspotenzial, die ohne stationäre Aufnahme des Patienten durchgeführt werden können. Obwohl nach Einschätzung von R. Siewert von der TU München ca. 2/3 aller Operationen ambulant durchgeführt werden können, werden in der Realität im Fachgebiet Urologie noch ca. 90% dieser Eingriffe stationär erbracht (Rulf 2002; Muschter 2002). Im internationalen Vergleich spielt das ambulante Operieren in Deutschland immer noch eine untergeordnete Rolle.

Die Rahmenbedingungen für das ambulante Operieren bzw. stationsersetzende Eingriffe im Krankenhaus sind im § 115b Abs. 1 des SGB V vom

Gesetzgeber vorgegeben. Für verschiedene operative Disziplinen, so auch das Fachgebiet Urologie, sind seit dem Januar 1994 Kataloge vereinbart worden, die den Umfang ambulant durchzuführender operativer Eingriffe des jeweiligen Fachgebietes definieren. Hierbei wurde eine Einteilung in obligat ambulant, fakultativ ambulant und ausnahmsweise ambulant durchzuführende Operationen vorgenommen. Diese Kataloge werden in Abstimmung mit den Spitzenverbänden der Krankenkassen, der Deutschen Krankenhausgesellschaft (DKG) und der Kassenärztlichen Bundesvereinigung (KBV) aktualisiert und an die Entwicklungen in der Medizin sowie an bestehende Erfahrungen angepasst.

Krankenhäuser wie niedergelassene Ärzte haben sich organisatorisch hierauf eingestellt. Hierzu wurde das ambulante Operieren entweder räumlich und zeitlich aus dem sonstigen Operationsbetrieb in organisatorisch eigenständige Einheiten ausgegliedert, teilweise auch in den Tagesablauf der stationären Operationen eingefügt. Im niedergelassenen Bereich wurden spezielle Tageskliniken oder OP-Zentren zur Abwicklung ambulanter Eingriffe gegründet. Der nicht unerhebliche Organisationsaufwand sowie die Vorhaltekosten führen dazu, dass das ambulante Operieren oft nicht kostendeckend erfolgen kann.

Die Durchführung ambulanter Operationen muss mit dem gleichen Qualitätsstandard wie bei stationären Eingriffen erfolgen. Bei offen operativen Eingriffen sind die überall geltenden Maßstäbe der Hygiene zu berücksichtigen; dies gilt auch für endoskopische Eingriffe in der Harnröhre, Harnblase und im Harnleiter (Knopf 1999). Die Rate nosokomialer Infektionen scheint bei ambulanten Operation geringer (Adam 1979). Gerade für kinderurologische Eingriffe ist eine möglichst kurze Hospitalisation mit überwiegender Betreuung durch vertraute Angehörige ein nicht zu unterschätzender Vorteil.

Voraussetzung für eine erfolgreiche Abwicklung ambulanter operativer Eingriffe sind eine gute interdisziplinäre Organisation im Krankenhaus sowie eine gute, aufeinander und auf den Patienten abgestimmte Kooperation, die einerseits die Indikationsstellung, andererseits die postoperative Nachbetreuung besonders im Komplikationsfall zu jedem Zeitpunkt sicherstellen muss.

Im Praxisbereich stellt das ambulante Operieren hohe Anforderungen an die Organisationsfähigkeit des Arztes und beinhaltet eine intensive Ausbildung der Praxismitarbeiter im OP- und Endoskopiebetrieb einschließlich der fachgerechten Instrumentenaufbereitung.

4.3.2 Allgemeine Voraussetzungen

Auch wenn zusammen mit der kassenärztlichen Bundesvereinigung (KBV), der DKG und den Krankenkassen eine Vereinbarung über ambulant durchzuführende Operationen getroffen wurde, bedeutet dies nicht, dass dieser Eingriff in jedem Falle auch ambulant durchgeführt werden muss. Die Abweichung von der Regel »ambulant« vor »teilstationär« sowie »teilstationär« vor »stationär« muss im Einzelfall begründet werden, bleibt aber eine individuelle, zwischen dem Arzt und dem betroffenen Patienten zu fällende Entscheidung. Hierzu sind eine Reihe allgemeiner Kriterien aufgestellt worden, die ärztliche, räumliche, personelle sowie soziale Faktoren betreffen.

Allgemeine Kriterien für das ambulante Operieren in der Urologie

- Operativer Standardeingriff mit sehr geringem Komplikationspotenzial, insbesondere im Hinblick auf Nachblutungen
- Gewährleistung des Facharztstandards bei Durchführung dieser Eingriffe; dies impliziert eine entsprechende Erfahrung des Operateurs mit dieser Operation
- Postoperativ sollte keine spezielle Pflege- und Versorgebedürftigkeit bestehen (**Cave:** Überforderung der betreuenden Angehörigen, z. B. bei der Versorgung mit passageren Harnableitungen)
- Postoperativ sollte eine zügige Flüssigkeits- und Nahrungsaufnahme möglich sein

Anästhesiologische Kriterien

Ob ein Patient anästhesiert werden kann und welches Verfahren zur Anwendung kommt, entscheidet der Anästhesist, der idealerweise den Patienten im Rahmen der Vorstellung beim Operateur prämediziert. Risikopatienten sollten eher einer stationären Versorgung zugeführt werden. Nur in Ausnahmefällen sollte ein Eingriff in Lokalanästhesie mit anästhesiologischem Stand-by oder in Analgosedierung erwogen werden.

Allgemein gelten folgende Operationskriterien

- Laparotomien sind vom ambulanten Operieren ausgeschlossen (Ausnahme: Herniotomien)
- Die Operationszeit sollte möglichst 60–90 min nicht überschreiten
- Patienten der Risikogruppe ASA III und höher sind stationär zu behandeln
- Präoperative Labor- und andere weiterführende Untersuchungen sind im Einzelfall anzuordnen. Bei asymptomatischen Patienten, unauffälliger Anamnese und normalem Untersuchungsbefund kann insbesondere bei Kindern und Jugendlichen bis zum 18. Lebensjahr auf jegliche Blutuntersuchungen verzichtet werden
- Bei Erwachsenen reichen ein kleines Blutbild, ein Gerinnungsstatus sowie die Bestimmung der Elektrolyte und des Kreatinins. Eine EKG-Untersuchung wird ab dem 50. Lebensjahr, bei entsprechender Anamnese ggf. früher durchgeführt. Eine Röntgenaufnahme des Thorax erfolgt ab dem 60. Lebensjahr
- **Cave:** Die Einnahme gerinnungshemmender Mittel ist speziell zu erfragen. ASS-Präparate sind mindestens 3–5 Tage, Clopidrogrel-Präparate 7–10 Tage vor dem operativen Eingriff abzusetzen. Eine Marcumareinnahme stellt u. E. eine Kontraindikation dar. Im Einzelfall kann ein rein diagnostischer Eingriff nach Normalisierung der INR bzw. des Quickwertes durchgeführt werden (Rücksprache mit dem Anästhesisten bzw. dem behandelnden Hausarzt)
- Bei Diabetes mellitus: Metforminhaltige Präparate sind mindestens zwei Tage vor dem Eingriff abzusetzen

Räumliche und personelle Kriterien

Die Räumlichkeiten, in denen ambulante Eingriffe in Narkose durchgeführt werden, müssen den Vorschriften der DGAI sowie den Hygienevorschriften, z. B. des RKI entsprechen (Robert-Koch-Institut 1997; Schrader et al. 1997).

Im Krankenhaus sind diese Voraussetzungen, insbesondere die enge Anbindung an den stationären Aufnahmebereich natürlich gegeben. In Tageskliniken müssen entsprechende Räumlichkeiten für die postoperative Überwachung der Patienten vorgehalten werden. Eine Kooperationsvereinbarung mit einer benachbarten Urologischen Klinik ist sinnvoll, um bei der Notwendigkeit einer stationären Weiterbehandlung einen nahtlosen (und auch kommentarlosen!) weiteren Behandlungsablauf zu gewährleisten.

Der Facharztstandard ist bei Narkosearzt und Operateur Voraussetzung. Dies heißt nicht zwingend, dass ein Arzt in der Ausbildung diesen Eingriff nicht durchführen darf. Bei endoskopischen und offenen Operationen erfolgt immer eine Kontrolle durch einen Facharzt.

Soziale Voraussetzungen

- **Organisation des Heimweges:** Nach einem Eingriff in Narkose besteht für die nächsten 24 h Verkehrsuntauglichkeit (**Cave:** Es besteht auch für 24 h eine verminderte Geschäftsfähigkeit!). Eine erwachsene Person sollte als Begleitung für den Nachhauseweg zur Verfügung stehen
- **Gewährleistung einer häuslichen Kontrolle:** Zumindest für die ersten 24 h nach einem operativen Eingriff muss eine ausreichende Betreuung gewährleistet sein. Eine fehlende postoperativ Betreuung, ein ungünstiger Wohnort oder eine fehlende telefonische Erreichbarkeit schließen die ambulante Durchführung des Eingriffes aus

Organisatorische Voraussetzungen

Die Zufriedenheit des Patienten sowie eine qualitativ hochwertige medizinische Versorgung kann nur durch eine gute präoperative Auswahl des Patienten (»der richtige Patient für den jeweiligen ambulanten Eingriff«), eine ausreichende Aufklärung über Art und Umfang des Eingriffes sowie eine durchorganisierte postoperative Betreuung auch im Notfall erreicht werden.

- **Auswahl des Patienten:** Hier gelten die zuvor aufgeführten Auswahlkriterien, die in jedem Fall zu prüfen sind. Im Vorbereitungsgespräch sollte im Einzelfall auch die mögliche Ablehnung der ambulanten Durchführung des Eingriffes durch andere beteiligte Fachdisziplinen erwähnt werden, um den Vorwurf einer mangelhaften interdisziplinären Abstimmung von vornherein auszuräumen. Die Sicherheit des Patienten ist in jedem Falle vorrangig
- **Aufklärung des Patienten:** Die Untersuchung, Indikationsstellung und spezifische Aufklärung ist Sache des indikationsstellenden Facharztes. Hierzu können spezielle Sprechstunden eingerichtet werden. Die ambulante urologische

Untersuchung und Aufklärung erfolgt zugleich mit dem anästhesiologischen Prämedikations- und Aufklärungsgespräch. Ein Termin zur Operation wird am selben Tag vereinbart mit Angabe von Uhrzeit und Ort. Alle ärztlichen Leistungen werden schriftlich dokumentiert und die Unterlagen verbleiben bei der organisierenden Einheit.

Hinzuweisen ist in diesem Zusammenhang nochmals auf verschiedene allgemeine Punkte, die vom Patienten gerne vergessen werden:

Cave
Eine Aufklärung muss mindestens 24 h vor dem Eingriff erfolgen!

Wichtig

Das unterschriebene Aufklärungsformular ist am OP-Tag mitzubringen, falls die Unterschrift nicht schon am Tage der Untersuchung geleistet wurde.
Erinnern Sie den Patienten an das Absetzen gerinnungsaktiver Medikamente (ASS, Clopidrogrel etc.) sowie metforminhaltiger Präparate.
Bestätigen Sie nochmals, dass wichtige Medikamente (z. B. gegen koronare Herzerkrankung, Hypertonie etc.) mit einem kleinen Schluck Wasser am frühen Morgen des OP-Tages eingenommen werden können und sollen (siehe Anästhesieaufklärungsgespräch).
Weisen Sie daraufhin, dass der Patient am OP-Tage auch bei Eingriffen in örtlicher Betäubung nüchtern bleiben soll, das heißt
- 6 h vor dem Eingriff nichts mehr essen und 2 h nicht trinken
- Bei Kindern mindestens 2 h vor dem Eingriff nichts mehr trinken
- Raucher sollten mindestens 6 h vor dem Eingriff nicht mehr rauchen

Postoperative Betreuung/Nachsorge

Vor Entlassung des Patienten erfolgt eine Abschlussvisite durch den Operateur und Narkosearzt. Von operativer Seite müssen folgende Kriterien erfüllt sein:
- Kontrolle des Lokalbefundes bezüglich Nachblutung, Schwellung und Rötung
- Befragung des Patienten/Patientin bezüglich Schmerzen; Aufklärung über die zu erwartende Schmerzhaftigkeit und Sicherstellung einer adäquaten Schmerztherapie für zumindest die ersten 24 h (Rezeptur oder Mitgabe von Schmerzmitteln)
- Bei intraoperativer Anlage von Drainagen oder einer Harnableitung Unterweisung des Patienten in den Umgang mit diesen Ableitungen und Aufklärung über meldepflichtige Komplikationen
- Aufklärung des Patienten über Verhaltensmaßregeln (körperliche Aktivität, Wiederaufnahme der beruflichen Tätigkeit etc.), aber auch über Kühlungsmaßnahmen bei Wundschwellung
- Mitgabe einer Kontaktadresse und Telefonnummer für Notfälle. Eine Erreichbarkeit in den ersten 24 h muss gewährleistet sein

Wichtig

Es hat sich in unserem Klinikum bewährt, dass der diensthabende Assistenzarzt die operierten Patienten bzw. die Angehörigen am Abend des OP-Tages kontaktiert und sich nach dem bisherigen Verlauf erkundigt. Anfallende Fragen können so vor der Nacht beantwortet werden.

- Organisation der postoperativen Betreuung durch den Operateur selbst, niedergelassenen Facharzt oder Kinderarzt. Die Organisation dieser Rufbereitschaft ist Aufgabe des Operateurs! Ein ausreichender Informationsfluss (Entlassungsbrief, Verhaltensmaßregeln etc.) muss gewährleistet und dokumentiert sein.

4.3.3 Spezielle Aspekte ambulanter Eingriffe in der Urologie/Kinderurologie

Ureterorenoskopische Steinbehandlung (OPS Code 5-562.3-5; 5-562.8-9)

Indikation:

Nicht spontan abgangsfähige Konkremente, überwiegend im unteren Harnleiterdrittel. Bei Steinen im oberen Harnleiterdrittel erfolgt wegen der potenziellen Harnleitertraumatisierung eher eine Steinreposition mit Einlage einer inneren Harnleiterschiene und anschließender ESWL; ggf. auch ESWL in situ. Konkremente im iliakalen Harnleiter (in Deckung mit dem knöchernen Becken) werden in der Regel endoskopisch extrahiert. Bei spontan abgangsfähigen, aber nach konservativen Maßnahmen in situ verbleibenden Steinen ist eine alleinige Schieneneinlage für eine Woche häufig ausreichend (Erfolgsrate ca. 85%).

Durchführung:

In der Regel perioperative Single-Shot-Antibiose (Cephalosporine der 2. Generation, alternativ Cotrimoxazol). Gyrasehemmer oder Aminoglykoside kommen nur bei Verdacht auf vorbestehenden Infekt sowie bei Patienten mit vorbestehender Harnableitung in Betracht.

Die Durchführung in Allgemeinanästhesie ist obligat; im Einzelfalle kann bei Frauen auch eine Lokalanästhesie mit und ohne Analgosedierung in Betracht kommen.

Nach dem Eingriff ist die Einlage einer inneren Schiene die Regel, aber nicht zwingend erforderlich. Entscheidend sind das Ausmaß der Traumatisierung des Harnleiters durch den endoskopischen Eingriff (Länge der OP, Steingröße etc.) sowie vorbestehende Harnleiterwandveränderungen (Steinbett, Ausmaß und Dauer der vorbestehenden Stauung).

Eine DK-Einlage nach dem Eingriff ist nicht erforderlich.

Nachsorge:

- Kontaktaufnahme mit dem Urologen bei postoperativen Temperaturen >38,5° Celsius (**Cave:** Urosepsis!)
- Ausreichende Diurese muss gewährleistet sein (Harndilution mindert den Reizzustand!). Versorgung mit Analgetika bzw. Spasmoanalgetika (Novaminsulfon, Butylscopolamin)
- Wenn eine Schiene eingelegt wurde, Termin zur Entfernung (ambulant in Lokalanästhesie oder in einer Tagesklinik) **fest** vereinbaren
- Wenn eine endoskopische Manipulation am Harnleiter durchgeführt wurde, ist eine urographische Kontrolle der Integrität des Harntraktes nach Schienenentfernung notwendig

Resektion einer Ureterozele (OPS Code 5-561.2; 5-561.5)

Indikation:

Symptomatische Harnstauungsniere mit oder ohne Steinbildung.

> **Cave**
> Klinische Zeichen einer beginnenden Urosepsis verbieten eine ambulante Behandlung.

Durchführung:

- In Allgemeinanästhesie erfolgt in der Regel eine elektrische Inzision der Ureterozele möglichst medial, ggf. mit Bergung eines Uretersteins
- Single-Shot-Antibiose (z. B. Cotrimoxazol / Cephalosprin 2. Generation)
- Ausreichende Blutstillung!
- Eine Schieneneinlage ist bei der vorbestehenden Harnleiterdilatation und der Größe der Ostiuminzision in der Regel nicht nötig

Nachsorge:

- **Cave:** Nachblutung
- Ausreichende Diurese (1,5–2 Liter/Tag)
- In der Regel sonographische Kontrolle ausreichend

Endoskopische Eingriffe an der Harnblase (OPS Code 5-570.0; 5-5733)

Indikation:

Entfernung von Steinen und Fremdkörpern aus der Harnblase, d. h. bei klinischen Begleitsymptomen wie rezidivierenden Infekten, Hämaturien, Blasentenesmen sowie auch intermittierenden, drohenden Harnsperren (»Ventilsteine«). Betroffen sind meist Patienten mit einer Dauerharnableitung (DK, suprapubische Ableitung). Bei Männern mit Blasensteinen ohne Harnableitung besteht in der Regel eine urodynamisch wirksame Harnabflussbehinderung (Prostatahyperplasie, Harnröhrenstriktur). Hier ist die Indikation zu einem weiteren endoskopischen Eingriff (TURP, Urethrotomie nach Sachse) im Vorfeld zu prüfen.

Ursachen für Tamponaden der Harnblase sind meistens Tumorerkrankungen oder postoperative Nachblutungen. Im Regelfall wird hier eher die stationäre Behandlung mit Tamponadenausräumung,

TUR des Tumors, Elektrokoagulation und anschließender Dauerspülung der sicherere und bessere Weg sein.

Eine Elektrokoagulation kleiner oberflächlicher Blasentumoren, die Entnahme von Blasen-PEs und eine endoskopische Resektion kleinerer papillärer Tumoren ist im Einzelfall ambulant möglich.

Durchführung:

In der Regel Allgemein- oder Regionalanästhesie. Single-Shot-Antibiose mit Cotrimoxazol oder Cephalosporine der 2. Generation.

Desintegration von Harnblasensteinen durch Punch- oder elektrohydraulische Lithotripsie, ggf. auch Laserlithotripsie. In der Regel transurethrale Harnableitung für mindestens 24 h. Bei Resektion kleinerer papillärer Tumoren DK-Einlage für 24 h erwägen. Bei alleiniger Elektrokoagulation ist eine Harnableitung entbehrlich.

Nachsorge

- Kontaktaufnahme mit dem Arzt/Klinik bei Temperaturen >38,5° Celcius
- Ausreichende Diurese postoperativ (mindestens 1,5–2 Liter/Tag)
- Versorgung mit Analgetika und Spasmolytika

Cave

Nachblutung: Unmittelbare Vorstellung in einer Urologischen Klinik, ggf. Anspülung eines Katheters bei Hämaturien notwendig bei TUR, ggf. in der frühen postoperativen Phase auch eine Nachkoagulation erwägen (Urin sollte klar sein!).

Wichtig

Frühzeitig Pflegedienst in Erwartung solcher Probleme einschalten. Angehörige sind häufig bei der Behebung auch kleinerer Katheterprobleme völlig überfordert.

Offen chirurgische und endoskopische Eingriffe an der Harnröhre (OPS Code 5.580.1; 5-582.0; 5-585.0-3)

Indikation:

Die häufigste Indikation stellt die Harnröhrenstriktur dar. Die Durchführung als Sichturethrotomie nach Sachse oder mittels Laser liegt im Ermessen des Operateurs. Urethrostomien werden selten angelegt (z. B. bei Destruktion der Harnröhre durch Dauerkatheter, gelegentlich perineal bei Resektion großer Adenome).

Häufiger werden auch prolabierende und thrombotisch veränderte Carunculae urethrales, seltener meatale bzw. perimeatale und paraurethrale Zysten bei Mann und Frau ambulant operiert.

Durchführung:

- In der Regel in Allgemein- oder Regionalanästhesie
- Single-Shot-Antibiose ausreichend (Cotrimoxazol, Cephalosporine 2. Generation)

Cave

Bei vorbestehendem Restharn häufig vorbestehender Harnwegsinfekt. Präoperative Urinkultur mit Antibiogramm und Durchführung einer testgerechten Antibiose sinnvoll!

- Bei transurethralen Eingriffen in der Regel Silikon-Dauerkatheter. Ableitung für mindestens 24 h. Die Liegedauer eines DK nach Sichturethrotomie liegt im Ermessen des Operateurs
- Bei Verschluss von Urethrostomien passagere, suprapubische Harnableitung für ca. eine Woche
- Bei Resektion einer Caruncula urethralis: In der Regel DK für 24 h zur Blutstillung; Applikation einer mit Betaisodona-Salbe getränkten Kompresse meatal um den DK für 24 h
- Inzision des Sphinkter externus bei neurogenen Blasenentleerungsstörungen (Läsionen oberhalb Th 10). Aufgrund der Notwendigkeit einer kompletten Sphinkterdurchtrennung, der hieraus resultierenden Blutungsgefahr sowie der häufiger bestehenden, vegetativen Dysregulation (autonome Dysreflexie!) ist eine ambulante Durchführung eines solchen Eingriffes nicht zu empfehlen

Nachsorge:

- Kontaktaufnahme mit dem behandelnden Arzt bei Temperaturen >38,5° Celcius oder auch bei Blutung
- Ausreichende Diurese, mindestens 1,5–2 Liter/Tag
- Urologische Wiedervorstellung zur Katheterentfernung. Überprüfung der Miktionsverhältnisse (Uroflowmetrie, sonographische Restharnbestimmung)

Operationen der Prostata (OPS Code 5-600.0 und 5-573.1)

Indikation:

Die TUI-P (transurethrale Inzision der Prostata) wird bei einer klinisch signifikanten, prostatabedingten Urinabflussbehinderung mit entsprechenden klinischen Symptomen notwendig.

Durchführung:

- In der Regel Allgemein- oder Regionalanästhesie
- Single-Shot-Antibiose (z. B. Cotrimoxazol)
- Nach persönlicher Erfahrung des Autors ist die TUI-P als ambulanter Eingriff eine Einzelfallentscheidung aufgrund der nicht unerheblichen Nachblutungsgefahr. Eine postoperative Dauerkathetereinlage ist zwingend erforderlich, da die Inzision bis in die Prostatakapsel hinein erfolgt

Nachsorge:

Deutliche Nachblutungsgefahr. Kurzfristige ärztliche Versorgung muss innerhalb der ersten 48 h gewährleistet sein. DK für mindestens 24 h, in der Regel länger, bis der Urin weitgehend klar ist. Nach Entfernung des Katheters Überprüfung der Miktionsverhältnisse (Uroflowmetrie, sonographische Restharnbestimmung).

Operationen am Skrotum, Hoden und Hodenhüllen (OPS Code 5-530; 5-610.1; 5-611; 5-612.0-1; 5-622.1; 5-633.0-1)

Indikation Skrotum:

Exzision von Fisteln, Abszessen, kleineren Hauttumoren wie z. B. Atheromen; Rekonstruktionen nach kleineren Skrotalhautverletzungen.

Indikation Hodenhüllen:

Häufigste Indikation ist die Hydrocele testis. Beim Kind erfolgt der Zugang inguinal bei in der Regel bestehendem offenen Processus vaginalis. Operationszeitpunkt sollte nach dem 1. Lebensjahr sein. Bei Erwachsenen erfolgt der Zugang skrotal.

Indikation Orchiektomie/ Epididymektomie:

Die ein- oder beidseitige Orchiektomie erfolgt beim metastasierten Prostatakarzinom, bei einer einseitigen Hodenatrophie nach vorangegangener OP oder Entzündung. Eine Nebenhodenentfernung kann bei chronisch-rezidivierenden Epididymitiden oder auch zystischer Degeneration des Nebenhodens erfolgen.

Eine laparoskopische Orchiektomie erfolgt im Einzelfall beim kindlichen Abdominalhoden.

Durchführung:

- In der Regel Allgemein- oder Regionalanästhesie
- Eingriffe am Skrotum ggf. in LA, am Hoden ggf. nach Samenstrangsblockade
- Single-Shot-Antibiose (z. B. Cotrimoxazol, Cephalosporine 2. Generation) ausreichend

Hydrocelen-OP:

Verschiedene Methoden sind möglich. Bei alleiniger Raffung der Tunica vaginalis, (nach Lord) oder evertierender Naht (nach Winkelmann), nur geringe Wundfläche, bei der Resektion von Hodenhüllen (OP nach von Bergmann) größere Wundfläche. Penibelste Blutstillung! Postoperatives Suspensorium.

Orchiektomie/Epididymektomie:

Penible Blutstillung. In der Regel keine Wunddrainage. Suspensorium mit zusätzlicher Kompression durch eingebrachte Mullkompressen. Bei bilateralen Orchiektomien legen wir für 12 h einen zirkulären Kompressionsverband um das Skrotum an.

Nachsorge:

- Hauptrisiken sind Nachblutungen und die postoperative Schwellung
- Frühzeitig Hoden hochlagern und kühlen (Gelkompressen)
- Zusätzliche vorübergehende Gabe von NSAR (z. B. 2×50–100 mg Diclofenac für fünf Tage; **Cave:** gastrointestinale NW!)
- Ausmaß der körperlichen Aktivität für mehrere Tage beschränken
- Tragen eines Suspensoriums oder auch einer eng anliegenden Unterhose (z. B. Badehose) für eine Woche

- Engmaschige Wundkontrollen in der ersten postoperativen Woche

Operation eines Leistenhodens (OPS Code 5-624.4, 5-625.4 sowie skrotale Orchidopexie (5-624.5)

Indikation:

Die Versorgung eines Leistenhodens sollte bis zum Ende des zweiten Lebensjahres erfolgt sein. In der Regel ist eine hormonelle Vorbehandlung ohne Erfolg vorangegangen. Präoperativ abzugrenzen sind ein Pendelhoden (fehlende Atrophie des Skrotalfaches (!), keine OP-Indikation) sowie ein Gleithoden (ggf. OP-Indikation nach dem ersten Lebensjahr nach Hodenprotokoll).

Bei fehlendem inguinalem Nachweis des Hodens ggf. präoperatives MRT des Abdomens oder auch primär laparoskopisches Vorgehen erwägen.

Die skrotale Orchidopexie erfolgt im Intervall nach notfallmäßiger Operation einer Hodentorsion oder auch bei rezidivierenden inkompletten Torsionen mit spontaner Retorsion. Die akute Hodentorsion ist in der Regel ein Notfalleingriff mit einem eintägigen stationären Aufenthalt.

Durchführung:

- In der Regel Allgemeinanästhesie
- Single-Shot-Antibiose ausreichend (z. B. Cotrimoxazol, Cephalosporine 2. Generation)
- Inguinaler Zugang mit Mobilisation des Funiculus spermaticus bis zum inneren Leistenring und skrotaler Verlagerung des Hodens in eine Subdartostasche
- Inguinale (ggf. versenkte) Intrakutannaht; skrotal Einzelknopfnaht mit selbst auflösendem Nahtmaterial (z. B Vicryl Rapid)
- Vor der Subkutannaht Einträufeln eines Lokalanästhetikums in die Wunde (z. B. 0,25% Bupivacain), auch subkutane Infiltration zur Minderung postoperativer Wundschmerzen

Nachsorge:

- Geringe Komplikationsrate. Allgemeine Wundkontrolle (Ödem, Hämatom etc.)
- Entfernung des inguinalen Nahtmaterials am 7.–8. postoperativen Tag
- Das skrotale Nahtmaterial wird abgebadet (Kamillosansitzbäder ab dem dritten postoperativen Tag für 15–20 min täglich für ca. 14 Tage)

Operative Behandlung einer Varicocele (OPS Code 5.-630.0)

Indikation:

In der Regel Jugendliche mit linksseitiger Befundausprägung. Indikationen sind ein pathologischer Spermiogrammbefund, eine beginnende Hodenatrophie sowie persistierende, rezidivierende Schmerzen inguinal/skrotal.

Durchführung:

- Heute in der Regel als antegrade Sklerosierung nach Tauber von einem hoch skrotalen Zuschnitt
- Anästhesie: Lokalanästhesie, ggf. Analgosedierung
- Single-Shot-Antibiose (Cotrimoxazol, Cephalosporine 2. Generation)
- Die offen operative Versorgung nach Palomo oder Bernardi ist weitgehend verlassen (transrektaler/pararektaler suprainguinaler Zugang)
- Ggf. laparoskopische Vorgehensweise, in der Regel in Allgemeinanästhesie

Nachsorge:

- Allgemeine Wundkontrolle
- Ggf. lokale Kühlung
- Bei Sklerosierung ggf. NSAR (z. B. Diclofenac 50–100 mg) für fünf Tage

Operation einer Hydrocele funiculi spermatici (OPS Code 5-630.5), Operationen am Nebenhoden (OPS-Code 5-631.0-2, 5-633.0-1)

Indikation:

Eine Hydrocele funiculi spermatici als isolierte Erkrankung ist sehr selten, meist als Residualzustand bei offenem Prozessus vaginalis.

Erkrankung des Nebenhodens umfassen die Spermatozele, die Morgagni-Hydatide sowie partielle oder auch totale zystische Degenerationen des Nebenhodens. Weitere Indikation ist die chronisch-rezidivierende therapierefraktäre Epididymitis.

Durchführung siehe Kapitel Hydrocelen-OP

- In der Regel Allgemeinanästhesie; im Einzelfall in LA (Samenstrangblockade) möglich
- Single-Shot-Antibiose (Cotrimoxazol, Cephalosporine 2. Generation)
- Penible Blutstillung
- Eine Hydrocele funiculi wird in der Regel marsupialisiert, im Einzelfall auch reseziert
- Hautnaht mit ggf. selbstauflösendem Nahtmaterial (z. B. Vicryl rapid)

Nachsorge:

- **Cave:** Schwellungsneigung
- Hoden hoch lagern und kühlen
- NSAR (z. B. Diclofenac 50–100 mg, 2×1 täglich) für fünf Tage
- Suspensorium oder Tragen eng anliegender Unterwäsche (z. B. Badehose)

Vasektomie (OPS Code 5-636.1-2)

Indikation:

Die Sterilisierung des Mannes aus Gründen der Empfängnisverhütung ist seit dem 01.01.2004 keine Kassenleistung und muss vom Patienten selbst bezahlt werden!

Voraussetzung zur Operation ist in der Regel eine abgeschlossene Familienplanung und/oder Unverträglichkeit hormoneller Kontrazeptiva seitens der Partnerin.

> **Wichtig**
>
> Dem gelegentlichen Begehren junger unverheirateter Männer für diesen Eingriff ist mit Zurückhaltung zu begegnen.

Durchführung:

In LA oder auch Allgemeinanästhesie auf Wunsch des Patienten.

> **Wichtig**
>
> Kurzes straffes Skrotum: die palapatorische Lokalisierung der Samenleiter kann durch die Manipulation sowie externe Kältereize infolge der Kontraktion der Tunica dartos extreme Schwierigkeiten bereiten.

Auf eine histologische Untersuchung der resezierten Ductus deferentes wird aus Kostengründen in der Regel verzichtet und der OP-Erfolg über das Spermiogramm kontrolliert.

Die Hautnaht erfolgt mit selbst auflösendem Nahtmaterial (z. B. Vicryl rapid).

Nachsorge:

- Geringe Komplikationsrate (selten Hämatome und Wundinfekte)
- Spermiogrammkontrolle zweimal nach 18–20 Ejakulationen sowie nochmals nach einem Jahr (**Cave:** spontane Rekanalisation)
- Bei Verwendung von Vicryl rapid: Sitzbäder ab dem dritten postoperativen Tag für 15–20 min für 10–14 Tage zur Auflösung des Nahtmaterials

Operationenen der Vorhaut (OPS Code 5-640.0-5)

Indikation:

Eine postnatale Zirkumzision ist nicht indiziert. Eine relative Phimose und Verklebung der Vorhaut mit der Glans penis ist bis zum Ende des zweiten Lebensjahres physiologisch. Eine gewaltsame Retraktion sollte vermieden werden, da sie über Hauteinrisse zur narbigen Verengung führt.

Eine Indikation zur operativen Therapie ist gegeben bei rezidivierenden Balanoposthitiden, Blasenentleerungsstörungen sowie einer Unmöglichkeit einer Exposition des Meatus urethrae bei einem Retraktionsversuch.

> **Wichtig**
>
> Ausführliches Aufklärungsgespräch mit den Eltern über das mögliche Ausmaß der Vorhautresektion, d. h. radikal oder im Sinne einer subtotalen Resektion bzw. Erweiterungsplastik. Die Aufklärung sollte ohne jegliche Emotion in die eine oder andere Richtung erfolgen. Bei einer nicht radikalen Zirkumzision ist auf das Risiko einer Rezidivphimose, aber auch auf postoperative Probleme der Wundbehandlung hinzuweisen. Die Reposition der Vorhaut zum Zwecke des Badens wird von Kleinkindern im frischen Operationsgebiet häufig nicht toleriert. Dies führt zwangsläufig zur erneuten Verklebung

zwischen Vorhaut und Eichel. Ein Großteil der sog. »Rezidive« ist auf eine solche unzureichende Wundbehandlung zurückzuführen. Je älter das Kind, umso mehr Einsichtsfähigkeit besteht.

Durchführung:

- Bei Kindern in Allgemeinanästhesie, bei Erwachsenen in Lokalanästhesie (Peniswurzelblock), in seltenen Fällen auch Regionalanästhesie
- Die Durchführung der Operation im Einzelnen kennt zahlreiche, operateurabhängige Variationen
- Penible Blutstillung!
- Bei subradikalen Zirkumzisionen bevorzugt der Autor unmittelbar postoperativ die Fixation der reponierten Vorhaut mit einem Pflasterstreifen (sog. Bischofsmütze) für die ersten Stunden. Eine spätere Reposition ist oft nicht erfolgreich!
- Verwendete Naht: Selbstauflösendes Nahtmaterial (z. B. Vicryl rapid). Am Ende des Eingriffes wird regelhaft ein Peniswurzelblock mit z. B. Bupivacain 0,25% durchgeführt
- Lokale Applikation von Bepanthen-Salbe

Nachsorge:

- Engmaschige lokale Befundkontrolle im Hinblick auf Hämatome, Schwellung und Wundinfekt
- Ggf. postoperative Kühlung mit Gelkompressen
- Ab dem dritten postoperativen Tag Abbaden des Nahtmaterials (tägliche Sitzbäder für 15–20 min für 14 Tage)

Wichtig

Bei subradikalen Zirkumzisionen ist eine Retraktion der Vorhaut zur Auflösung des Nahtmaterials sowie zur Vorbeugung einer erneuten Verklebung nötig! (siehe oben)

Prostata-PE (OPS-Code 1-465.1)

Indikation:

Ausschluss eines Prostatakarzinoms bei erhöhten PSA-Werten und oder suspektem Prostatapalpationsbefund.

Wichtig

Der Eingriff gehört zurzeit nicht zum ambulanten Operieren!

Durchführung:

- In der Regel in LA, ggf. Analgosedierung; rektale Instillation eines Gleitmittels mit Lokalanästheticum erwägen
- Präoperative Antibiose mit einem Gyrasehemmer (Aktivität im gramnegativen sowie anaeroben Bereich!) periinterventionell

Wichtig

Die Antibiose sollte mindestens einen Tag vor dem Eingriff begonnen werden. Eine Gabe unmittelbar nach der PE ist zur Kupierung einer Bakteriämie unzureichend!

- Heute in der Regel ultraschallgesteuerte Mehrfachbiopsie (mindestens 6-fach, in der Regel 8–12-fach), in Einzelfällen auch extensiver (persistierende PSA-Erhöhung bei vorangegangenen negativen Biopsien, aber weiter bestehendem klinischen Karzinomverdacht)

Nachsorge:

- Aufklärung über rektale und transrektale Blutabgänge (in der Regel für 2–3 Tage)
- Hämospermie ist die Regel; sistiert spontan nach einigen Wochen

Wichtig

Bei Temperaturen >38,5° Arzt informieren. Ggf. ist bei drohenden septischen Komplikationen eine stationäre Behandlung notwendig. Die zusätzliche Gabe eines anaerob wirksamen Antibiotikums (z. B. Metronidazol) ist dann in jedem Falle sinnvoll.

Urethrozystoskopien mit und ohne Einlage, Wechsel oder Entfernung von Ureterschienen (OPS Code 1-661 sowie 8-137.0-2)

Indikation:

- Abklärung einer Hämaturie zum Tumorausschluss
- Behandlung von Harnstauungsnieren unterschiedlicher Genese (Tumor, Fibrose, postoperative Narbe etc.). Aufklärung über die Möglichkeit einer perkutanen Nephrostomie

Durchführung:

- In der Regel Allgemeinanästhesie, ggf. auch Analgosedierung
- Single-Shot Antibiose in der Regel ausreichend (Cotrimoxazol, Cephalosporine 2. Generation)

Nachsorge:

- Komplikationsarmer Eingriff
- Passagere mäßige Makrohämaturie häufig, aber selten therapiebedürftig
- Ausreichende Diurese (mindestens 1,5–2 Liter/Tag)
- Ggf. sonographische/radiologische Kontrolle der Schienenposition und einer evtl. bestehenden Harnstauungsniere

4.3.4 Ergebnisse und Fazit

Das ambulante Operieren hat in Deutschland noch lange nicht die Bedeutung erlangt, die Gesundheitspolitik und Gesellschaft ihr zugedacht haben. Die Akzeptanz seitens der Patienten, insbesondere der jüngeren Generation, ist sehr hoch. Bei älteren Patienten entstehen häufiger aufgrund einer mangelhaften sozialen Betreuung nach dem Eingriff (Kleinfamilie, ausschließliche Nachbarschaftshilfe!) Probleme in der postoperativen Betreuung.

Der Wille der beteiligten Partner zur Ausweitung des ambulanten Operierens ist sicherlich vorhanden, stünden dem nicht die äußerst schlechten finanziellen Rahmenbedingungen entgegen. Richter-Reichhelm hat 1995 eine Kooperationsumfrage in Berlin unter niedergelassenen Urologen und urologischen Kliniken durchgeführt mit folgendem Ergebnis: 7% der niedergelassenen Urologen suchen eine Kooperation mit Kliniken, 10% der Praxisurologen bieten eine Kooperation an und rund 60% der Kliniken bieten Kooperationen für niedergelassene Urologen an (Richter-Reichhelm 1997). Dass das ambulante Operieren sich weiterhin in einem Dornröschenschlaf befindet und die Operationszahlen in einigen KV-Bezirken deutlich rückläufig sind, hängt mit der unzureichenden Vergütung zusammen, die teilweise in der gesetzlichen Krankenversicherung noch nicht einmal die Sachkosten für eine Operation abdeckt. Die berechtigte Forderung aller beteiligten Leistungserbringer richtet sich deshalb nach einer betriebswirtschaftlichen Kalkulation und Vergütung im Krankenhaus- und Praxisbereich.

Neuere Methoden wie die Laparoskopie bieten unbestreitbar aufgrund der geringeren Invasivität Vorteile für den Patienten. Im Fachgebiet Urologie kämen z. Zt. nur die Unterbindung der Vena testicularis sowie die diagnostische und ggf. therapeutische Laparoskopie beim Kryptorchismus für eine ambulante Durchführung in Frage. Aufgrund der gegenwärtigen ökonomischen Rahmenbedingungen, der unzureichenden Verbreitung laparoskopischer Techniken sowie der relativ kleinen Fallzahlen ist ein ambulanter Einsatz der Laparoskopie in der Urologie z. Zt. nicht abzusehen, da die ambulante Durchführung eher mit wirtschaftlichen Nachteilen erkauft wird.

Überraschend ist der Mangel an verfügbaren wissenschaftlichen Ergebnissen zum ambulanten Operieren in den einzelnen Fachbereichen. Aus einer gynäkologischen Tagesklinik (Bröckelmann 2002) wurde über eine Wundinfektionsrate von 0,09%, eine Infektionsrate von 0,34% sowie eine postoperative Gesamtkomplikationsrate von 0,62% bezogen auf einen Zeitraum von zehn Jahren berichtet. Eine auf einer Fragebogenaktion basierende Evaluation durch den Bundesverband für ambulantes Operieren (BAO) aus dem Jahre 2000 (Rüggeberg 2000) hat eine Gesamtkomplikationsrate von 8,4% ergeben, wobei Blutungen mit 2,0%, Hämatome mit 2,4% sowie Wundinfektionen mit 1,6% im Vordergrund standen.

Die Hospitalisierungsrate nach kinderurologischen Eingriffen wird mit 1,3–3,4% angegeben (Steffens u. Steffens 1997). Im eigenen Krankengut betrug sie über die letzten Jahre im Mittel 1,9%. ◘ Tab. 4.2 gibt eine Auflistung ausgesuchter, ambulant durchgeführter Operationen in der Urologischen Klinik des Städtischen Klinikums Solingen aus den Jahren

Tab. 4.2. Ambulante Operationen im Städtischen Klinikum Solingen, Klinik für Urologie (2002–2005)

Operation	2002	2003	2004	2005
Varikozelensklerosierung	7	8	14	9
Vasektomie	151	144	59	53
Zirkumzision	182	152	189	173
Leistenhoden (einseitig)	28	19	23	18
Kindliche Hydrocele	11	12	12	11
Adulte Hydrocele	8	8	12	16
Gesamtzahl der ambulanten Eingriffe	**439**	**391**	**410**	**331**

2002–2005 wieder. Insgesamt wurden in den letzten vier Jahren 1571 urologische Patienten ambulant operiert.

Die Zukunft des ambulanten Operierens scheint nur gesichert, wenn eine leistungsgerechte Honorierung sowohl im Krankenhaus, als auch im Praxisbereich erfolgt. Im Sinne einer besseren Verzahnung des ambulanten und stationären Sektors erscheint die Tätigkeit niedergelassener Kollegen im Krankenhaus als ambulante Operateure sinnvoll zu sein, da hier vorhandene Organisationsstrukturen optimal genutzt werden können. Die Akzeptanz der Patienten ist hoch. Ca. 95% der befragten Patienten würden sich wieder ambulant operieren lassen (Steffens u. Steffens 1997).

Literatur

Adam 1979 zit. nach Steffens L, Steffens J (1997)

Brökelmann J (2002) Komplikationsraten beim ambulanten Operieren Urologe (B) 42: 200–204

Fornara P (2002) Laparoskopie in der Urologie und ihr Einfluss auf das ambulante Operieren. Urologe (B) 42: 195–199

Knopf HJ (1999) Hygieneanforderungen beim ambulanten Operieren Urologe (B) 39: 13–17

Muschter R (2002) Ambulantes Operieren im Krankenhaus. Urologe (B) 42: 190–194

Richter-Reichhelm M (1997) Ambulantes Operieren: Pro! Urologe (B) 37: 95–96

Richtlinie für Krankenhaushygiene und Infektionsprävention (1997) Herausgegeben vom Robert-Koch-Institut Berlin. Fischer, Stuttgart Jena Lübeck

Rulf W (2002) Sachgerechte Durchführung aufwändiger ambulanter Operationen in der Urologie. Urologe (B) 42: 186–189

Rüggeberg JA (2000) Qualitätssicherungsstudie des BAO. Ambulant operieren. 3: 143–146

Schrader G, Reydelet J, Klautzsch C (1997) Hygienevorgaben beim ambulanten Operieren. Krkh.-Hyg. + Inf. verh. 19: 147–149

Steffens L, Steffens J (1997) Ambulantes Operieren. Urologe (B) 37: 102–105

Eignung des Patienten

A. Koch

5.1 Vorbemerkungen

In die Entscheidung, ob ein bestimmter Eingriff oder eine invasive, schmerzhafte bzw. eine auf sonstige Art und Weise belastende Maßnahme, z. B. auch diagnostischer Art, ambulant durchgeführt werden kann und darf, fließen viele verschiedene Kriterien und Parameter ein. Es handelt sich um rein medizinische Voraussetzungen wie die körperliche Eignung, um Faktoren, die sich aus dem sozialen Umfeld des Patienten ergeben und nicht zuletzt um Gegebenheiten, unter denen in der jeweiligen operativen Einrichtung ambulant operiert wird. Ganz wesentlich steht am Anfang dieser Überlegungen natürlich die Frage, ob der Eingriff selbst – nach Art und Größe – die ambulante Durchführung erlaubt.

Es sind wie auch im stationären OP- Betrieb bei der ambulanten Versorgung die Kriterien der operativ oder interventionell tätigen Ärzte einerseits und der anästhesiologischen Seite andererseits zu berücksichtigen. Eine Betrachtung nur aus der Sicht des eigenen Fachgebietes ohne Konsultation bzw. Informationsaustausch mit den beteiligten Kollegen muss fast zwangsläufig zur schlechteren Versorgung des Patienten führen.

Es kann in diesem Zusammenhang nicht deutlich genug darauf hingewiesen werden, wie extrem wichtig ein reger und offener Austausch von Informationen zwischen den Behandelnden ist im Hinblick auf die Sicherheit des Patienten – nicht zuletzt auch aus forensischer Sicht.

5.2 Medizinische Voraussetzungen

5.2.1 Einflußfaktoren auf die Entscheidung für/ wider ambulantes Vorgehen

Fachgebietsspezifische Faktoren

- **Operative Kriterien:**
  - Art, Größe und Dauer des Eingriffs
  - Zu erwartender Schmerz abhängig von Lokalisation und Größe der Wunde
  - Zu erwartende funktionelle Einschränkungen
  - Art der postoperativ notwendigen Wundversorgung oder Verbandspflege
- **Anästhesiologische Kriterien:**
  - Vorerkrankungen bzw. Begleiterkrankungen
  - Technische Probleme, z.B. schwieriger Atemweg

Zeitpunkt der Entscheidung

Die Entscheidung gegen eine ambulante Versorgung kann (oder muss) entweder schon präoperativ gefällt werden oder aber sich dann als notwendig erweisen, wenn nach Durchführung des Eingriffs und im weiteren Überwachungszeitraum Faktoren eintreten, die dies begründen:

- Ausschlusskriterien vor OP erfüllt:
  - Primär stationäre Durchführung der Maßnahme
- Entlassungskriterien postoperativ nicht erfüllt:
  - Entscheidung zur stationären Übernahme bzw. Klinikeinweisung aus der jeweiligen Praxiseinrichtung

Räumliche, personelle, organisatorische Gegebenheiten

Neben »harten«, medizinischen Kriterien sind weitere, im Folgenden dargestellte Faktoren, entscheidend die als Modulatoren bei der letztendlichen Entscheidung für oder gegen die ambulante Durchführung einer operativen Maßnahme nicht außer Acht gelassen werden dürfen.

Dies sind im Einzelnen:

- Art der operativen Einrichtung bzw. deren Organisationsform
- Personelle Besetzung
- Ausbildung des Pflegepersonals
- Ärztliche Fachkompetenz
- Räumliche Gegebenheiten
- Art des gewählten Anästhesieverfahrens

5.2.2 Art der operativen Einrichtung

Da an anderer Stelle auf diesen Themenkomplex näher eingegangen wird, hier nur einige, kurze Anmerkungen.

Grob unterschieden werden können Einrichtungen, die zum einen als Praxis niedergelassener, operativ tätiger Kollegen organisiert sind und dementsprechend mit mehr oder weniger guten personellen wie räumlichen Ressourcen arbeiten müssen, und zum anderen Einrichtungen, die als ambulante Tagesklinik in einen Klinikbetrieb integriert sind und bei Bedarf auf deren Möglichkeiten und Reserven zurückgreifen können. Darüber hinaus gibt es große ambulante Tageskliniken in freier Trägerschaft.

Ambulantes Operieren in der Praxis

Vorteile:

- Kurze Wege
- Geringer bürokratischer Aufwand
- Kurze Wartezeiten für Patienten bei »kleinen« Eingriffen
- Operateur ist in aller Regel dem Patienten bekannt

Nachteile:

- Oft beengte Räumlichkeiten
- Wenig Personal
- Enger Zeitrahmen
- Strengere Zulassungskriterien, da Komplikationen schwieriger zu handhaben sind als in der Klinik

Operieren in (großer) ambulanter Tagesklinik

Vorteile:

- Große Ressourcen an
  - Personal
  - Räumlichkeiten
  - Geräten und Instrumenten
- Großzügigere Anwendung der Zulassungskriterien möglich durch:
  - Möglichkeit der schnellen stationären Übernahme im Falle von Komplikationen
  - Dies bedeutet: größere Sicherheit
  - Dadurch: Erweiterung des operativen Spektrums

Nachteile:

- Größerer bürokratischer Aufwand
- »Schwerfälligeres« System
- Evtl. längere Wartezeiten bis zum OP-Termin
- Am OP-Tag ablaufbedingt ebenfalls längere Wartezeiten vor OP, ebenso postoperativ bis zur Entlassung
- Der Patient kennt oft seinen Operateur nicht

5.2.3 Art des gewählten Narkoseverfahrens

Die Narkoseverfahren spielen bei der Entscheidung, ob ein ambulanter Eingriff aus anästhesiologischer Sicht evtl. abgelehnt werden muss, nur eine untergeordnete Rolle, denn im Rahmen der Behandlung in der entsprechenden Einrichtung ist der Patient gut überwacht und unter Kontrolle, unabhängig davon, welcher Anästhesieform er zugeführt wird. Die größte Sorge muss dem postoperativen Zeitraum gelten, wenn der Patient wieder entlassen ist und alleine bzw. zusammen mit den ihn zu Hause Betreuenden zurechtkommen muss.

Entscheidet der Operateur, der betreffende Eingriff könne in Lokalanästhesie stattfinden, wird diese in aller Regel auch von ihm selbst durchgeführt. Lediglich in diesem Spezialfall entfällt die präoperative Beurteilung des Patienten durch den Anästhesisten hinsichtlich der Ausschlusskriterien bzw. allgemeiner Einschätzung der Narkosefähigkeit.

Alle im ambulanten Bereich angewandten Anästhesieverfahren müssen gut steuerbar sein; ihre Wirkung muss so gut wie vollständig abgeklungen sein zum geplanten Zeitpunkt der Entlassung. Diese Forderung erfüllen sowohl die modernen Verfahren der Allgemeinanästhesie mit volatilen Anästhetika, als auch die im Sinne einer TIVA (Totales Intravenöse Anästhesie) durchgeführten Anästhesien.

Die Verfahren der Regionalanästhesie können prinzipiell ebenso angewandt werden und sind sinnvoll immer dort, wo mit starken Schmerzen gerechnet werden muss, besonders im Zeitraum der ersten Stunden nach Entlassung aus dem Praxis- bzw. Klinikbetrieb. Es können hier sowohl die rückenmarknahen Verfahren wie auch Plexusanästhesien der oberen und unteren Extremitäten – bevorzugt in Single-Shot-Technik – mit Nutzen zur Anwendung kommen. Dies kann u. U. zu einer erheblichen Ersparnis an systemischen Analgetika führen.

Wichtig

Es ist jedoch wichtig, ganz deutlich darauf hinzuweisen, dass sowohl die Sensibilität wie auch Motorik im anästhesierten Bereich weitgehend

wiederhergestellt sein müssen, bevor der Patient nach Hause entlassen werden darf. Bei rückenmarknahen Verfahren ist eine komplette Rückbildung der Blockade zu fordern. Bei Plexusanästhesien am Arm ist – jedoch nur nach entsprechend ausführlicher Aufklärung des Patienten über zu erwartende Symptome und Ermahnung zu Achtsamkeit auf die noch betäubte Extremität – eine Entlassung nach Hause bei noch vorhandener Anästhesie zu vertreten.

5.2.4 Anästhesiologische Voruntersuchung

Die anästhesiologische Voruntersuchung ist immer und in jedem Fall einer **geplanten** Operation unabdingbar.

Unverzichtbar sind im Rahmen der Prämedikation eine gründliche Anamnese, eine bedarfsangepasste körperliche Untersuchung zur Beurteilung der Narkosefähigkeit, die Entscheidung über das Verfahren, und darüber, ob eine ambulante Versorgung im Einzelfall möglich ist.

Art und Umfang weitergehender Untersuchungen sind von Fall zu Fall zu entscheiden.

Bei jüngeren, gesunden Patienten (ASA I und II) kann auf Laboruntersuchungen in aller Regel verzichtet werden. Wenn allerdings durch Anamnese oder Untersuchung der Verdacht auf anästhesierelevante Vorerkrankungen oder Umstände gelenkt wird, muss dies durch entsprechende Laboruntersuchungen, EKG-Diagnostik oder sogar weitergehende Funktionsprüfungen (Lungenfunktion, Ergometrie u.a.) bestätigt oder ausgeschlossen werden. Die daraus entstehenden Konsequenzen fließen bei der Entscheidung für oder wider ambulantes Vorgehen ein.

Es gibt in diesem Zusammenhang keine fixe Altersgrenze, ab der bestimmte weitergehende Untersuchungen obligatorisch wären. Lediglich zur **groben Orientierung** kann gelten, dass beispielsweise ein EKG unter einem Alter von ca. 40 Jahren oder ein Röntgenbild des Thorax bei weniger als 60 Jahren nicht sinnvoll ist, immer vorausgesetzt, der klinische Eindruck gibt keinen Hinweis auf Erkrankungen, die dadurch ggf. abgeklärt werden könnten.

Ebenso im Interesse der Wirtschaftlichkeit, wie um Doppelbelastungen des Patienten zu vermeiden, sollten zeitnah von anderen Kollegen (Haus- oder Fachärzten) erhobene Befunde nur dann wiederholt werden, wenn Hinweise auf zwischenzeitliche Veränderungen im Gesundheitszustand des Patienten dazu Anlass geben. Man sollte deshalb den Patienten durchaus gezielt nach relativ aktuellen Untersuchungen des entsprechenden Kollegen fragen. Hierzu sind die Aussagen in den Leitlinien der DGAI eindeutig.

Als wichtigster »grober« Prädiktor, was – statistisch gesehen – die Einschätzung des perioperativen Risikos angeht, kann die ASA-Gruppierung gelten. Die Häufigkeit anästhesiebedingter Mortalität – so schwierig sie einzugrenzen und in Zahlen zu erfassen auch ist – liegt mit ca. 0,012–0,029 Patienten pro 10.000 Narkosen im ambulanten Bereich noch wesentlich niedriger als im stationären, was bei der besonderen Patientenauswahl nicht erstaunt.

5.3 Kontraindikationen

Die im Folgenden aufgezeigten Kontraindikationen für eine ambulante Operation werden durch die Umstände ihrer Anwendung beeinflusst und ggf. relativiert.

5.3.1 Soziale Aspekte/Persönliche Umstände

Fehlende Begleitperson auf dem Weg nach Hause

Transportmöglichkeit nicht zu jeder Zeit gegeben

Häusliche Betreuung postoperativ nicht über 24 h gesichert

Bezüglich der oben genannten Aspekte gilt: Das Vorhandensein einer postoperativen häuslichen Betreuung ist **unabdingbar** und ihr Vorhandensein im Rahmen der Prämedikation zu erfragen, ihr Fehlen ein **zwingendes** Ausschlusskriterium.

Gleiches gilt für die Notwendigkeit einer Begleitperson, für die darüber hinaus gefordert werden muss, dass diese den Patienten in der ambulant operierenden Einrichtung **vor Ort** abholt (und nicht z. B angeblich draußen vor der Praxis oder der Klinik im Auto wartet!).

Wichtig

Für den Fall, dass sich erst im Verlauf der Versorgung herausstellt, dass z. B. keine Betreuung zu Hause gewährleistet ist, kann der Patient nicht anders als auf eigene Verantwortung und gegen ärztlichen Rat nach entsprechender Unterschrift entlassen werden oder muss stationär aufgenommen werden.

Die Person, die die Betreuung zu Hause durchführt, sollte – wieweit dies präoperativ vom Anästhesisten beurteilt werden kann, muss jedoch dahingestellt bleiben – und mental in der Lage sein, Entscheidungen zum Wohl des Patienten treffen zu können; außerdem muss sie die Instruktionen der Behandelnden verstehen können. Dass es sich um einen Erwachsenen handeln muss, sollte selbstverständlich sein.

Kein Telefon zu Hause

Die fehlende telefonische Erreichbarkeit ist ebenso wie die oben genannten Punkte ein Ablehnungsgrund: Es ist nicht zu verantworten, über ggf. postoperativ auftretende Probleme nicht schnell genug informiert werden zu können, weil kein Telefon vorhanden ist.

Wichtig

In unserer Einrichtung rufen die operierenden Kollegen der jeweiligen Fachabteilungen im Laufe des Abends nach Entlassung der Patienten diese zu Hause an, um sich nach ihrem Befinden und eventuellen Problemen oder Beschwerden zu erkundigen. Ein Großteil der möglichen Schwierigkeiten lässt sich auf diesem Wege beseitigen. Darüber hinaus trägt diese Maßnahme ganz wesentlich zur Patientenzufriedenheit bei.

Einfache Fahrstrecke zu lang

Im Allgemeinen wird eine Fahrzeit als zu lang und damit als Ausschlusskriterium für einen ambulanten Eingriff in der betreffenden Einrichtung angesehen, wenn sie länger ist als ca. 40 Minuten bzw. wenn es sich um eine Strecke von mehr als ca. 40 km handelt (eingriffsspezifische Abweichungen sind möglich). Die Einschätzung der Dauer, die für die Heimfahrt benötigt wird, ist jedoch subjektiv und unterliegt somit großen Schwankungen. Sie kann kein so hartes Ausschlusskriterium wie die vorigen sein, wenn die angenommene Fahrzeit im o.g. Grenzbereich oder knapp darüber liegt. Hier spielt der Eindruck des Operateurs/Anästhesisten von der Glaubwürdigkeit der Angaben, die hierzu vom Patienten gemacht werden, eine große Rolle.

Unzureichende Kommunikationsfähigkeit

Überall dort, wo Verständigung schwierig oder unmöglich ist (mangelhafte oder fehlende Deutschkenntnisse des Patienten/fehlender Dolmetscher), wo man sich als Behandelnder nicht darauf verlassen kann, dass Informationen und Anweisungen im Zusammenhang mit einer operativen Maßnahme wirklich **genau** verstanden werden, **ist größte Vorsicht geboten!** Es ist immer von den genauen Umständen und dem persönlichen Eindruck abhängig, wie weit ein Risiko für das Auftreten von Komplikationen aufgrund von Verständnisschwierigkeiten gegeben ist und inwieweit man bereit ist, dieses zu tragen.

Fehlende sanitäre Einrichtungen

Was den Zugang zu sanitären Einrichtungen angeht (Fehlen derselben, kein **einfacher** Zugang zu ihnen vorhanden bzw. Wohnung mit Minimalstandard), so ist dies nur eine **sehr** relative Kontraindikation, die heutzutage zum Glück nur noch selten zum Tragen kommt und die außerdem stark abhängig ist von der Art des Eingriffs sowie dem Vorhandensein eventueller körperlicher Behinderungen.

Unsichere oder unkooperative Patienten

Es dürfte zunehmend schwieriger werden, gegenüber den Kostenträgern als Gründe für eine stationäre Versorgung von ansonsten ambulant durchführbaren Eingriffen allein die Unsicherheit oder mangelnde Bereitschaft des Patienten zur Mitarbeit geltend zu machen. (Nicht hierunter fallen natürlich solche Patienten, die nach eigenem Eindruck wirklich mit der Versorgung zu Hause überfordert wären!).

5.3.2 Medizinische Kontraindikationen

Allgemeine medizinische Kontraindikationen

- Notfalleingriffe: Hier kommt generell kein ambulantes Vorgehen in Frage, da die Sicherheit entsprechend den Richtlinien für ambulantes Operieren nicht zu gewährleisten ist
- Akute Infektionskrankheiten
- Infekte der Atemwege

> **Wichtig**
>
> Im Hinblick auf perioperativ auftretende Komplikationen und deren Auftretenswahrscheinlichkeit sind die akuten respiratorischen Infekte einer der bedeutsamsten Risikofaktoren und fast **immer** ein Ausschlussgrund von der Durchführung einer geplanten ambulanten Operation (Ausnahmen siehe unten).

Wie auch im stationären Bereich kann die Indikationsstellung durch evtl. vorliegende Infektionskrankheiten relativiert und ggf. auch aufgehoben werden. Dies gilt erst recht für das ambulante Operieren: Ein akuter Infekt der oberen Atemwege mit produktivem Husten, eine eitrige Rhinitis oder auch Otitis media, neu aufgetretenes Fieber unklarer Genese oder eine Diarrhoe – all diese Erkrankungen stellen absolute Kontraindikationen dar.

Nicht so streng angewendet werden diese Kontraindikationen häufig im Bereich der Hals-Nasen-Ohren-Heilkunde, wenn z. B. bei Kindern eine bestehende Belüftungsstörung der Tuben durch große Adenoide zu immer wieder rezidivierenden Infekten führt, was u. U. das Zeitfenster für einen notwendigen Eingriff – in diesem Fall die Adenotomie – sehr klein werden lässt. In solchen Fällen muss ggf. ein vorhandener Infekt in Kauf genommen werden, der bei einem anderen Eingriff zum Ausschluss bzw. Verschieben des Termins führen müsste.

- Postoperative Notwendigkeit für eine parenterale Therapie

Da keinem medizinischen Laien zugemutet werden kann, zu Hause Infusionen sachgemäß zu handhaben, schließt eine solche Notwendigkeit ambulante Operationen aus.

- Impfungen in den letzten zwei bis sechs Wochen

Hierzu bestehen unterschiedliche Empfehlungen. Da bei den meisten Impfungen die Wahrscheinlichkeit für das Auftreten von schweren Reaktionen oder Komplikationen im Zeitraum der ersten zwei Wochen am höchsten ist, scheint es ausreichend zu sein, nur diese Zeitspanne bis zur Terminvergabe abzuwarten.

- Prospektiv große Wundfläche mit
  - hohem Analgetikabedarf
  - aufwendiger Verbandspflege

Wenn erwartet werden muss, dass Patient oder Angehörige mit der notwendigen Verbandspflege oder den mutmaßlich zu erwartenden Schmerzen alleine nicht zurechtkommen können, ist auch dieses ein Ausschlusskriterium für die ambulante Durchführung der entsprechenden Maßnahme.

Risikoerkrankungen für Maligne Hyperthermie (MH) und neurologische Erkrankungen

- Patienten mit bewiesener/vermuteter Anlage für MH (familiäre Belastung, Geschwisterkinder nach Zwischenfällen)
- Muskelerkrankungen wie
  - Myotonien/Paramyotonien
  - Myasthenia gravis
  - Poliomyelitis

Die oben genannten Erkrankungen sind zwar selten, die gefürchtete Komplikation einer MH aber so schwerwiegend, dass unter stationären Bedingungen gelegentlich eine aufwändige präoperative Diagnostik in die Wege geleitet wird, um das Risiko genau einschätzen zu können (woraus dann oft die Notwendigkeit einer u. U. mehrtägigen, postoperativen Überwachung resultiert). Deshalb sind die oben genannten Risikofaktoren aus anästhesiologischer Sicht absolute Ausschlusskriterien für das ambulante Operieren.

Das Gleiche gilt für die unten aufgeführten, häufigeren Gegebenheiten/Krankheiten, die über eine pathologisch veränderte Stimulierbarkeit des intrazellulären Stoffwechsels der Muskelzellen ebenfalls mit einer höheren Wahrscheinlichkeit zu postoperativen Problemen führen können:

- Querschnittslähmung
- Lang andauernde Bettlägerigkeit

Bei den folgenden Vorerkrankungen ist ein gewisser Spielraum der Beurteilung gegeben. Im Einzelfall ist die Belastbarkeit oder das Risiko für das Auftreten von Komplikationen im häuslichen Bereich abzuschätzen:

- Erhebliche Zerebralsklerose
- Z. n. apoplektischem Insult (insbesondere mit Residuen)
- Zerebrales Anfallsleiden (wenn nicht sehr gut eingestellt, mit langjähriger Anfallsfreiheit)
- Häufige Ohnmachten

Eine solche Angabe in der Anamnese wird zunächst immer dazu führen, dass die Ursache dafür ermittelt wird. Vom Ergebnis abhängig kann eine ambulante OP erlaubt oder aber kontraindiziert sein.

- Geistige Behinderung

Eine geistige Behinderung beim Patienten kann dann eine Kontraindikation für eine ambulante Operation darstellen, wenn keine entsprechende Unterstützung, Hilfe oder Begleitung vorhanden ist. Dieses stellt aber im Prinzip bei jedem Patienten eine Kontraindikation dar!

Deshalb kann es gerade für geistig behinderte Menschen die bessere Art der Versorgung sein, wenn sie – ambulant operiert – schnell wieder in ihr gewohntes familiäres Umfeld oder die sie betreuende Einrichtung zurückkehren können, wo in aller Regel die »Führung« leichter zu bewerkstelligen ist als in fremder, Angst einflößender Umgebung.

Wichtig

Es ist notwendig, sich über die Qualität dieser Betreuung ein möglichst genaues Bild zu machen, gerade bei einer Heimunterbringung.

Kardiovaskuläre Erkrankungen

Die im Folgenden aufgeführten Erkrankungen sind die häufigsten Risikofaktoren, die man im Rahmen der Prämedikation antrifft. Bei all diesen Erkrankungen, die das Risiko für das Auftreten peri- und postoperativer Komplikationen erhöhen, ist es vor allem wichtig, durch eine gezielte und gründliche Anamnese deren klinische Ausprägung und und deren klinischen Schweregrad einzuschätzen; erst bei entsprechendem Verdacht und in Grenzfällen sind weitergehende Untersuchungen vor einer OP indiziert. In jedem Fall muss ihr Vorhandensein zu strenger Indikationsstellung für die ambulante Behandlungsform führen, was bei Wahleingriffen, die den allergrößten Anteil ausmachen, meist zum Ausschluss von einer ambulanten Operation führt.

- KHK mit instabiler Angina pectoris/Ruheangina
- Herzinsuffizienz mit Dyspnoe schon bei leichter Belastung (NYHA 3)
- KHK mit stabiler Angina pectoris

Hier ist der persönliche Eindruck durch einen erfahrenen Kliniker, zusätzlich zu einzufordernden, kardiologischen Voruntersuchung, ganz entscheidend.

- Herzrhythmusstörungen wie z.B. Vorhofflimmern
- Arterielle Hypertonie, wenn insuffizient eingestellt
- Synkopen sowohl bei bekannten Herzrhythmusstörungen, als auch bei unklarer Genese

Pulmonale Erkrankungen

Auch hier gilt: Maßgebend für die Entscheidung zum Ausschluss von der ambulanten Behandlung ist vor allem der **klinische** Eindruck, das heißt der anamnestisch ermittelte Grad an Dyspnoe schon bei leichter Belastung sowie der Auskultationsbefund und ggf. – jedenfalls erst an zweiter Stelle – das Ergebnis der präoperativ eingeholten Funktionsprüfungen und/oder einer Blutgasanalyse.

Wichtig

Pulmonale Vorerkrankungen sind nur deshalb, auch in ihrer schweren Ausprägung, **nicht** zu den **absoluten** Kontraindikationen gerechnet worden, weil u. U. eine Operation in Regionalanästhesie in Frage kommt, wodurch die in diesem Zusammenhang befürchteten Schwierigkeiten oft umgangen werden können.

Wo dies jedoch aus anderen Gründen nicht möglich ist, werden solche, hochgradig die Belastbarkeit einschränkenden Erkrankungen, häufiger zur Ablehnung der ambulanten Versorgung führen.

- Hochgradige COPD
- Asthma bronchiale
- Hochgradige restriktive Lungenerkrankungen

Stoffwechselstörungen und Suchterkrankungen

Bestehender Ikterus

Ob ein bestehender Ikterus bekannter oder unbekannter Genese ist, spielt bei der Beantwortung der Frage, ob der Patient für eine ambulante Operation geeignet ist, keine Rolle: Er deutet immer auf eine erhebliche Störung des Leberstoffwechsels bzw. eine biliäre Stauung hin, die sich wegen unkalkulierbar erhöhten Risikos mit der ambulanten Versorgung nicht vereinbaren lässt.

Diabetes mellitus

Dieser gilt dann als Kontraindikation, wenn die folgenden Faktoren gegeben sind:

- Schwer kontrollierbar und/oder
- **Hoch** insulinabhängig und/oder
- Schlechte Patientencompliance

Bei der Beurteilung, ob ein insulinpflichtiger Diabetiker für die ambulante Versorgung geeignet ist, spielt vor allem der Eindruck seiner Compliance und der intellektuellen Möglichkeiten eine wesentliche Rolle, insbesondere wie sicher er (oder die ihn betreuenden Angehörigen) mutmaßlich in der Lage sein werden, zu Hause mit Entgleisungen des Stoffwechsels oder einem vom Alltag abweichenden Insulinbedarf umzugehen.

Chron. Alkoholismus oder erheblicher akuter Alkoholabusus

Beim Alkohol- und Drogenabusus gilt: Hier können natürlich »trockene« Alkoholiker genau wie andere, nicht suchtkranke Patienten zur ambulanten Versorgung zugelassen werden. Die Entscheidung, ab wann jemand bei chronischem Genuss oder Missbrauch als alkoholkrank gelten kann oder muss, ist meist sehr stark durch subjektive Faktoren bestimmt.

Abgesehen davon muss man sich von Fall zu Fall fragen, ob bei nicht zu exzessivem, aber doch anamnestisch oder aus dem äußerlichen Aspekt zu erkennenden Alkoholismus, gerade die ambulante Vorgehensweise nicht vielleicht die bessere ist. Denn Probleme in diesem Zusammenhang entstehen bei stationärer Betreuung oft gerade durch die Hospitalisierung und den damit verbundenen Entzug des Suchtmittels. Eine Entzugssymptomatik **kann** durch die postoperative Entlassung ins gewohnte häusliche Umfeld, auch in der Gewissheit, dass dort wieder Alkohol vom Patienten konsumiert werden wird, eventuell vermieden werden. Es muss jedoch deutlich gesagt werden, dass eine solche Vorgehensweise hier nicht ausdrücklich empfohlen wird.

Nieren-/ Harnwegserkrankungen

Wenn Nieren- und Harnwegserkrankungen nicht Grund der Behandlung sind, schließen sie unter Umständen eine ambulante Operation aus. Dies gilt jedoch nur dann, wenn das Stadium der kompensierten Retention bei der Niereninsuffizienz überschritten ist, bzw. dann, wenn Infekte der Harnorgane vorliegen, bei denen die ausreichende Beherrschung durch ambulante urologische Behandlung nicht zu erwarten ist.

Steroid-Dauermedikation

Die Steroidmedikation ist eine relative Kontraindikation und vor allem von den operierenden Kollegen in ihrer Relevanz einzuschätzen. Gelegentlich wird als Argument gegen einen ambulanten Eingriff genannt, dass eine verzögerte Wundheilung unter Umständen im ambulanten Bereich nicht rechtzeitig genug erkannt und behandelt werden könne.

Hormonell aktive Schilddrüsenerkrankungen

Hier spielt die laborchemisch nachgewiesene, mehr noch aber die klinisch symptomatische Hyperthyreose eine wichtige Rolle. Sie muss sehr ernst genommen werden wegen der erheblich größeren Gefahr für das Auftreten kardialer Rhythmusereignisse einerseits bzw. der möglichen Dekompensation bis hin zur Thyreotoxikose andererseits.

Drogenabusus

Aus zwei Gründen muss ein Drogenabusus häufig zur Ablehnung der ambulanten Versorgung führen: Einerseits ist die Infektgefahr in aller Regel erhöht, andererseits weisen die betroffenen Patienten oft eine so schlechte Compliance auf, dass die Sicherheit bei der häuslichen Versorgung nicht mit ausreichender Wahrscheinlichkeit angenommen werden kann.

Sonstige Erkrankungen

Hochgradige Anämie

Bei einer Anämie muss natürlich zunächst versucht werden, eine Ursache der Anämie zu ermitteln. Bei der Entscheidung, ob dieser Befund **alleine** von einer ambulanten Versorgung ausschließt, ist der durch sie verursachte Grad der Einschränkung der klinischen Belastbarkeit maßgebend. Meist bekommt die Anämie erst in der Zusammenschau mehrerer Symptome (Dyspnoe bei Belastung, Tachykardien, Stenokardien) und weiterer Risikofaktoren eine Bedeutung.

Hämorrhagische Diathese

Antikoagulantien-Einnahme (Dicumarine)

Sowohl angeborene hämorrhagische Diathesen (wie Faktorenmangel-Erkrankungen), als auch die Einnahme von Dicumarinen sind absolute Kontraindikationen einer ambulanten Operation. Postoperativ auftretende Blutungen sind schon unter stationären Bedingungen unter Umständen lebensbedrohliche Komplikationen; im häuslichen Umfeld aber, wenn überhaupt – dann oft zu spät – bemerkt und erst recht zu spät therapiert, sind sie oft mit katastrophalen Folgen verbunden.

Die Indikation zur präoperativen Abklärung durch Laboranalysen ist differenziert zu stellen: So verlangen die in unserem Haus tätigen HNO-Kollegen keine routinemäßige Bestimmung der plasmatischen Gerinnungsparameter und Thrombozytenzahl bei Kindern, die einer Adenotomie unterzogen werden sollen (Ein Vorgehen, das in diesem Zusammenhang auch von anästhesiologischer Seite empfohlen wird). Dies gilt auch für Kinder, bei denen z. B. eine Zirkumzision oder andere Operationen an einer der Blutstillung gut zugänglichen Stelle durchgeführt werden sollen. Hier reicht zur präoperativen Risikoeinschätzung die Anamnese – sofern sie gründlich erhoben wird und eventuelle Blutungsunregelmäßigkeiten und -pathologika explizit abgefragt werden – vollkommen aus.

Adipositas permagna und Schlaf-Apnoe-Syndrom

Eine Adipositas permagna liegt nach allgemeiner Übereinkunft dann vor, wenn der **body mass index** (BMI) über 30 liegt. Wo bei der Adipositas permagna und dem ausgeprägten Schlaf-Apnoe-Syndrom unter **stationären** Bedingungen unter Umständen schon Indikationen für eine postoperative Intensivüberwachung gegeben sind, versteht es sich von selbst, dass solche Patienten nur nach äußerst strenger Prüfung aller Kriterien zu einer ambulanten Versorgung zuzulassen, häufiger aber abzulehnen sein werden. Solche Patienten, die bei guter Compliance und zum Beispiel mit Nasen-CPAP zu Hause gut therapiert sind, können auch geeignete Kandidaten für eine ambulante OP sein, wenn sie nicht im Bereich der Atemwege operiert werden.

BMI = kgKG/Größe m^2, Mann: 20–25, Frau 19–24 normal

Kinder

In diesem Kontext muss deutlich gesagt werden, dass es wenig »harte« Ausschlusskriterien (Fieber, 38,5° C, eitriger Ausfluss aus der Nase, produktiver Husten) gibt, die für alle und jede Einrichtung in gleichem Maße gelten.

Die Anwendung der unten aufgeführten Kriterien ist wenigstens zum Teil **Ermessensfrage,** von den Erfahrungen und Möglichkeiten in der jeweiligen Einrichtung mitbeeinflusst und nicht für alle zu verallgemeinern, die ambulant operativ tätig sind. Aber sie können und sollen eine Orientierung sein.

Gesunde Säuglinge jünger als drei Monate

Ehemalige Frühgeborene (vor der 37. SSW), während ca. der ersten 50 – 60 Wochen postkonzeptionell

Bei keinem anderen Risikofaktor im Zusammenhang mit ambulanten Operationen hat die Altersgrenze eine solch große Bedeutung wie hier in den oben genannten Fällen. Die relativ niedrigen Altersgrenzen dürfen nur dann Anwendung finden, wenn in einer Einrichtung operiert wird, die alle Möglichkeiten hat, Komplikationen bei so jungen Säuglingen kompetent und sicher zu beherrschen. Insbesondere ist zu verlangen, dass nicht nur die beteiligten Anästhesisten große Erfahrung in der Kinder- und

Säuglingsanästhesie haben müssen, sondern dass auch eine pädiatrische Fachabteilung im Hause vorhanden ist, die ebenfalls mit kindlichen Notfallsituationen und deren Behandlung nach allen Regeln der ärztlichen Kunst vertraut ist. Dies um so mehr, als schwere Narkosezwischenfälle oder operative Komplikationen bei Säuglingen und Kleinkindern oft eine viel größere Dramatik entwickeln, und für die betroffenen Angehörigen eine viel katastrophalere Dimension haben, als das in vergleichbaren Situationen bei Erwachsenen der Fall ist. Es kann weder ethisch noch juristisch verantwortet werden, wenn Kleinkinder oder Säuglinge in Einrichtungen ambulant operiert werden, die die o.g. Kriterien nicht erfüllen (siehe hierzu Kapitel 6.1.).

Die Indikation für einen ambulanten Eingriff sollte **sehr** eng gestellt werden, wenn eines oder mehrere der unten genannten Kriterien zutreffen:

Kinder mit:

- Apnoe-Episoden
- Ess-Schwierigkeiten
- Entwicklungsverzögerungen
- Perinatalem Atemnotsyndrom (während der ersten sechs Lebensmonate)
- Familiärer Belastung für »plötzlichen Kindstod« (während des ersten Lebensjahres)
- Bronchopulmonaler Dysplasie
- Bei Unsicherheit der Eltern

Die Unsicherheit der Eltern, ob sie mit ihrer Entscheidung für das Kind das Richtige tun, kann ein sehr schwieriges Problem darstellen. Häufig lässt sich durch ausführliche und einfühlsame Aufklärung über die Art der Behandlung, deren Risiken und den Ablauf der geplanten Maßnahmen ein großer Teil der Sorgen und Bedenken der Eltern weitgehend ausräumen. Zunächst eher ablehnende Eltern sind dann zu einer Einwilligung für die ambulante OP oder Maßnahme zu bewegen.

Wo dies nicht gelingt, und der Operateur oder Anästhesist sich nach einer solchen Aufklärung immer noch großen Vorbehalten der Eltern gegenüber sieht, da sollte großzügig die Indikation zur stationären Behandlung gestellt werden. Denn aller Erfahrung nach ist die Gefahr groß, dass wenn Eltern »überredet« wurden zu einer bestimmten, von ihnen nicht wirklich gewollten Vorgehensweise, diese beim Auftreten von Komplikationen dann unter Umständen unangemessen aggressiv und feindselig auf die Behandelnden reagieren.

Wenn sich im Gespräch mit den Eltern der Eindruck erhärtet, dass diese vielleicht nicht die nötige Reife besitzen oder zu große intellektuelle Defizite aufweisen, als dass ihnen eine Betreuung des Kindes zu Hause nach einem operativen Eingriff oder invasiv-diagnostischen Maßnahme zuzumuten oder zuzutrauen wäre, ist die Indikation zu stationärer Behandlung großzügig zu stellen.

5.4 Entlassungskriterien

In diesem Kapitel soll nur kurz auf die Entlassungskriterien eingegangen werden, die erfüllt sein müssen, damit eine Entlassung vertretbar ist, da dieser Komplex an anderer Stelle noch ausführlicher besprochen wird. Die unten aufgeführten Punkte erklären sich von selbst; es wird gefordert:

- Stabile Vitalzeichen für mindestens 1 h
- Orientierung nach Zeit, Ort, bekannten Personen
- Schmerzen sind mit oralen Analgetika ausreichend beherrscht
- Fähigkeit, sich anzuziehen und herumzugehen, ähnlich wie vor OP, ist gegeben
- Wenn überhaupt, bestehen nur minimale Übelkeit, Erbrechen oder Benommenheit
- Aufnahme oraler Flüssigkeit ohne Erbrechen ist möglich
- Nur minimale Blutung oder Drainageverlust
- Spontane Diurese **muss** in Gang gekommen sein
- Zum Entlassungszeitpunkt muss Begleitperson **vor Ort** (auf der Tagesklinik, in der Praxis) sein (nicht z. B. irgendwo »draußen am Eingang«)
- Es müssen klare Instruktionen für das weitere Vorgehen mündlich und schriftlich mitgegeben werden

5.5 Schlussfolgerungen

Die oben aufgeführten, anästhesiologischen Kriterien hinsichtlich der Prüfung von Patienten auf Eignung für eine bestimmte ambulante Maßnahme entsprechen den Kriterien bei stationärer Versorgung, haben jedoch andere Konsequenzen.

Dem rein anästhesiologischen Anteil an der Entscheidung, ob ein Patient zu einer ambulanten Operation zugelassen werden kann oder nicht, liegen die gleichen Kriterien zur präoperativen Risikoeinschätzung bzw. Planung des sinnvollsten Anästhesieverfahrens zugrunde, wie sie auch im Rahmen der Prämedikationsvisite von stationär versorgten Patienten angewendet werden müssen.

Eine **Trennung** anästhesiologischer und operativer Bewertungsparameter – oder dieser von den sozialen Aspekten – ist **nicht** sinnvoll.

In die Beurteilung, ob ein bestimmter Patient einer bestimmten Operation oder Prozedur im Rahmen einer ambulanten Versorgung zugeführt werden kann, fließen nicht **nur** anästhesiologische (kardiopulmonale Vorerkrankungen, neuromuskuläre Störungen u.v.a.m.) oder **nur** chirurgische Kriterien ein (Größe und Dauer sowie Art des Eingriffs, zu erwartende Schmerzen, Blutverlust) oder **nur** Parameter aus dem sozialen Umfeld, sondern es ist immer eine **Zusammenschau all dieser Faktoren**, die letztendlich die Entscheidung bedingt. Diese zu trennen erscheint deshalb nicht sinnvoll.

Ebenso gehen in die Entscheidung für/wider einen ambulanten Eingriff, die **Art der Einrichtung** und deren personelle und räumliche **Ausstattung** ein.

Wesentlich für eine eventuelle Ablehnung der ambulanten Versorgung in einem bestimmten Fall sind die räumlichen, personellen und organisatorischen Voraussetzungen, unter denen behandelt wird, vor allem jedoch die **Art** der operativen Einrichtung: Praxis eines niedergelassenen Chirurgen mit mobiler Anästhesie vor Ort, Anästhesiologisches Praxis-OP-Zentrum oder Operative Tagesklinik in einem Krankenhaus.

Zusammenfassend kann gesagt werden:

Die gleichen Kriterien, die **in der Klinik** ggf. zu weitergehender Diagnostik vor einem Eingriff, im »schlimmsten« Fall zum »Absetzen« einer Operation herangezogen würden, müssen bei der präoperativen Einschätzung vor **ambulanter** Versorgung umso strenger ausgelegt werden und ggf. zur Einleitung einer stationären Behandlung führen, je weiter entfernt vom Klinikbetrieb – im räumlichen wie organisatorischen Sinne – ein ambulanter Eingriff stattfindet.

Wichtig

> Je »weiter entfernt« vom Klinikbetrieb ambulant operiert wird – räumlich wie organisatorisch – umso strenger müssen die o.g. Ausschlusskriterien angewendet werden.

Weiterführende Literatur

Busse J, Scholta M, Koch A (1996) Operative Tagesklinik im Städtischen Krankenhaus Solingen. Das Krankenhaus, 88: 409–413

Larsen R (2002) Anästhesie. 7. neubearb u erw Auflage, Urban & Fischer, München

Leitlinie anästhesiologische Voruntersuchung der DGAI (1998) Anasthesiol und Intensivmed, 4: 204 ff

Leitlinie für ambulantes Operieren bzw. Tageschirurgie der Deutschen Gesellschaft für Anästhesiologie und Intensivmedizin (1998) Anasthesiol und Intensivmed, 4: 201 ff

Ambulante Eingriffe bei besonderen Patientengruppen

J. Mehler, A. Gottschalk

6.1 Anästhesie bei Kindern

J. Mehler

6.1.1 Einleitung

Folgende Aspekte haben zu einer zunehmenden Akzeptanz von ambulanten Operationen im Kindesalter geführt:

- Ein Großteil der chirurgischen Eingriffe in dieser Altersgruppe überschreitet kaum den Zeitrahmen von 60 min – viele sind eher kürzer
- Schwere Begleiterkrankungen sind seltener als im Erwachsenenalter
- Schmerztherapeutisch ist die überwiegende Zahl der Operationen gut zu behandeln, so dass die Kinder rasch in ihren gewohnten Alltag zurückkehren können
- Die in dieser Altersgruppe nicht selten auftretenden psychischen Belastungen und Folgeerscheinungen einer Hospitalisation werden vermieden

6.1.2 Allgemeine Aspekte

Zur Durchführung ambulanter Anästhesien im Kindesalter hat – neben der umfassenden Kenntnis von Anatomie und Physiologie dieser Altersgruppe – eine ausreichende klinische Erfahrung in diesem speziellen Fachgebiet allerhöchste Priorität.

Unerwartete Ereignisse und Zwischenfälle können gerade bei diesen kleinen Patienten nicht selten unvermittelt auftreten und foudroyant ablaufen. Um dann zielgerichtet und schnell agieren zu können, ist darüber hinaus eine kompetente Assistenz unabdingbar. Eine enge Kooperation mit den operativen Kollegen ist notwendig.

Die bei der ambulanten Anästhesie angewendeten Medikamente und Methoden müssen geeignet sein, die Kinder bei stabilen Vitalfunktionen in das häusliche Umfeld zu entlassen.

Eine vertrauensvolle Zusammenarbeit mit den Eltern ist ein weiterer Grundstein für ein erfolgreiches Arbeiten.

Wichtig

Nicht nur das Kind, sondern die ganze Familie wird von Ihnen behandelt.

6.1.3 Räumliche Voraussetzungen

Auf dem Weg zum OP können kalte, gekachelte Räume und ein hoher Lärmpegel bei vielen Kindern das Ausmaß des negativen emotionalen Stresses erhöhen. Zudem ist für sie meist nicht abschätzbar, was in dieser Situation auf sie zukommt. Werden Schmerzen erlebt, z. B. durch i.v.-Punktionen, können diese in einer fremden und Angst erweckenden Umgebung – aus Sicht der Kinder – den Beginn eines Schreckenszenarios darstellen.

Daher ist ein auf die Bedürfnisse der Kinder abgestimmtes Umfeld von außerordentlicher Wichtigkeit.

Bunte Kinderposter, Mobile, Fensterbilder im Empfangsbereich und Untersuchungsraum bzw. auf dem Weg zum OP sowie im Aufwachraum schaffen eine vertraute Umgebung.

Wir ermuntern die Eltern, das Lieblingsspielzeug, -spiele, bzw. -kasetten mitzubringen, um ggf. die Wartezeit (prä- und postoperativ) zu verkürzen.

Notwendig sind weiterhin:

- Ein Raum bzw. ruhiger Platz zum Vorgespräch und zur Voruntersuchung
- Umkleidemöglichkeit für die Eltern (falls Narkoseeinleitung in Anwesenheit der Eltern praktiziert/ermöglicht wird)
- Aufwachraum: Vorteilhaft ist eine Unterteilung, um Möglichkeiten zur Separierung von Kindern unterschiedlichen Alters und auch von unruhigen Kindern zu schaffen

6.1.4 Präoperatives Procedere

Präoperatives Gespräch und Anamnese

Der Wert dieses Gespräches ist nicht hoch genug einzuschätzen. Dabei wird überdies die Vertrauensbasis geschaffen, die für den weiteren Ablauf von besonderer Bedeutung ist.

Wichtig

Versuchen Sie, soweit wie altersgemäß möglich, die Kinder in das Gespräch einzubeziehen; es geht schließlich um sie.

Wichtige Fragen sind:
- Probleme bei vorausgegangenen Narkosen des Kindes und/oder Blutsverwandter (ggf. Unterlagen besorgen)
- Geburtsverlauf
- Ereignisse im Neugeborenen- und Säuglingsalter (U-Untersuchungen?)
- Apnoen
- SIDS (sudden infant death syndrome)-Ereignisse bei Geschwistern
- Grunderkrankungen (Asthma bronchiale, Diabetes mellitus, Anfallsleiden, Vitium cordis, Muskelerkrankungen)
- Dauermedikation
- Allergien
- Gerinnungsstörungen
- Behinderungen
- Letzte Impfung, letzte Kinderkrankheit

Indikationen und Kontraindikationen

Die aktuelle Literatur sowie die Diskussionen auf den Kinderanästhesiekongressen zeigen, dass es hierbei neben einer klaren Zuordnung eine Grauzone gibt, wo jeder tätige Anästhesist vor dem Hintergrund seiner Erfahrung diesbezüglich eine Entscheidung treffen muss.

Typische Indikationen sind:
- Zirkumzision
- Herniotomie (inguinal, umbilikal)
- Hodenhochstand
- Hauttumoren und -anhängsel
- Ganglien, Zysten, Fisteln (z. B. laterale Halszysten)
- Daktylien
- Fremdkörperentfernung, Metallentfernung
- Arthroskopie
- Zahnbehandlung
- Tränenkanalsondierung, Schieloperation
- Adenotomie, Paukendrainage, Ohrkorrektur
- Ankyloglossum
- Diagnostik (Punktionen, Endoskopien, CT, MRT)

Typische Kontraindikationen sind:
- Ehemalige Frühgeborene bis zur 62. postkonzeptionellen Woche
- Neugeborene und Säuglinge mit anamnestisch bekannten Apnoen, bzw. near-missed-SIDS in der Anamnese, bzw. Geschwister von an SIDS gestorbenen Säuglingen, möglichst nicht im ersten Lebensjahr
- Kinder mit obstruktivem Schlafapnoesyndrom
- Kinder mit Missbildungssyndromen, wie z. B. Pierre-Robin-Syndrom, bei denen Intubationsschwierigkeiten zu erwarten sind
- Kinder mit Grunderkrankungen wie Asthma bronchiale, Diabetes mellitus, Epilepsie und Herzerkrankungen, die medikamentös nicht befriedigend eingestellt sind (► s. u.)
- Erheblich gestörte sprachliche und soziale Compliance (z. B. Abläufe werden nicht verstanden, postoperativ keine Kontaktaufnahme möglich)

Ab welchem Alter dürfen Kinder ambulant operiert werden?

Hier gibt es keine starre untere Grenze. Bei Beachtung der obigen Kontraindikationen führen Anästhesisten mit entsprechender Erfahrung Narkosen auch im frühen Säuglingsalter durch.

Die Mehrzahl der Kinderanästhesisten befürwortet jedoch eine Grenze des Lebensalters von sechs Monaten, unter der keine ambulanten Anästhesien durchgeführt werden sollten.

Die Argumente hierfür sind:
- Wenn nicht regelmäßig durchgeführt, verlernt man das spezielle Handling bei dieser Altersgruppe
- Eine Reihe von Erkrankungen ist bis zu diesem Zeitpunkt noch nicht manifest
- Prinzipiell kann es zum Auftreten von SIDS kommen. Auch wenn ein Zusammenhang von SIDS und ambulanter Anästhesie bisher nicht beobachtet wurde, wird es schwer sein, in einem Zeitrahmen von ein bis zwei Tagen postoperativ dieses Ereignis als völlig unabhängig von der Anästhesie zu sehen
- Atemwegsprobleme können in dieser Altergruppe foudroyant verlaufen

- Unerfahrene Eltern können bei Problemen zu Hause überfordert sein.

Begleiterkrankungen

Infekt der oberen Luftwege

Bekanntermaßen ist die Rate an Komplikationen wie Laryngo- und Bronchospasmus sowie Atelektasenbildung mit konsekutiver Störung des Gasaustauschs bei Anästhesien von Kindern mit Atemwegsinfekten erhöht.

> **Wichtig**
>
> Je kleiner die Kinder, umso gravierender die Komplikationen.

Diese Gefährdung kann – aufgrund einer anhaltenden Hyperexzitabilität der Atemwege – noch zwei bis vier Wochen nach einem überstandenen Infekt bestehen.

Auf der anderen Seite haben viele Kleinkinder sechs bis acht Infekte pro Jahr, so dass das zeitliche Fenster für eine Anästhesie eng bemessen wäre. Daher muss, neben den manchmal nicht unerheblichen organisatorischen Problemen der Angehörigen, die Dringlichkeit des Eingriffs gewichtet werden. Ein Kind mit der Indikation zur Adenotomie wird selten komplett infektfrei sein und profitiert darüber hinaus erheblich von diesem Eingriff. Auch ist eine bereits mehrfach drohende Inkarzeration einer Hernie anders zu bewerten als eine Zirkumzision.

Ein Patient mit seröser Rhinitis, vereinzeltem Husten und unauffälligem Lungenbefund ist mit geringerem Risiko zu anästhesieren, als ein Kind mit purulentem Rachensekret, Temperaturen über 38,5° Celsius und Giemen über der Lunge.

Zwischen diesen Befunden gibt es verschiedene Abstufungen, so dass vor dem oben dargestellten Hintergrund und der eigenen Erfahrungen eine Entscheidung zu treffen ist.

Asthma bronchiale

- Wie lange besteht die Anamnese?
- Was ist zur Genese bekannt?
- Wie ist die medikamentöse Einstellung (Inhalationsregime)?
- Wie häufig treten Anfälle auf? Wann zuletzt?
- Wie ist der Auskultationsbefund über der Lunge?

> **Wichtig**
>
> Inhalationsregime bzw. einzunehmende Medikamente am Op-Tag besprechen!

Vitium cordis

- Gibt es klinische Zeichen einer Herzinsuffizienz (Gedeihschwäche, Schwitzen, Dyspnoe, Zyanose)?
- Sind Rhythmusstörungen bekannt?
- Zustand nach Herzoperationen (Befund)?
- Ist eine Endokarditis-Prophylaxe mit Antibiotika notwendig?

Epilepsie

- Wie ist die Anfallsanamnese (letztes EEG)?
- Rücksprache mit Neuropädiater notwendig?
- Welche Antikonvulsiva (Spiegel)?

> **Wichtig**
>
> Medikamenteneinnahme präoperativ besprechen!

Allergien

- Risiken für Latexallergien erfragen (multiple urogenitale Operationen, Missbildungen, Z.n. Menigomyelozelen-OP, Lippenschwellungen nach Aufblasen von Luftballons)?
- Antibiotika?
- Tropische Früchte (Kiwi)?

> **Wichtig**
>
> Bei anamnestisch ausgeprägter Verlaufsform Prophylaxe mit H1- und H2- Blockern sowie Cortison erwägen! Latexfreier Arbeitsplatz!

Diabetes mellitus

- Eltern meist gut informiert
- BZ-Tagesprofil der letzten Wochen?
- Insulinmedikation?

> **Wichtig**
>
> Erste Stelle im OP-Programm! Präoperative Insulingabe besprechen!

Muskelerkrankungen

Nur ambulant bei triggerfreier Anästhesie, entsprechenden Überwachungsstandards und Vorrat an Dantrolene möglich. Die Beobachtungszeit sollte postoperativ auf 6 h ausgedeht werden, und die Eltern über mögliche Frühsymptome einer Malignen Hyperthermie (MH) informiert werden.

> **Cave**
> MH-Triggerung oder fulminante Rhabdomyolyse möglich.

Voruntersuchungen

Laboruntersuchungen vor Routineeingriffen im Kindesalter sind heutzutage obsolet, da die Blutabnahmen die Kinder unnötigerweise traumatisieren. Nur bei entsprechenden anamnestischen Hinweisen kann eine gezielte Abklärung von Laborwerten, z. B. Hb/Hkt, Leukozyten, Gerinnungsstatus, Leberwerte, CK, BZ, Nierenretentionsparameter und Elektrolyte notwendig werden.

Ebenso entbehrlich – bei unauffälliger Anamnese – sind präoperatives EKG und Thoraxröntgen-Untersuchungen.

Psychologische Vorbereitungen

Auf den hohen Stellenwert einer altergemäßen Vorbereitung ist bereits im vorherigen Abschnitt eingegangen worden. Eine **einfühlsame und ehrliche Darstellung** der Abläufe am OP-Tag für die Eltern und – dem Alter entsprechend – für die Kinder hat sich sehr bewährt, da viele irrationale Ängste aus Unwissenheit entstehen. Hilfreich sind dabei **Merkblätter** mit den wichtigsten Informationen. Für Tipps und Erfahrungen aus der Verhaltenstherapie wie Rollenspiel und Modeling (z. B. Pflasterverband beim Lieblingskuscheltier) und Aufmerksamkeitsablenkung bei der Narkoseeinleitung (z. B. Handpuppen) sind die Eltern dankbar. Bewährt haben sich auch Videokassetten mit Darstellung der für Eltern und Kinder relevanten Abläufe. Diese können der Familie nach Hause mitgegeben werden. Ermuntern Sie die Eltern, ihren Kindern altersentsprechend zu Hause nochmals alles in Ruhe zu erklären.

> **Wichtig**
> Falsche Versprechungen können einen Vertrauensverlust des Kindes mit erheblicher Einschränkung der Kooperationsfähigkeit bewirken.

Verweisen Sie auch auf Kinderbücher, die diese Thematik spielerisch behandeln und bieten Sie an, den Einschlaf- bzw. Aufwachraum schon einmal anzuschauen.

Nüchternheit

Zum Vorteil der Kinder haben sich seit einigen Jahren liberalere Grenzen durchgesetzt.

Aus Gründen der Vereinfachung und Praktikabilität gelten folgende Grenzen:

- **6 h präoperativ:** Milch bzw. leichtes Frühstück
- **4 h präoperativ:** Stillen mit Muttermilch bei Säuglingen
- **2 h präoperativ:** klare Flüssigkeit (Wasser, gesüßter Tee, Apfelschorle)

Organisatorische Aspekte

> **Wichtig**
> Eine enge Kooperation zwischen Operateur und Anästhesist ist unerlässlich.

Am OP-Vortag wird im Rahmen einer Telefonkonferenz zunächst von den Eltern der OP-Termin bestätigt und der aktuelle Gesundheitsstatus des Kindes erfragt.

Unter Berücksichtigung von chirurgischen und anästhesiologischen Aspekten wie z. B. Latexallergie, Diabetes (siehe dort) oder Alter wird der OP-Plan erstellt.

Eltern und Kinder werden zeitnah zum geplanten OP-Termin einbestellt, damit keine unnötig langen Warte- und Nüchternzeiten entstehen.

Anschließend werden den Eltern der Ankunftstermin, der Zeitpunkt zum Aufkleben eines EMLA-Pflasters (geplante Venenpunktion) – dies wird den Eltern vorher gezeigt – und die Nüchternzeiten mitgeteilt. Nochmals wird auf den Frage- und Informationsbogen verwiesen, noch offene Fragen werden beantwortet.

6.1.5 Prämedikation

Die präoperative Gabe anxiolytischer Substanzen wird als eine Säule der Anästhesie betrachtet. Gerade im Kindesalter hat sich dieses Vorgehen prinzipiell bewährt. In der Regel ist damit die Narkoseeinleitung für alle Beteiligten stressfreier durchführbar.

Goldstandard ist wegen seines schnellen Anschlags – und kurzer Wirkzeit bei minimalen respiratorischen und kardialen Nebenwirkungen – das Benzodiazepin **Midazolam**.

Dosierung

Per os: 0,5 mg/kg
Rektal: 0,5–1 mg/kg
Nasal: 0,3–0,4 mg/kg
i.v.: 0,1 mg/kg

In der Regel wird die orale Applikation bevorzugt. Wegen des bitteren Geschmacks von Midazolam muss die Lösung mit einem Geschmackskorrigens versehen werden; z. B. Himbeersirup.

Wichtig

Eine i.m.-Prämedikation ist absolut unnötig und führt zu einer zusätzlichen Traumatisierung der Kinder.

Es gibt eine seltene Ausnahme. Bei einem **absolut unzugänglichen, schreienden, sich heftig wehrenden Kind** kann bei entsprechender Indikation eine i.m.-Applikation von Ketamin in einer Dosierung von 5 mg/kg in Betracht gezogen werden; dies gilt im Übrigen schon als Narkoseeinleitung. Alternativ kann in einer derartigen Situation eine nasale Applikation von Midazolam (Dosierung ▸ s.o.) erwogen werden. Die Anschlagszeit ist hierbei mit ca. 2–4 min sehr kurz; der maximale Plasmaspiegel wird nach 10 min erreicht (Walbergh et al 1991).

Bei Vorhandensein des oben beschriebenen, kindgerechten Settings mit Einbeziehung der Eltern bei der Narkoseeinleitung kann auf die präoperative Gabe von Midazolam verzichtet werden. Auch wenn diese Narkoseeinleitung im Einzelfall mehr Ablenkungsstrategien erfordert, so ist das postoperative Aufwachverhalten (▸ s. dort) in der Regel viel ruhiger als mit Prämedikation.

Eine Prämedikation mit einem Anticholinergikum zur Sekretreduktion und Stabilisierung der Herzfrequenz wird nur noch selten durchgeführt. Gegebenenfalls kann Atropin nach der Narkoseeinleitung zur Prophylaxe von opiatvermittelter Thoraxrigidität und Bradykardie i.v. injiziert werden.

6.1.6 Apparative Ausstattung

In der Kinderanästhesie hat sich das halbgeschlossene Narkosesystem durchgesetzt. Im Vergleich zu den aus der Erwachsenenanästhesie bekannten Systemen müssen für Kinder folgende Änderungen vorgenommen werden:

- Kleinlumige Spiralschläuche mit niedriger Schlauchcompliance
- Beatmungsbeutel nach Körpergewicht: unter 15 kg 1 l, 15–25 kg 1,5 l
- Nur ein CO_2-Absorber
- Spezielle Y-Stücke mit kleinem Totraum
- Spezielle patientennahe Bakterienfilter
- Kinderküvette zur CO_2-Messung im Hauptstrom

Mit diesem Kreissystem können Narkosen auch mit niedrigerem Frischgasflow (Reduktion nach Narkoseeinleitung auf 500 ml/min) gefahren werden. Die Low-Flow-Anästhesie hat sich auch in dieser Altersgruppe durchgesetzt und führt zu einer besseren Befeuchtung und Erwärmung der Atemgase sowie einer geringeren Umweltbelastung. Darüber hinaus ist sie deutlich kostengünstiger.

Die Möglichkeit einer maschinellen Beatmung mit dem Narkosegerät sollte prinzipiell bestehen. Der Autor selbst bevorzugt ausschließlich die manuelle Beatmung. Hierbei spürt der Geübte schon diskrete Veränderungen der Lungencompliance oder Sekretanfall bzw. Leckagen. Des Weiteren erkennt man ein Abflachen der Narkose, im Bedarfsfall kann hyperventiliert, assistiert und am OP-Ende die Narkose schonend ausgeleitet werden.

An weiterem Instrumentarium müssen eine Absaugvorrichtung sowie ein Defibrillator (mit kleinen Paddel-Größen) mit der Möglichkeit zur Einstellung auf niedrige Energie (2 Joules/kg) vorhanden sein.

6.1.7 Monitoring

Führend bei der Überwachung der Anästhesie sind die fünf Sinne des Anästhesisten.

Verschiedene Überwachungsinstrumente sind jedoch sehr hilfreich, da sie bereits subklinische Veränderungen aufzeigen, die sich im weiteren Verlauf zu Störungen der Vitalparameter ausweiten können.

Bei der apparativen Ausstattung der hier aufgeführten Instrumente darf kein geringerer Standard als in der Klinik gelten.

Apparative Ausstattung

- **Präkordiales Stethoskop**
- **Pulsoxymetrie**
  Die Pulsoxymetrie hat allerhöchste Priorität bei der Kinderanästhesie und dient der kontinuierlichen Messung der arteriellen Sauerstoffsättigung. Sie erfasst schnell Störungen der Oxygenierung sowie Parameter der Hämodynamik (Herzrhythmus). Es gibt verschiedene Sensoren, die entsprechend der Altersklasse an Finger, Zehen oder Ohr angebracht werden können
- **Kapnographie**
  Die CO_2 Messung gibt Hinweise auf Dislokation des Tubus, Verlegung der Atemwege (z. B. Sekret, Bronchospasmus) oder auf einen Hypermetabolismus (z. B. bei einer MH). Die Messung erfolgt im Hauptstrom zwischen Tubusansatz und Y-Stück mittels Absaugung der Gasproben in das Analysegerät
- **Gasanalyse**
  Dabei erfolgt die in- und exspiratorische Messung von Narkosegas und Sauerstoff, so dass Störungen in der Gasversorgung zu erkennen sind; wichtiger Überwachungsstandard bei Low-Flow Anästhesie
- **EKG**
  Die Verwendung eines EKG zur Identifikation von Herzrhythmusstörungen ist üblich; zur Aufzeichnung etwaiger Störungen möglichst mit Schreiber
- **Blutdruck**
  Standard ist heute die oszillometrische Messmethode, da hier auch im Säuglingsalter zuverlässige RR-Messungen erhältlich sind. Es gibt verschiede Manschetten für die entsprechenden Altersklassen. Bei Hypotension nach Ursachen suchen: z. B. Überdosierung von Anästhetika, Hypovolämie oder Anaphylaxie
- **Temperatur**
  Als optionale Messung zur Identifikation von Hypo- oder Hyperthermie beim Säugling

6.1.8 Infusionsregime

Da bei ambulanten Operationen die Eingriffe selten die 2-Stundengrenze überschreiten und die präoperativen Nüchternzeiten kurz sind, ist im Wesentlichen der Erhaltungsbedarf zu infundieren.

Als Infusion der Wahl gilt Ringer-Lösung mit 1%igem Glukosezusatz.

Die Dosierung erfolgt nach der **4-2-1–Regel** (für Kinder bis 30 kg):

Dosierung

4 ml/kg/h für die ersten 10 kg +
2 ml/kg/h für jedes kg über 10 kg
1 ml/kg/h für jedes kg über 20 kg

Für den seltenen Fall eines akuten perioperativen Volumenverlustes wird die Substitution mit einer VEL (Vollelektrolyt-Lösung) und einer modernen HES-Lösung (130/0,4) im Verhältnis 2:1 empfohlen.

6.1.9 Narkoseeinleitung

Anwesenheit der Eltern zur Narkoseeinleitung

Ob und wie weit die Eltern bei der Narkoseeinleitung anwesend sind, wird kontrovers diskutiert. Die wissenschaftliche Studienlage hierzu ist uneinheitlich. Tatsache ist, dass es von der überwiegenden Zahl der Eltern und der zu operierenden Kinder gewünscht wird. Im Hinblick darauf sind die räumlichen Gegebenheiten in der Praxis sicher eher geeignet als Zentral-OPs von Krankenhäusern. Interessanterweise praktizieren die englischen Kollegen ausschließlich – selbst bei Notfällen – die Einleitung in Anwesenheit der Eltern, während dies in den USA wegen juristischer Überlegungen viel seltener geschieht.

In vielen ambulanten Einrichtungen hierzulande wird die Anästhesieeinleitung in Anwesenheit der Eltern seit mehr als 15 Jahren mit großem Erfolg praktiziert. Nochmals sei betont, dass Eltern und Kinder über die Abläufe vorher ausreichend informiert werden müssen.

Wichtig

Alle Beteiligten sollten von der »Philosophie« der Anwesenheit der Eltern zur Narkoseeinleitung überzeugt sein und die Eltern als Teil des Teams akzeptieren.

Verfahren zur Narkoseeinleitung

Innerhalb der Kinderanästhesie gibt es die Kollegen, die der Narkoseeinleitung mit der Maske, also mit volatilen Anästhetika, den Vorrang einräumen und die Anhänger der i.v.-Einleitung. Der erfahrene Anästhesist muss beide Verfahren beherrschen, denn ein Kind mit erhöhtem Aspirationsrisiko muss immer i.v. eingeleitet werden und bei einem Kind mit schwierigsten Venenverhältnissen bleibt oft nur die Möglichkeit der Maskeneinleitung.

Inhalationsanästhetika

Aufgrund der physiologischen Besonderheiten in dieser Altersgruppe (große alveoläre Ventilation bei einer kleinen funktionellen Residualkapazität [FRC]) erfolgt diese Form der Induktion schnell und hat im Übrigen eine lange Tradition.

Halothan

Halothan war lange Jahre **das** Inhalationsanästhetikum der Wahl. Die Anwendung ist in den vergangenen Jahren deutlich rückläufig geworden. Die Substanz wird bald in Deutschland nicht mehr erhältlich sein.

- **Vorteile:** Billig, jahrzehntelange Erfahrung
- **Nachteile:** Potenzielle Lebertoxizität, versehentliche Überdosierung, ist die häufigste Ursache von Herzstillständen bei Anästhesien im Kindesalter

Sevofluran

Sevofluran wird zurzeit von den meisten Kinderanästhesisten favorisiert.

- **Vorteile:** Sehr rasche Anflutung und damit Einschlafen der Kinder bei nur minimaler Irritation der Atemwege, deutlich weniger kardiale Nebenwirkungen als Halothan
- **Nachteile:** Teuer, negativer Einfluss auf das Aufwachverhalten (Aufwachdelir), EEG-Veränderungen im Sinne von Krampfpotenzialen (Bedeutung unklar), Interaktion mit trockenem Atemkalk
- **Praxis:** 100% O_2 und pro 1–2 Atemzüge eine Konzentration von Sevofluran um 1 Vol.% bis 5 Vol.% steigern. Alternativ: Zufuhr von 40% O_2 und 60% N_2O, nach 1 min Zusatz von 5 Vol.% Sevofluran. Einschlafen nach ca. 1–2 min

Lachgas

N_2O ist als Trägergas rückläufig; es wirkt als mildes Analgetikum und erleichtert die Maskeneinleitung. In den vergangenen Jahren ist Lachgas zunehmend in der Diskussion wegen folgender Nebenwirkungen:

- Diffusion in luftgefüllte Räume, daher Probleme bei bestimmten Eingriffen, z. B. am Mittelohr oder Erkrankungen, z. B. bei Vorliegen einer Mukoviszidose
- Erhöht die Inzidenz von postoperativer Übelkeit und Erbrechen (PONV)
- Knochenmarksdepression (nur nach tagelanger Exposition)

Die volatilen Anästhetika Enfluran, Isofluran und Desfluran spielen in der Kinderanästhesie eine untergeordnete Rolle, da die Maskeneinleitung mit diesen Substanzen schwierig bzw. komplikationsträchtig ist.

Intravenöse Einleitung

Die i.v-Einleitung ist für den Autor die Methode der Wahl. Das Einschlafen geschieht schnell, meist sanft und bei allen potenziellen Problemen ist der i.v.-Zugang zur Applikation von Notfallmedikamenten bereits vorhanden.

Wichtig

Auch bei kleinen Eingriffen oder Untersuchungen muss immer ein i.v.-Zugang geschaffen werden.

Die Venenpunktion bei Säuglingen und Kleinkindern, ggf. unter den Augen der Eltern, erfordert viel Erfahrung. Eine Venenpunktion ohne vorherige Lokalanästhesie sollte möglichst vermieden werden. Präoperativ wird daher routinemäßig ein EMLA- Pflaster (► s. dort) verwendet. Den Eltern wird beim Vorgespräch die Stelle gezeigt, auf die das Pflaster eine Stunde vor Ankunft im OP zu kleben ist.

Wichtig

Schlecht geklebte EMLA-Pflaster sind ineffektiv.

Die Entfernung des Pflasters sollte 5–10 min vor der Venenpunktion erfolgen, da die durch Prilocain bedingte Vasokonstriktion ansonsten die Venenpunktion erschwert. Bevorzugte Punktionsstellen sind die Venen des Hand- und Fußrückens. Bei schwierigen Venensituationen kann die Vena saphena vor dem medialen Malleolus, eine Vene im volarseitigen Handwurzelbereich (hier mit 26 G-Nadeln) oder in der beugeseitigen Ellenbogenregion eine Alternative sein.

Wichtig

Kein falscher Ehrgeiz – in schwierigen Fällen Maskeneinleitung!

Propofol

Einleitungsnarkotikum der Wahl und nun auch für Säuglinge ab der 4. Woche zugelassen. Kinder brauchen – im Vergleich zu Erwachsenen – eine relativ höhere Dosis und die Wirkung hält länger an.

- Insgesamt wenig **Nebenwirkungen**: Selten Husten, Apnoen und störende Spontanbewegung, unbedeutender Einfluss auf die Hämodynamik
- **Vorteile:** Keine Atemwegsirritation, Prophylaxe von postoperativem Erbrechen, gute Steuerbarkeit (eignet sich zur TIVA s.dort)
- **Nachteile:** Injektionsschmerz (früher Zusatz von 1 ml 2%igem Xylocain auf 20 ml Propofol); heute mit dem Zusatz von mittelkettigen Triglyzeriden in Form von Lipuro, Injektionsschmerz weniger ausgeprägt
- **Dosierung:** 3–5 mg/kg (bei Verzicht auf Prämedikation und je kleiner die Kinder großzügiger dosieren).

Etomidat (-Lipuro)

- **Dosierung:** 0,3 mg/kg
- **Vorteil:** hämodynamische Stabilität

Methohexital

- **Dosierung:** 1–2 mg/kg
- Barbiturat mit der kürzesten Eliminationshalbwertzeit (90 min). Rektale Einleitung möglich (25 mg/kg, 10%ige Lösung)

Die beiden letzten Substanzen werden insgesamt selten verwendet; ggf. bei Allergien auf Inhaltsstoffe der Propofollösung wie Sojabestandteile. Nebenwirkungen von beiden sind Injektionsschmerz und exzitatorische Phänomene beim Einschlafen.

Thiopental

- **Dosierung:** 3–5 mg/kg, wird in der ambulanten Anästhesie wegen der relativ langen Eliminationszeit kaum verwendet

Ketamin

- **Indikation:** i.m.-Applikation bei tobenden, unzugänglichen Kindern oder bei kurzen schmerzhaften Eingriffen; nur in Verbindung mit Midazolam
- **Dosierung:** 1–2 mg/kg i.v., 5 mg/kg i.m., 10–15 mg/kg rektal. Bei Verwendung von S(+) Ketamin halbe Dosierung verwenden!

Cave

Hypersalivation, bei Säuglingen Apnoen möglich.

6.1.10 Narkoseaufrechterhaltung

Atemwegssicherung

Maskennarkose

Die Maskennarkose spielt nur noch bei sehr kurzen Eingriffen eine Rolle. Die Masken sollten möglichst latexfrei sein. Eine Auswahl von verschiedenen Größen und Formen (Laerdal, Rendell-Baker) mit kleinem Totraum gehört zur Standardausrüstung. Ein Doppelmaskensystem zur Reduktion der Kontamination von volatilen Anästhetika im OP wäre wünschenswert, der hohe Anschaffungs- und Unterhaltungspreis steht dem jedoch entgegen.

Larynxmaske (LMA)

Die Anwendung der Larynxmaske bedeutet einen enormen Zugewinn an Komfort und Praktikabilität für die ambulante Kinderanästhesie. Mit ihr gelingt eine Atemwegssicherung ohne Irritation der, insbesondere bei Säuglingen und Kleinkindern, vulnerablen subglottischen Region.

Nachteile: Kein sicherer Aspirationsschutz, Aufblähung des Magens bei hohen Atemwegsdrucken. Ca. 95% der typischen kinderchirurgischen Eingriffe können mit Larynxmaske anästhesiert werden.

Kontraindikationen:

- Eingriffe mit Aspirationsgefahr
- Bauchlage
- Eingriffe länger als 90 –120 min

In den letzten Jahren gab es Verbesserungen durch die Proseal-LMA, bei der durch ein separates Lumen zusätzlich eine Magensonde eingeführt werden kann. Die Erfahrungen bei der Anwendung im Kindesalter sind noch gering.

Auch Adenotomien (AT) lassen sich hervorragend in Larynxmasken-Narkose versorgen. Wichtig dabei sind eine gute Kooperation mit dem Operateur und eine manuelle Beatmung, um möglichst Obstruktion, Dislokation oder größere Leckagen zu identifizieren und ggf. eine Lageverbesserung der Maske vorzunehmen. Sinnvoll ist eine Tamponade im unteren Pharynxbereich. Seit mehreren Jahren gibt es durchweg positive Erfahrungen mit der flexiblen LMA im HNO-Bereich; nur sehr selten gelingt die Platzierung der LMA nicht, so dass intubiert werden muss.

Zur Einführung der LMA muss die Narkosetiefe ausreichend sein, da bei zu flacher Narkose ein Laryngospasmus provoziert werden kann.

Die Technik der Einführung ist leicht zu erlernen. Nach Befeuchtung wird mit minimal geblähtem Cuff bei leicht überstrecktem Nacken die LMA über den harten Gaumen vorgeschoben und die Spitze im Hypopharynx platziert. Der Zeigefinger fungiert als Führungsschiene; dies ist insbesondere bei der flexiblen LMA, die zur AT verwendet wird, wichtig.

In schwierigen Fällen: Einführung mittels Rotationstechnik (wie Guedeltubus) oder Einstellen des Pharynx mit dem Laryngoskop. Beim Füllen des Cuffs mit Luft platziert sich die LMA von allein. Vereinzelt gestaltet sich die Platzierung der LMA im Säuglingsalter schwierig. Hilfreich kann in diesem Fall ein Wechsel der Größe z. B. von 1,5 auf 2 sein und/oder die Fixierung mit Pflaster an der Mundöffnung.

Bei Narkosen über 15–20 min sollte der Cuff-Druck kontrolliert werden. Insbesondere bei eher zu klein gewählten Tuben entstehen bei maximal geblähtem Cuff – plus zusätzlicher N_2O Diffusion – erhebliche Cuff-Druckspitzen. Dies kann Ursache für postoperative Halsschmerzen und Schluckprobleme sein und selten auch zu Heiserkeit führen.

Wir entfernen die LMA unmittelbar postoperativ bei suffizienter Spontanatmung und saugen anschließend den Rachen ab.

Weitere Vorteile der LMA: Anwendung auch bei unerwartet schwieriger Intubation.

Intubation

Die Intubation erfolgt entweder mittels Muskelrelaxans (► s. dort) oder bei Säuglingen und Kleinkindern auch in tiefer Inhalationsnarkose meist mit Zugabe von Propofol. Ihren Stellenwert hat die Intubation im ambulanten Betrieb vor allem bei Kontraindikationen für die LMA sowie in Notfallsituationen. Daher müssen an jedem Arbeitsplatz eine altersentsprechende Tubenauswahl und zwei funktionsfähige Laryngoskope mit altersgemäßen Spatelgrößen bereitliegen.

> **Wichtig**
>
> Im Notfall immer oral intubieren!

Substanzen zur Narkoseaufrechterhaltung

Die Steuerung der Narkoseaufrechterhaltung geschieht in zwei Varianten:

- Bei Einleitung mit volatilen Anästhetika Fortführung der Narkose mit dieser Substanz unter Supplementierung mit Opioiden und ggf. Muskelrelaxanzien. Bei dieser sogenannten balancierten Anästhesie kann die Konzentration des volatilen Anästhetikums (MAC-Wert) deutlich niedriger gewählt werden. Dies führt zu verkürzten Aufwachzeiten und reduziert das Maß an Nebenwirkungen
- Intravenöse Einleitung und Fortführung der Anästhesie in Form einer TIVA (► s. dort)

Opioide

Nur bei Anwendungen dieser Substanzen im Neugeborenenalter und bei ehemaligen Frühgeborenen ist mit einer erhöhten Empfindlichkeit gegenüber Opioiden zu rechnen. Ab dem dritten Lebensmonat nähert sich die Clearance und Eliminationshalbwertzeit der des Erwachsenen an, so dass keine verlängerten Wirkzeiten mehr zu erwarten sind. Bei den drei hier dargestellten Opioiden kann – je nach Substanz unterschiedlich ausgeprägt – bei Bolusinjektionen eine ausgeprägte Thoraxrigidität auftreten. In dieser Situation kann eine Maskenbeatmung äußerst schwierig werden. Darüber hinaus kann es dosisabhängig zu einer ausgeprägten Bradykardie kommen (vorherige Applikation von Atropin!).

Alfentanil

- Hat einen hohen Stellenwert im ambulanten Bereich
- Die Eliminationshalbwertzeit von Alfentanil ist dosisabhängig. Das Medikament eignet sich wegen einer mit zunehmender Infusionsdauer steigenden, kontext-sensitiven Halbwertszeit nicht zur Infusion.

> **Dosierung**
>
> **Bei Kombination mit Inhalationsanästhetikum:**
> - 10–20 µg/kg initial vor LMA-Insertion oder Intubation
> - 10–15 µg/kg vor Inzision
> - 5–10 µg/kg bei Schmerzspitzen (z. B. Zug am Peritoneum)
>
> **Bei Verzicht auf Inhalationsanästhetika:**
> - 40–60 µg/kg Initialdosis, weitere Dosierung in 10 µg-Schritten
> - Propofolinfusion als Hypnotikum

Fentanyl

- Ist weit verbreitet in der Kinderanästhesie, wird aber eher im stationären Bereich eingesetzt. Fentanyl besitzt eine längere Halbwertzeit, daher besteht bei längeren Eingriffen die Gefahr der Kumulation
- Bei Verzicht auf volatile Anästhetika sind ebenfalls höhere Dosierungen notwendig

> **Dosierung**
>
> 5 µg/kg Initialdosis, 2–3 µg/kg alle 20 min oder bei Schmerzspitzen

Remifentanil

- Ultrakurz wirkendes Opiat, wird unabhängig von Organfunktionen metabolisiert; nach einer Bolusinjektion wird innerhalb von 1,5 min am Wirkort die maximale Konzentration erreicht
- Das Haupteinsatzgebiet ist die Dauerinfusion im Rahmen der TIVA

> **Dosierung**
>
> 1 µg/kg als Supplement bei einer Kombinationsnarkose (z. B. bei Intubation oder Schmerzspitze); ansonsten 0,1–0,4 µg/kg/min über Perfusor.

Total Intravenöse Anästhesie (TIVA)

Die Dauerinfusion von Hypnotikum und Analgetikum, meist Propofol/Remifentanil hat sich inzwischen auch in der ambulanten Kinderanästhesie etabliert. Einige Autoren sehen in der TIVA die »Zukunft der Kinderanästhesie« (Kretz 2002).

> **Dosierung**
>
> Remifentanil: 0,2–0,5 µg/kg/min
> Propofol: 10–15 mg/kg/h (in den ersten 10 min), danach 5–10 mg/kg/h

Vorteile:
- Keine MH-Triggerung
- Keine Leberschäden
- Keine Atemwegsirritationen, keine Interferenz mit Atemkalk
- Aufwachverhalten eher unproblematisch
- Reduzierte Rate an PONV und Shivering postoperativ

Nachteile:
- Aufwendigeres Equipment mit der Möglichkeit der technischen Störung oder versehentlicher paravenöser Infusion (Awareness?)
- Rasches Abklingen der Remifentanil- und Alfentanil-Wirkung, daher gutes postoperatives Schmerzmanagement notwendig!!

> **Cave**
>
> Kontraindikation für (Langzeit)-Applikation von Propofol im Kindesalter beachten!

Volatile Anästhetika

Wegen der raschen Anflutung und Abflutung bei nur minimaler Irritation der Atemwege ist Sevofluran in der Kinderanästhesie das volatile Anästhetikum der Wahl für Narkoseeinleitung und -aufrechterhaltung.

Desfluran eignet sich aufgrund seiner Pharmakokinetik sehr gut für ambulante Eingriffe, kann aber wegen der Atemwegsreizung nicht zur Maskeneinleitung benutzt werden. Der Einsatz von Lachgas ist deutlich rückläufig, da es nur schwach analgetisch ist und Nebenwirkungen wie PONV verursacht.

Muskelrelaxanzien

In der ambulanten Kinderanästhesie ist eine routinemäßige Relaxation nicht notwendig. Ausnahmesituationen sind geplante Intubationen bei längeren Eingriffen, Bauchlage und/oder abgedeckter Kopfregion; z. B. Anthelixplastik oder Rezidivherniotomie. Darüber hinaus bilden kurzfristige Eingriffe mit der Notwendigkeit guter Relaxierung wie z. B. große Nabelhernien oder Notfallsituationen, wie eine ausgeprägte Thoraxrigidität oder Laryngospasmus, eine Indikation.

Succinylcholin:

Succinylcholin ist mit erheblichen Nebenwirkungen wie Trigger für Maligne Hyperthermie und Rhabdomyolyse, Hyperkaliämie mit kardiale Effekten (Rhythmusstörungen) und Muskelfaszikulationen belastet. Dieses Relaxans hat nur noch eine Berechtigung als Notfallmedikament zur »Rapid Sequence Induction (RSI)«.

Dosierung

Säuglinge 2 mg/kg, Kinder 1,5 mg/kg

Wichtig

Für Succinylcholin gilt der Grundsatz:
»Always have it, never use it!«

Mivacurium:

Die Wirkdauer der Intubationsdosis beträgt ca. 10 min, bei höherer Dosis muss mit Histaminfreisetzung gerechnet werden. Der Abbau erfolgt über Plasmacholinesterasen, daher ist bei Vorliegen atypischer Enzymvarianten mit verlängerter Relaxierung zu rechnen.

Dosierung

Intubationsdosis 0,2 mg/kg,
Repetitionsdosis 0,1 mg/kg

Cisatracurium (Stereoisomer von Atracurium):

Anschlagzeit 3–5 min, Wirkdauer ca. 30 min. Mit Verlängerung der Wirkzeit ist bei gleichzeitiger Verwendung von volatilen Anästhetika zu rechnen. Dieses mittellang wirkende Relaxans setzt kein Histamin frei und hat kaum kardiovaskuläre Nebenwirkungen. Die Inaktivierung erfolgt organunabhängig durch Hofmann-Elimination.

Dosierung

Intubationsdosis 0,15 mg/kg,
Repetitionsdosis 0,02 mg/kg

Die **Antagonisierung** einer noch bestehenden Relaxierung erfolgt üblicherweise mit **Neostigmin.**

Dosierung

0,05 mg/kg unter Vorgabe von Atropin
0,02 mg/kg

6.1.11 Schmerztherapie

Die postoperative Schmerztherapie hat im ambulanten Bereich einen außerordentlich hohen Stellenwert!

Wichtig

Nicht oder unzureichend behandelte Schmerzen können zu einer Überforderung von Eltern zu Hause führen und Grund für eine Klinikaufnahme sein.

Darüber hinaus können postoperative Schmerzen ein signifikanter Faktor für die Entwicklung folgender – im weiteren Verlauf auftretender – Verhaltensauffälligkeiten sein: Essstörungen, nächtliche Unruhezustände mit Alpträumen und Aufschreien sowie Regressionsphänomene, z. B. erneutes Einnässen bei Kindern, die bereits »windelfrei« waren. In Einzelfällen bleiben diese Auffälligkeiten noch mehreren Monaten bestehen (Kotiniemi et al. 1997).

Weiterhin gibt es Hinweise darauf, dass unbehandelte, akute Schmerzzustände Chronifizierungsmechanismen im nozizeptiven System in Gang setzen, deren Tragweite z. Z. nicht abgeschätzt werden kann.

Der Erkenntnisgewinn in der Schmerztherapie bei Kindern war in den vergangenen Jahren enorm hoch. Besonders Regionalanästhesietechniken, die in der Kinderchirurgie sehr effizient einzusetzen sind, haben eine breite Anwendung erfahren. Aber auch mit Substanzen aus dem Repertoire der systemischen Analgetika können die Kinder gezielt und wirksam behandelt werden.

Wichtig

Kein Kind muss heutzutage postoperative Schmerzen erleiden!

Zudem ist die postoperative Schmerztherapie ein geeignetes Qualitätsmerkmal der Institution, in der Kinder behandelt werden. Eine Schmerzmessung – wie im stationären Bereich üblich – wird im ambulanten Bereich selten durchgeführt. In diesem Zusammenhang hat die Kooperation mit den Eltern im Aufwachraum einen hohen Stellenwert. Im Zweifelsfall werden zusätzlich Analgetika verabreicht.

Eine Dokumentation des postoperativen Schmerzniveaus mit validen Schmerzmeßmethoden wie VAS (visuelle Analogskala), SAS (Smiley-Analogskala) oder die »Kuss-Skala« nach Büttner sollten aber grundsätzlich zur postoperativen Überwachung gehören.

Als sehr wirkungsvoll in Prävention und Therapie perioperativer Schmerzen hat sich ein **multimodales Vorgehen** bewährt.

Das medikamentöse Konzept der Schmerztherapie basiert auf drei Elementen:

- Paracetamol, Novamin und NSAR-Analgetika
- Opioide
- Regionalanästhesie

Allgemeines Prinzip ist ein antinozizeptives Vorgehen im Sinne einer präemptiven Analgesie. Es gilt, wirksame Plasmaspiegel der Analgetika beim Wachwerden zu erreichen (Suppositorien nach Narkoseeinleitung einführen) oder Regionalanästhesietechniken präoperativ einzusetzen, um das nozizeptive System bereits intraoperativ zu blockieren; darüber hinaus werden Allgemeinanästhetika eingespart.

Paracetamol, Novamin und NSAR

Paracetamol

hat traditionell auch heute noch eine große Bedeutung, obgleich es im Vergleich mit den anderen hier erwähnten Substanzen eine geringere analgetische Potenz aufweist; zudem wird es für diese Indikation häufig unterdosiert.

Dosierung

Rektal: Aufsättigung 30–40 mg/kg, weitere Dosen 2×20 mg/kg maximal in 24 h
Oral: 15–20 mg/kg (Einzeldosis), weitere Dosen 2×10–15 mg/kg max. in 24 h
Zulassung: oral und rektal ab Geburt

Für die unmittelbar postoperative Analgesie kommt nur die präoperative rektale Gabe in Frage; zu beachten ist, dass die Resorption langsam erfolgt (bis zu 2–3 h bis zum max. Serumspiegel) und interindividuell sehr unterschiedlich ist.

Cave

Die therapeutische Breite von Paracetamol ist gering.
Maximale Tagesdosis: 90 mg/kg
Hepatotoxische Dosis: 150 mg/kg und Tag

Die Anwendung dieser hohen Dosen ist auf **maximal drei Tage** zu beschränken. Es gibt immer wieder Fallberichte über toxisches Leberversagen nach Applikation von Paracetamol im Hochdosisbereich über mehr als 3 Tage. Für jüngere Säuglinge, Kinder mit reduziertem Allgemeinzustand und Virusinfekten gelten reduzierte Dosis-Empfehlungen (max. 60 mg/kg/d rektal).

Zuehmend gewinnt hierzulande die i.v.-Applikation von Paracetamol an Bedeutung.

Dosierung

15 mg/kg langsam i. v. injizieren; Zulassung ab 10 kgKG

Auch nach i.v.-Gabe wird der maximale Analgesieeffekt erst nach 1–2 h erreicht; die Anschlagszeit beträgt ca. 30 min. Es muss darüber hinaus die Gesamtdosis bedacht werden, wenn den Eltern Paracetamol als Suppositorium für zu Hause empfohlen wird.

Novamin (Metamizol)

ist ein potentes Nichtopioid-Analgetikum mit einer spasmolytischen Wirkkomponente. Extrem selten ist das Auftreten einer Agranulozytose.

> **Dosierung**
> 15–20 mg/kg Einzeldosis als Kurzinfusion über 15 min
> 2,5–3 mg/kg und Stunde als Dauerinfusion
> Zulassung: i.v. ab 1. Lebensjahr, oral ab 3. Lebensmonat

Cave
Bei i.v.-Bolusgabe schwere arterielle Hypotension mit Kreislaufversagen möglich!

NSAR (Nicht-steroidale Antirheumatika)

Die Analgetika aus dieser Substanzgruppe haben mit unterschiedlicher Ausprägung alle ein sehr ähnliches (Neben)-Wirkungsspektrum.

Diclofenac

ist zur postoperativen Schmerztherapie für Kinder ab dem 1. Lebensjahr gut untersucht und zeichnet sich dabei als potentes Analgetikum aus. Bei rektaler Applikation ist die relative Bioverfügbarkeit höher als nach oraler Gabe und die maximale Serumkonzentration wird schneller erreicht.

> **Dosierung**
> Rektal: 1,5 mg/kg Einzeldosis
> 3 mg/kg Tagesmaximaldosis

Wegen möglicher Interferenzen mit der Gerinnung (reversible Hemmung der COX) sprechen sich einige Autoren gegen die Gabe von Diclofenac bei Tonsillektomien aus. Entsprechende Berichte sind jedoch alt und gelten als überholt. Die Daten in einem kürzlich erschienen Cochran-Review belegen, dass diese Befürchtungen unbegründet sind und kein erhöhtes Blutungsrisiko besteht (Cardwell et al. 2005).

Nebenwirkungen wie Magenschleimhautschädigung und Nierentoxizität spielen bei der Kurzzeitanwendung keine Rolle.

Cave
Diclofenac darf nicht bei Verdacht auf Porphyrie eingesetzt werden.

Leider ist Diclofenac bei Kindern unter 15 Jahren in Deutschland nicht zugelassen. Vor dem Hintergrund langjähriger guter Erfahrung mit dieser Substanz, ergänzt durch die umfangreichen Daten im Schrifttum, kann Diclofenac unterhalb dieser Altersgrenze nur »off label« im Rahmen des Heilversuches angewendet werden. Die 12,5 mg Suppositorien müssen aus der Schweiz importiert werden (Ciba-Geigy Voltaren).

Ibuprofen

Diese Substanz hat sich in den vergangenen Jahren in der pädiatrischen Schmerztherapie bewährt, und empfiehlt sich vor allem für die weitere Schmerztherapie zu Hause. Die Zulassung besteht oral und rektal ab dem 3. Monat. Die Resorption erfolgt oral schnell und rektal verzögert.

> **Dosierung**
> 10 mg/kg Einzeldosis rektal
> 15 mg/kg Einzeldosis oral
> 40 mg/kg maximale Tagesdosis

Die Nebenwirkungen sind NSAR-typisch; bei Kindern mit bekanntem Asthma bronchiale keine Zunahme der Asthmasymtomatik unter Ibuprofen.

Acetylsalicylsäure

ist wegen der möglichen Assoziation mit dem Reye-Syndrom und der Störung der Thrombozytenfunktion mit der Gefahr der erhöhten postoperativen Blutungsneigung nicht geeignet.

Kombination von Paracetamol mit NSAR-Analgetika

Die Studienlage hierzu ist nicht einheitlich. Vereinzelt wird von einer verlängerten Analgesiedauer und reduziertem Analgetikabedarf zu Hause mit einer Kombination von Paracetamol und Ibuprofen berichtet.

Opioide

Bei richtiger Indikationsstellung und Beachtung der Dosierung haben Opioide auch im ambulanten Bereich eine Berechtigung. Die Überwachungsstandards im Aufwachraum incl. Pulsoxymetrie müssen allerdings gewährleistet sein.

Cave
Bei der initialen Dosisbemessung ist eher der untere Bereich zu wählen, da eine perioperative Opiatgabe mit nachfolgender Autofahrt zu einem deutlichen Anstieg von PONV (Postoperative Übelkeit und Erbrechen) führt!

PONV ist einer der Hauptgründe für eine stationäre Wiederaufnahme nach ambulanter Operation.

Auch bei diesen Substanzen sollte man sich auf wenige Präparate, mit denen man gute Erfahrungen hat, beschränken.

Tramadol

ist ein niederpotentes Opioid und kann zur Supplementierung von nicht ausreichender Lokalanästhesie (LA) und/oder NSAR-Analgesie eingesetzt werden.

> **Dosierung**
> 0,5–1 mg/kg i.v-Einzelgabe (wegen erhöhter Inzidenz von Erbrechen besser als Kurzinfusion über 20 min applizieren)
> 0,25 mg/kg und Stunde als Dauerinfusion möglich
> 6–8 mg/kg maximale Tagesdosis

Eine **orale Gabe** kann bei **bereits entferntem i.v.-Zugang** eine Alternative sein. Ein Tropfen entspricht 2,5 mg.

> **Dosierung**
> 1 mg/kg oral

Die Tropfen werden mit etwas Zucker auf die Zunge gegeben, so dass die Resorption rasch – ohne First-pass-Effekt – erfolgt. Eine kontinuierliche Gabe von Tramadol in Kombination mit Metamizol ist nach größeren Operationen im urologischen Bereich, wo ausgeprägte viszerale Schmerzen zu erwarten sind, üblich; meist in Kombination mit Regionalanästhesie. Dieses Verfahren wird eher selten im ambulanten Bereich eingesetzt.

Piritramid

ist ein analgetisch hochpotentes Opiat, reiner μ-Agonist und wird in Deutschland sehr häufig zur postoperativen Schmerztherapie eingesetzt.

> **Dosierung**
> 0,05 mg/kg Einzelgabe i.v.
> 0,025 mg/kg Repetitionsdosis i.v.;
> bei Bedarf titrieren

Indikationen sind Eingriffe, bei denen ein höheres postoperatives Schmerzniveau zu erwarten ist und Regionalanästhesieverfahren nicht anwendbar sind wie z. B. Adenotomien oder zur Komplettierung einer unzureichenden postoperativen Analgesie.

Vorteile: Lange Wirkzeit von 4–6 h ohne wesentliche Beeinflussung der Hämodynamik. Aufgrund der Wirkzeit muss mit einer erhöhten PONV-Rate gerechnet werden (siehe oben). Eine Atemdepression ist bei der genannten Dosierung nur im unmittelbaren Zusammenhang mit der Applikation zu befürchten; zu beachten ist ein sedierender Effekt.

Regionalanästhesie (RA)

Die Regionalanästhesie ist die tragende Säule im multimodalen Konzept. In der Regel wird die RA nach Narkoseeinleitung durchgeführt, so dass sowohl intra- als auch postoperativ eine Analgesie erreicht wird. Von Vorteil ist, dass ein Großteil der kinderchirurgischen Operationen einer RA gut zugänglich ist.

Das Erlernen der beschriebenen Techniken ist nicht schwierig. Die Kenntnisse der speziellen Anatomie sowie die Pharmakologie der LA in dieser Altersgruppe sind jedoch Vorraussetzung. Da die Blockaden in Allgemeinanästhesie durchgeführt werden, fehlen die klinischen Zeichen für Nervenirritationen (ggf. Gebrauch von Nervenstimulator) oder ZNS-Toxizität. Kardiovaskuläre Nebenwirkungen aufgrund intravasaler Injektion oder rascher Resorption bzw. Überdosierung können sich zu schweren Komplikationen ausweiten.

> **Wichtig**
>
> Maximaldosen von Lokalanästhetika (bei Einzelinjektion):
> - Bupivacain: 2,5 mg/kg
> - Ropivacain: 3,0 mg/kg
> - Lidocain: 7 mg/kg
> - Prilocain: 7 mg/kg

Die meisten Erfahrungen existieren mit Bupivacain. Eine Konzentration von 0,25% ist zur Analgesie völlig ausreichend. Die Wirkdauer beträgt ca. 3–5 h.

Im Folgenden sind die wichtigsten Verfahren aufgeführt, die in der ambulanten Kinderchirurgie Anwendung finden.

Oberflächenanästhesie

Die topische Analgesie mit EMLA (Eutectic mixture of local anaesthetics) ist der Standard.

Indikation: Venenpunktion, auch Lumbal- und Knochenmarkspunktion, Portpunktion, Molluskenabtragung.

> **Wichtig**
>
> Einwirkzeit von EMLA mindestens 60 min, 10 min vor Punktion Pflaster entfernen, da die Vasokonstriktion die Venenpunktion erschwert.

Wundinfiltration und -instillation

Eine sehr einfache und hocheffiziente Technik, die – außer bei Adenektomie/Tonsillektomie – universell anwendbar ist; insbesondere dort, wo keine Nervenblockade möglich ist, z. B. Ganglien-, Naevi- und Zystenentfernung oder Nabelhernien.

> **Wichtig**
>
> Bei Wundinfiltrationen ist ein ausreichendes Volumen zu verwenden (Maximaldosierung!) und die Einwirkzeit von 3–5 min zu bedenken.

Bei Vergleichsuntersuchungen konnte bei Herniotomien mit diesem Verfahren eine ebenso effiziente, postoperative Analgesie erreicht werden wie mit einer Nervenblockade bzw. Kaudalanästhesie (Machotta et al. 2003).

Nervenblockaden

Peniswurzelanästhesie (PWA)

Bei der im Kindesalter sehr häufig durchgeführten Zirkumzision ist die PWA die Blockade der Wahl.

Zur Anatomie: Die beiden Nervi dorsalis penis ziehen via subpubischer Raum nach distal und liegen bilateral von Arterie und Vene.

Zwei Techniken:

- Bilaterale (Dahlens): Einstich in 10.30 Uhr- und 01.30 Uhr-Position an der Peniswurzel bis Perforation der Buck'schen Faszie
- Medial (Bacon): Einstich in der Mittellinie, nach Knochenkontakt an der Symphyse wandern der Nadel bis zur Perforation der Faszie

> **Dosierung**
>
> 2×0,2 ml/kg Bupivacain 0,25%, maximale Menge 8 ml LA; andere Autoren empfehlen niedrigere Volumina und höher Konzentrationen (Jöhr 2001).

> **Cave**
>
> Bei PWB kein Zusatz von Vasokonstrikoren zum LA.

Wir bevorzugen primär die bilaterale Technik. Wenn allerdings während des intraoperativen Verlaufs der Eindruck entsteht, dass der Block nicht komplett ist, führen wir am Ende der OP zur Ergänzung den Mittellinienblock durch. Dieses Vorgehen garantiert eine nahezu 100%ige postoperative Analgesie über mehrere Stunden.

Alternativen wie ein subcutaner Ring um die Peniswurzel oder präoperatives Auftragen von EMLA-Creme oder Lidocaincreme und -spray sind deutlich weniger effizient als ein PWB.

Komplikationen: Der PWB ist sehr sicher. Gefäßpunktionen und Hämatome sind allerdings möglich; Urethralverletzungen sehr selten.

N. Ilioinguinalis- und N. iliohypogastricus-Block

Eine sehr verbreitete Analgesiemethode bei Operationen von Inguinalhernien, Orchidopexien und Varikozelen-Operationen nach Ivanesevic.

Zur Anatomie: Die Nn. ilioinguinalis und ilihypogastricus versorgen die Leistenregion sensibel und verlaufen unterhalb der Externusaponeurose zwischen den Mm. obliquus internus und transversus abdominis. Das distale Drittel des Scrotums wird nicht von diesen Nerven versorgt und auch die peritoneale Schmerzkomponente im Bruchsackbereich wird nicht erfasst.

Technik:

- Indirekt: Die Einstichstelle liegt 1 cm medial der Spina iliaca anterior superior

Eine kurzgeschliffene Nadel wird mit einem Einstichwinkel von 45 Grad nach kaudal vorgeschoben. Man nimmt einen deutlichen Widerstandsverlust bei Perforation der Externusaponeurose wahr und injiziert das LA dann subfaszial.

- **Direkt:** Durch den Chirurgen unter Sicht mit stumpfer Nadel unter die Externusaponeurose

> **Dosierung**
>
> 0,5 ml/kg Bupivacain 0,25%

Komplikationen: Rasche Resorption, Femoralisblock möglich (Patient knickt beim Laufen ein), extrem selten Perforation nach intraabdominal.

Wichtig

Der distale Anteil des Scrotums wird nicht vom N. ilioinguinalis innerviert, darüber hinaus werden die Schmerzen, die bei Zug am Peritoneum entstehen, über viszerale Afferenzen fortgeleitet und damit ebenfalls nicht mit diesem Block erfasst.

Nach Orchidopexien muss von einem höheren postoperativen Schmerzniveau ausgegangen werden (Ho et al. 2000).

Daher führen wir folgende Ergänzungen dieser Blockade durch:
- Bei Hernien Infiltration des Bruchsackstumpfes mit LA
- Bei Orchidopexie Instillation von LA in den Hodensack

Plexusblockade

Axilläre Plexusblockaden sind bei Frakturen und Verletzungen bzw. Metallentfernungen an der oberen Extremität zu erwägen. Bei Kindern unter acht Jahren in der Regel nur in Sedierung und mit einer LA-Hautquaddel im Punktionsgebiet durchzuführen. Die anatomischen Verhältnisse ertasten sich bei Kindern relativ leicht.

Dosierung

< als 8 Jahre eine Einzelinjektion in Plexusscheide
> 8 Jahre gezieltes Aufsuchen der Nerven mit dem Nervstimulator
0,75 ml/kg Lokalanästhetikum (Jöhr 2001)

Rückenmarknahe Verfahren

Hier kommt ambulant im Wesentlichen nur die Kaudalanästhesie in Frage, die eine der am häufigsten durchgeführten zentralen Blockaden im Kindesalter ist. Prinzipiell kann dieses Verfahren bei allen Eingriffen unterhalb des Nabels – wie z. B. bilaterale Herniotomien bzw. Orchidopexien und Hypospadiekorrekturen – sehr effizient eingesetzt werden.

Auch das eingespielte Anästhesieteam braucht für den Kaudalblock mit Seitenlagerung nach Narkoseeinleitung, Desinfektion, Punktion und Medikamentenapplikation eine gewisse Zeit. Da mit den oben beschriebenen Methoden der Regionalanästhesie in Kombination mit NSAR-Analgetika in der Praxis eine sehr wirkungsvolle Schmerztherapie erzielt wird, hat dieses Verfahren hier nicht die Bedeutung wie in der Klinik. Darüber hinaus ist die Verweilzeit im Aufwachraum nach Kaudalanästhesie, z. B. durch verzögerte Blasenentleerung und erhöhte Rate an PONV im Vergleich zu Operationen mit peripheren Blockaden, verlängert.

Kaudalkatheter sind für den ambulanten Bereich unüblich; ebenso die anderen rückenmarknahen Verfahren wie Spinal- und Epiduralanästhesie.

Zusätze zum Lokalanästhetikum wie Clonidin oder Opioide zu peripheren und/oder zentralen Blockaden führen zu einer Wirkungsverlängerung der Analgesie. Potenzielle Nebenwirkungen wie verlängerte Sedierung, Nausea und Atemdepresssionen sind für den ambulanten Bereich jedoch nicht akzeptabel.

Auswahl von Schmerztherapiekonzepten

Tab. 6.1. Krankheitsbilder und entsprechende Schmerztherapiekonzepte

Zirkumzision	PWB
Leistenherniotomie, Orchidopexie	NSAR + Ilioinguinalis-Block zusätzlich Stumpfinfiltration/ Skrotuminstillation
Nabelherniotomie	NSAR + Wundinfiltration
Ganglion/Zysten/ Tumorentfernung	Wundinstillation
AT/TE	NSAR/Piritramid; alternativ: Metamizol /Tramadol und Dexamethason (0,15 mg/kg)

6.1.12 Aufwachraum

Die räumlichen Aspekte fanden bereits eingangs Erwähnung.

Wichtig

Die Anwesenheit der Eltern beim Aufwachen der Kinder entspricht der Vorstellung der meisten dort tätigen Kollegen sowie dem Wunsch der Eltern und deren Kindern.

In diesem Setting hat die persönliche Betreuung einen hohen Rang. Eine entsprechend ausgebildete Pflegekraft sollte ruhig und souverän die Kinder überwachen sowie die Eltern betreuen – oft keine leichte Aufgabe.

Zur Überwachung wird im Wesentlichen die Pulsoxymetrie verwendet. Die Möglichkeit einer O_2-Applikation und eine Absaugvorrichtung müssen vorhanden sein. Der Anästhesist ist der Ansprechpartner, insbesondere bei folgenden Problemen und Komplikationen:

Aufwachdelir

Vor allem Kinder im Vorschulalter können aus der Narkose mit einem extrem unruhigen, agitierten, teilweise äußerst aggressiven Verhalten aufwachen und sind dann oft in keiner Weise zugänglich. Nicht selten empfinden die Eltern diesen Zustand schockierend und haben das Gefühl, ihr Kind nicht wiederzuerkennen. Ein Teil der Eltern berichtet, dass ihr Kind ein ähnliches Aufwachverhalten zeigt, wenn es abrupt aus dem Schlaf erweckt wird. Die Ursache für dieses problematische Verhalten ist noch unklar. Einige Autoren sehen gehäuft diese Zustände nach Sevoflurananästhesie, obgleich auch nach Anwendung anderer volatiler Anästhetika – und selbst nach einer TIVA – derartige Zustände auftreten können. Postoperative Schmerzen müssen in diesen Situationen ausgeschlossen sein bzw. zum Ausschluss umgehend therapiert werden.

Eigene Erfahrung des Autors: Wir haben seit drei Jahren mit dem Verzicht auf die Prämedikation mit Midazolam eine deutliche Reduktion der Inzidenz derartiger deliranter Zustände beobachtet. Die Kinder wachen in der Regel ruhig auf und machen nach dem Erwachen mit dem Spiel weiter, mit dem sie sich vor Narkosebeginn beschäftigt haben. Sie sind klar, orientiert und können die Situation wieder erkennen und einordnen.

> **Wichtig**
>
> Zur Behandlung des Unruhezustandes eines Aufwachdelirs eignen sich geringe Dosen von Propofol (0,5–1 mg/kg i.v.); ggf Repetition.

Die Kinder schlafen dann wieder ein und wachen meist ca. 15–20 min später ruhiger wieder auf.

Schmerzen

Wie im Abschnitt Schmerztherapie besprochen, kommen die verschiedenen Methoden der Schmerztherapie bereits präventiv zur Anwendung. Gelegentlich gibt es jedoch Versager von Blockaden oder die systemische Analgesie ist noch nicht in ausreichendem Maße wirksam. Daher sollte ein Konzept für diese Fälle existieren. Neben Metamizol als Kurzinfusion hat sich zur kurzfristigen Überbrückung Alfentanil in niedriger Dosierung (3–5 μg/kg langsam i.v.), Piritramid i.v. oder Tramal p.o./i.v. in den oben beschriebenen Dosierungen bewährt.

PONV

Übelkeit und Erbrechen kann den Kindern postoperativ erheblichen Dyskomfort bereiten. Die PONV-Rate ist abhängig von Alter, Art des Eingriffs und Art der Narkose. Je jünger umso seltener tritt Erbrechen auf; die Häufigkeit unter TIVA ist im Vergleich zur Narkose mit volatilen Anästhetika und N_2O etwas geringer und bei intra- und postoperativ erhöhtem Opioidbedarf ansteigend. Ist anamnestisch eine Neigung zu Erbrechen bekannt, sollten prophylaktisch Antiemetika verabreicht und eine TIVA durchgeführt werden.

Antiemetika

Metoclopramid (Paspertin)

> **Dosierung**
>
> 0,15–0,2 mg/kg; eher schwach wirksam.

> **Cave**
>
> Extrapyramidale Nebenwirkungen können auftreten, bei kleinen Kindern ist Metoclopramid kontraindiziert!

Domperidon (Motilium)

> **Dosierung**
>
> 1 Tropfen/kg per os

Dimenhydrinat (Vomex)

> **Dosierung**
>
> 5mg/kg per os oder rektal
> 2–6 Jahre 75 mg
> 6–12 Jahre 150 mg

Ondansedron(Zofran)

Dosierung
0,1 mg/kg i.v.

Dexamethason (Fortecortin)

Dosierung
0,5 mg/kg i.v. bei schwerer Verlaufsform bzw. hohem Risiko (Anamnese, Art der OP)

Laryngospasmus

Tritt selten im Aufwachraum, häufiger bei der Narkoseeinleitung bzw. -ausleitung auf.

Ursachen: Meist zu flache Narkose bei volatilem Anästhetikum und zusätzlicher Irritation der Rachenschleimhaut (Sekret, Guedeltubus); gehäuft im Rahmen von Infekten der oberen Luftwege.

Therapie: Maskenbeatmung mit 100%igem O_2, Maske dicht halten (CPAP um 20–30mmHg) bei Esmarchschem Handgriff, verbunden mit leichtem Rütteln des Unterkiefers; ggf. Narkose vertiefen (Propofol); Rachen absaugen; Succinylcholin i.v., selten ist eine Intubation notwendig.

Postextubationsstridor

Dieser ist ebenfalls bei Kindern mit Infekten und/oder unkorrekter Tubusgröße zu erwarten und kann bis zu einer Stunde postoperativ auftreten.

Therapie: Sedierung, Inhalation mit Adrenalin, Cortison i.v.

6.1.13 Entlassung

Bei komplikationslosem intra- und postoperativem Verlauf werden die Kinder in der Regel nach zwei Stunden entlassen.

Voraussetzungen hierfür sind:
- Stabile Vitalparameter
- Keine oder kaum Schmerzen
- Kein oder nur einmaliges Erbrechen

Die Kinder sollten nicht zum Trinken gezwungen werden, auch eine Miktion ist nicht zwingend erforderlich.

Die Eltern werden darüber informiert, welche **Analgetika** (meist Paracetamol als Suppositorium oder Ibuprofen als Saft) in welcher Dosierung, in welchem Zeitabstand gegeben werden dürfen. Dies sollte schriftlich dokumentiert werden.

Des Weiteren werden Fragen beantwortet wie:
- Wann welches Essen, Trinken?
- Welche Aktivitäten?
- Was tun bei Blutungen?

Die **Telefonnummern** des Anästhesisten und Chirurgen müssen bekannt sein (► s. Informationsblatt).

Am Abend des OP-Tages erfolgt eine telefonische Kontaktaufnahme vom Chirurgen und/oder Anästhesisten. Dabei wird oftmals erneut auf die Schmerzmedikation eingegangen. Nicht selten müssen die Eltern zur Gabe von Analgetika ermuntert werden. Untersuchungen zeigen, dass Eltern aus Angst vor Nebenwirkungen den Kindern Analgetika vorenthalten. Am folgenden Tag stellen sich Eltern und Kind in der Regel noch einmal in der Praxis vor. Im Rahmen der Qualitätskontrolle können dabei – meist in Form eines Fragebogens – Angaben zur Zufriedenheit über den Ablauf, Probleme, Komplikationen und Verbesserungsvorschläge gemacht werden. Dies hat sich bei uns bewährt und wird gut angenommen.

Literatur

Cardwell M, Siviter G, Smith A (2005) Non-steroidal antiinflammatory drugs and perioperative bleeding in paediatric tonsillectomy. Cochrane Collaboration Issue 4

Ho D, Keneally JP (2000) Analgesia following paediatric day-surgical orchidopexy and herniotomy. Paediatr Anaesth 10: 627

Jöhr M (2001) Kinderanästhesie, 5. Aufl., Urban und Fischer, München, Jena

Kotiniemi LH, Ryhänen PT, Moilanen IK (1997) Behavioural changes in children following day-case surgery: a 4-week follow-up 551 children. Anaesthesia 52: 970

Kretz FJ (2002) The future of paediatric anaesthesia is total intravenous anaesthesia. Curr Opin Anaesth 15: 305

Machotta A, Risse A, Bercker S, Streich R (2003) Comparison between instillation of bupivacaine versus caudal analgesia for posttraumatic analgesia following inguinal herniotomy in children. Paediatr Anaest 13: 397

Wallbergh EJ, Wellis RJ, Eckert J (1991) Plasma concentrations of midazolam in children following intranasal administration. Anesthesiology 74: 233

Weiterführende Literatur

Anderson BJ, Ralph CJ, Stewart AW, Barber C, Holford N (2000) The dose-effect relationship for morphine and vomiting after day-stay tonsillectomy in children. Anaesth Intensive Care 28: 155

Anderson BJ (2004) Comparing the efficacy of NSAIDs and paracetamol in children. Paediatr Anesth 14: 201

Aurory Y, Ecoffey C, Messiah A, Rouvier B (1997) Relationship between complications of paediatric anesthesia and volume of pediatric anesthetics. Anesth Analg 84: 234–235

Bacon AK (1977) An alternative block for post circumcision analgesia. Anaesth Intensiv Care 5: 63

Berde C (2004) Local anaesthetics in infants and children: an update. Paediatr Anaesth 14: 387

Biro P, Vagts D, Schultz U, Pasch T (2005) Anästhesie bei seltenen Erkrankungen. 3. Aufl. Springer, Berlin Heidelberg New York Tokio

Borucki D, Hünseler C, Müller C, Theisohn M, Hering F, Roth B (2004) Piritramid in der Analgesie von Neugeborenen, Säuglingen und Kleinkindern. Der Schmerz (Suppl 1) 18: 108

Cote CJ (2003) Preparation, premedication and induction of anesthesia. Annual Meeting ASA, Refresher Course Lectures:164

Casey WF, Rice LJ, Hannallah RS, Broadman L (1990) A comparison between Bupivacain instillation versus ilioinguinal/iliohypogastric nerve block for postoperative analgesia following inguinal herniorrhaphy in children. Anesthesiology 72: 637

Choi WY, Irwin MG, Hui TW et al. (2003) EMLA cream versus dorsal penile nerve block for postcircumcision analgesia in children. Anesth Analg 96(2): 396

Dalens B, Vanneuville G, Dechelotte P (1998) Penile block via the subpubic space in 100 children. Anesth Analg 69: 41

Eberl W, Wendt I, Schroeder HG (2005) Präoperatives Screening auf Gerinnungsstörungen vor Adenotomie und Tonsllektomie. Klin.Pädiatr 217: 20

Jöhr M, Sossai R (1999) Colonic puncture during ilioinguinal nerve block in a child. Anesth Analg 88: 1051

Jöhr M (2002) Postanaesthesia excitation. Paediatr Anaesth 12: 293

Kaka JS, Tekle A (1992) Bioavailability of ibuprofen from oral and suppository preparations in rats. Res Commun Chem Pathol Pharmacol. 76: 171

Kankkunen P, Vehviläinen-Julkunen K, Pietilä AM, Kokki H, Halonen P (2003) Parents` perceptions and use of analgesics at home after childen`s day surgery. Paediatric anaesthesia 13: 132

Kain Z (2003) Myths in pediatric anesthesia. Annual Meeting ASA, Refresher Course Lectures: 284

Kearns GL, Leeder JS, Wasserman GS (1998) Acetaminophen overdose with therapeutic intent. J Pediatr 132: 5

Keaney A, Diviney D, Harte S (2004) Postoperative behavioural changes following anesthesia with sevoflurane. Paediatr Anaesth 14: 866

Kleiber C, Harper DC (1999) Effects of distraction on children`s pain and distress during medical procedures: a meta- analysis. Nurs Res 48 (1): 44

Koinig H (2002) Preparing parents for their child`s surgery: preoperative parenteral information and education. Paediatr Anaesth 12: 107

Kokki H (2003) Nonsteroidal anti-inflammatory drugs for postoperative pain: a focus on children. Paediatric Drugs 5: 103

Kretz FJ, Reimann B, Stelzner J, Heumann H (2000) Die Larynxmaske bei Adenotonsillektomie bei Kindern. Der Anaesthesist 49: 706

Labouvie H, Kusch M, Bode U (2003) Psychologische Interventionen bei akuten Schmerzen im Kindesalter. In: Zernikow B (Hrsg) Schmerztherapie bei Kindern. 2. Aufl. Springer, Berlin Heidelberg New York Tokio S 157

Lehmann K, Reinhold P (2004) Metamizol- moderne Schmerztherapie mit bewährter Substanz. MedReport 50: 12

Lönnqvist PA, Morton NS (2005) Postoperative analgesia in infants and children. Br J Anaesth 95: 59

Lönnqvist PA, Walid H (2005) Midazolam as premedication: Is the emperor naked or just half-dressed? Pediatr Anesth 15: 263

Maunuksela EL, Olkkola KT (2003) Nonsteroidal anti-inflammatory drugs in pediatric pain management. In: Schlechter NL, Berde CB, Yaster M (Hrsg) Pain in infants, children and adolescencts. Lippincott Williams and Wilkins, Philadelphia, p 171

Morton NS, O`Brien K (1999) Analgesic efficacy of paracetamol and diclofenac in children receiving PCA morphine. Br J Anesth 82: 715

Murat I, Constant I, Maud`huy H (2004) Perioperative anaesthetic morbidity in a children: a database of 24.165 anaesthetics over a 30-month period. Pediatr Anaesth 14: 158

Murat I, Baujard C, Foussat C, Guyot E, Petel H, Rod B, Ricard C (2005) Tolerance and analgesic efficacy of a new i.v. paracetamol solution in children after inguinal hernia repair. Pediatr Anaesth. 15: 663

Olsson GL, Hallen B (1984) Laryngospasm during anaesthesia, a computer aided incidence study in 136.929 patients. Acta Anaesthesiol Scand 28: 567

Sethi AK, Chatterji C, Bhargava SK, Narang P (1999) Safe preoperative fasting times after milk or clear fluid in children. Anaesthesia 54: 51

Sittl R, Griessinger N, Geiss C (2003) Postoperative Schmerztherapie bei Kindern und Jugendlichen. In: Zernikow B (Hrsg) Schmerztherapie bei Kindern. 2. Aufl, Springer Berlin Heidelber New York Tokio, S 244–255

Soh CR, Ng SBA, Lim SL (2003) Dorsal penile nerve block. Peadiatr Anaesthesia 13: 329

Strauss JM, Giest J (2003) Totale intravenöse Anästhesie: Auf dem Weg zum Standardverfahren bei Kindern. Anaesthesist 52: 761

Strauss JM, Kretz FJ et al (2004/2005) Handlungsempfehlungen: Tagungen des Arbeitskreises Kinderanästhesie der DGAI: Speyer, Dresden

Tait AR (2002) Upper airway infektion and pediatric anesthesia: how is the evidence based? Curr Opin Anesth 15: 317–322

Vakkuri A, Yli-Hankala A, Sarkela M, Lindgren L, Mennander S, Korttilla K et al. (2001) Sevoflurane mask induction of

anaesthesia is associated with epileptiform EEG in children. Acta Anaesthesiol Scand 45: 805
Van der Marel CD, Anderson BJ, Romsing J, Jacqz-Aigrain E, Tibboel D (2004) Diclofenac and metabolite pharmacokinetics in children. Pediatr Anesth 14: 443
Viitanen H, Annila P (2001) Analgesic efficacy of tramadol 2 mg kg$^{(-1)}$ for paediatric day-case adenoidectomy. Br J Anaesth 86: 572
Viitanen H, Tuominen N, Vaaraniemi H, Nikanne E, Annila P(2003) Analgesic efficacy of rectal acetaminophen and ibuprofen alone or in combination for paediatric day-case adenoidectomy. Br J Anaesth 91: 363
Wolf AR (1999) Tears at bedtime: a pitfall of extending paediatric day-case surgery without extending analgesia. Br J Anaesth 82: 319

6.2 Anästhesie bei geriatrischen Patienten

A. Gottschalk

6.2.1 Hintergrund

Im Bereich der medizinischen Versorgung ist der Anteil älterer Patienten in den letzten Jahren am stärksten gewachsen (Bryson et al. 2004; Gottschalk et al. 2005). Dies hängt unter anderem mit der in ◘ Abb. 6.1 und ◘ Abb. 6.2 dargestellten Bevölkerungsentwicklung zusammen. Die Verbesserung sowohl der anästhesiologischen als auch der chirurgischen

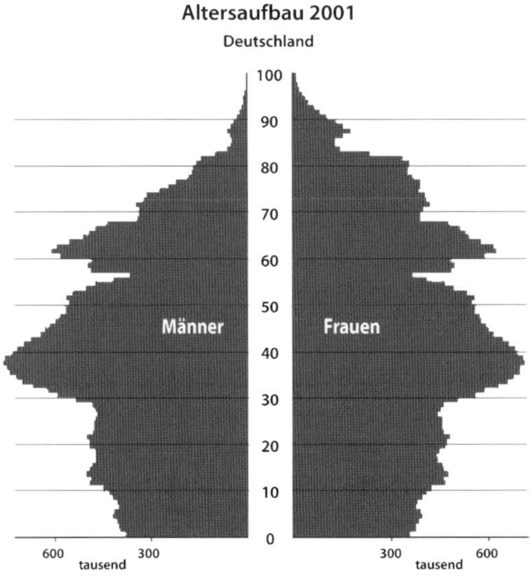

◘ **Abb. 6.1.** Alterspyramide in Deutschland (2001) (Quelle Statistisches Bundesamt)

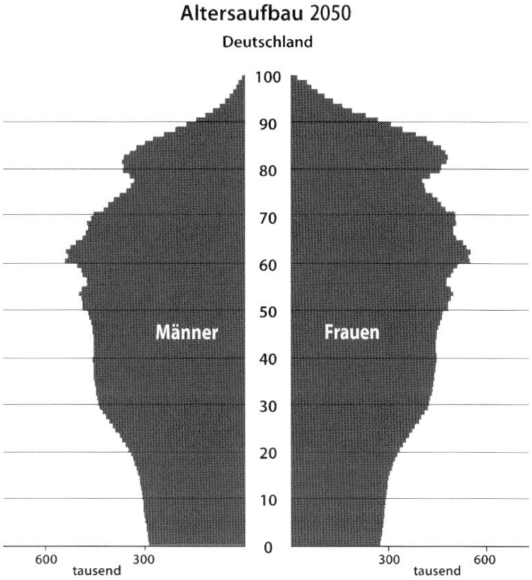

◘ **Abb. 6.2.** Alterspyramide in Deutschland (2050) (Quelle Statistisches Bundesamt)

Techniken erlaubt eine frühzeitige Entlassung von älteren Patienten in ihr gewohntes Umfeld. Dies ist insbesondere in der ambulanten Versorgung von älteren Patienten wichtig, da diese in einigen Fällen nur über eine eingeschränkte Fähigkeit verfügen, sich neuen, unbekannten Situationen anzupassen. Außerdem führen die weiterhin zunehmenden ökonomischen Zwänge mit der zu erwartenden Kostenersparnis dazu, dass Patienten verstärkt ambulant operiert werden bzw. werden müssen.

Prinzipiell können ältere Patienten ebenso wie junge Patienten im Rahmen des ambulanten Operierens versorgt werden. Hierbei steht nicht das nominelle Alter der Patienten im Vordergrund, sondern vielmehr das biologische Alter. Die Eignung von älteren Patienten für das ambulante Operieren lässt sich anhand einer klinischen Untersuchung, einer adäquaten Anamneseerhebung sowie gegebenenfalls zusätzlichen angepassten apparativen bzw. laborchemischen Untersuchungen evaluieren. Die Durchführung von umfangreichen Untersuchungen ist jedoch bei ambulant zu operierenden Patienten kaum möglich. Im Zweifelsfalle steht jedoch immer die Sicherheit des Patienten an erster Stelle. Dies sollte insbesondere in ambulanten Zentren, die nicht an eine Klinik angebunden sind und somit nicht über die Möglichkeit einer eventuellen stationären Aufnahme oder einer notwendig gewordenen intensivmedizinischen Betreuung verfügen, berücksichtigt werden.

6.2.2 Anästhesierelevante physiologische Veränderungen im Alter

Mit zunehmendem Alter treten zahlreiche physiologische Veränderungen auf, die im Rahmen einer Narkose, ob nun im ambulanten oder im stationären Bereich, beachtet werden müssen. Die physiologischen Veränderungen im Alter wurden ausführlich von Rosenthal und Kavic (Rosenthal u. Kavic 2004) beschrieben und sollen in der folgenden Übersicht nur auszugsweise angeführt werden.

Übersicht über physiologische Veränderungen im Alter

Kardiale Veränderungen
- »Windkesselfunktion« der Aorta ↓
- Linksherzhypertrophie ↑
- arterieller Hypertonus, Herzzeitvolumen ↓
- koronarer Blutfluss, adrenerge Stimulation ↓

Pulmonale Veränderungen
- Restriktive Ventilationsstörungen ↑
- FEV_1, Vitalkapazität ↓
- Residualvolumen, FRC↑

Renale Veränderungen
- Glomeruläre Filtrationsrate ↓
- Renaler Blutfluss ↓
- Wirkung von ADH ↓
- Renale Elimination von Medikamenten ↓

Neurologische Veränderungen
- Neurotransmittersyntheserate ↓
- Anzahl der Opioidrezeptoren ↓
- Sensibilität der Opioidrezeptoren ↑

Pharmakokinetische Veränderungen
- Renale Clearance ↓
- Albuminspiegel ↓
- Aktivität der Phase-I-metabolisierenden Enzyme ↓

Der Verlust von Parenchymzellen und die Zunahme von interstitiellem Gewebe führen zu einer reduzierten Kompensationsmöglichkeit aller Organsysteme. Die Zunahme des peripheren Gefäßwiderstandes und der Verlust der sog. »Windkesselfunktion« der Aorta führen zu einer Linksherzhypertrophie mit konsekutiver Ausbildung eines arteriellen Hypertonus, während das Herzzeitvolumen abnimmt. Weiterhin sind der maximale koronare Blutfluss und die adrenerge Stimulation im Alter vermindert. Letzteres führt zu einer Reduktion des maximalen Anstiegs der Herzfrequenz im Alter. Die Aufrechterhaltung des Herzzeitvolumens bei diesen Patienten ist von einer Steigerung des ventrikulären Preloads und des Schlagvolumens abhängig, d. h. auch eine nur moderate intraoperative Hypovolämie kann zu einer deutlichen Einschränkung des Herzzeitvolumens führen.

Im Alter kommt es häufig zu restriktiven Ventilationsstörungen, die durch eine zunehmende Rigidität des Thorax und einen Abbau der elastischen Fasern der Lunge bedingt sind. Während die FEV_1 und die Vitalkapazität abnehmen, ist bei dem Residualvolumen und der funktionellen Residualkapazität (FRC) eine Zunahme zu verzeichnen. Diese pulmonalen Veränderungen können in der postoperativen Phase zu Störungen des Gasaustausches führen.

Die glomeruläre Filtrationsrate und der renale Blutfluss nehmen im Alter ab. Weiterhin ist die Wirkung von ADH an der Niere reduziert. Diese Veränderungen führen insbesondere dazu, dass Medikamente, die renal eliminiert werden, wie z. B. einige Muskelrelaxantien (Rocuronium, Pancuronium) oder Benzodiazepine, eine deutlich verlängerte Wirkungsdauer aufweisen. Diese Medikamente sollten entweder in der Dosierung angepasst oder ganz vermieden werden.

In Bezug auf neurologische Veränderungen ist neben der Abnahme der Neurotransmittersyntheserate hauptsächlich die Abnahme der Anzahl der Opioidrezeptoren relevant. Allerdings weisen die verbliebenen Rezeptoren eine erhöhte Sensibilität auf, so dass bei der Anwendung von Opioiden bei normaler Dosierung eine länger anhaltende Atemdepression zu erwarten ist. Neuere Untersuchungen weisen weiter darauf hin, dass bei ca. 25% aller Patienten über 65 Jahre nach größeren Eingriffen in Allgemeinanästhesie eine kognitive Dysfunktion auftritt, die teilweise auch noch nach drei Monaten nachzuweisen ist (Moller et al. 1998; Rasmussen et al. 2003).

In Bezug auf die Pharmakokinetik der Anästhetika ist es wichtig zu beachten, dass es neben einer verminderten renalen Clearance aufgrund einer Abnahme des Albumins zu höheren Wirkspiegeln von Medikamenten kommen kann. Dieser Effekt wird auch noch durch eine Aktivitätsabnahme der Phase-I-metabolisierenden Enzyme verstärkt.

6.2.3 Risiken des ambulanten Operierens im Alter

Wichtig

Prinzipiell muss festgehalten werden, dass das Alter des Patienten per se keinen Hinderungsgrund für die Durchführung ambulanter Eingriffe darstellt.

Zwar steigt die Prävalenz anästhesierelevanter Erkrankungen mit dem Lebensalter an, jedoch sollte sich die Auswahl der Patienten für ambulante Eingriffe vielmehr an dem Ergebnis der eingehenden Anamnese, der klinischen Untersuchungen und von bedarfsgerecht durchgeführten, apparativ-diagnostischen Untersuchungen orientieren (Schaffer u. Wittenmeier 2003). Die Leitlinien für ambulantes Operieren bzw. Tageschirurgie der Deutschen Gesellschaft für Anästhesie und Intensivmedizin (DGAI) betonen, dass sich die Auswahl der Patienten an dem physiologischen Status und nicht an dem Alter zu orientieren hat (DGAI-Leitlinien). In einer Übersichtsarbeit über die Auswahl von Patienten für das ambulante Operieren bzw. die Durchführung von anästhesiologischen Maßnahmen wurde angemerkt, dass ältere Patienten ohne relevant erhöhtes Risiko ambulanten Operationen unterzogen werden können (Bryson et al. 2004). Allerdings kam es bei älteren Patienten intraoperativ in einem erhöhten Prozentsatz zu unerwünschten Ereignissen, insbesondere hämodynamischen Problemen, die in Abhängigkeit vom Alter der Patienten zunahmen ◘ Abb. 6.3 (Chung et al. 1999). Gleichzeitig konnte aber auch gezeigt werden, dass die postoperative Komplikationsrate im Aufwachraum bei älteren Patienten deutlich niedriger liegt als bei jüngeren Patienten. Hierbei fiel insbesondere auf, dass ältere Patienten in einem deutlich geringeren Prozentsatz unter postoperativer Übelkeit und Erbrechen bzw. therapiebedürftigen starken Schmerzen litten.

Eine prospektive Untersuchung ergab, dass das Alter der Patienten keinen prädiktiven Faktor für die Wiederaufnahme von ambulanten Patienten darstellt (Fortier et al. 1998). In einer anderen Untersuchung wurde nachgewiesen, dass neben der Durchführung einer Vollnarkose, einer langen OP-Zeit, kardialen und malignen Vorerkrankungen insbesondere ein Alter >85 Jahre ein unabhängiger Prädiktor für eine stationäre Aufnahme und mögliche Todesfolge nach ambulanten Operationen ist (Fleisher et al. 2004).

6.2.4 Welche Voruntersuchungen sind notwendig?

Bevor auf die notwendigen Voruntersuchungen eingegangen wird, muss Folgendes festgestellt werden:

Wichtig

Das Alter der Patienten per se hat keinen Einfluss auf die ASA-Klassifikation.

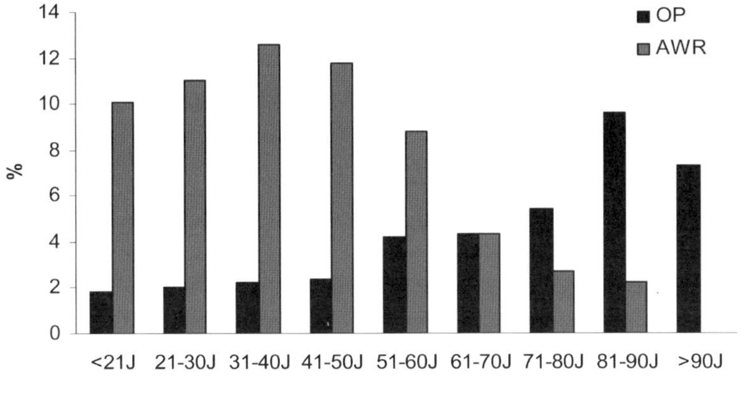

◘ **Abb. 6.3.** Häufigkeit von Zwischenfällen im OP bzw. Aufwachraum in Abhängigkeit vom Alter (modifiziert nach [Chung et al. 1999])

Ein nicht unerheblicher Teil der Kosten beim ambulanten Operieren wird durch präoperative Routineuntersuchungen verursacht. Hierbei wird der Umfang der notwendigen Untersuchungen allerdings unterschiedlich beurteilt. Außerdem wird der Nutzen von routinemäßigen Screeninguntersuchungen zunehmend in Frage gestellt.

Laborchemische Untersuchungen

Die Häufigkeit von pathologischen Laborwerten bei der routinemäßigen Bestimmung ist entsprechend einer Übersichtsarbeit von Hesse et al. sehr niedrig (0,3-1,6%) (Hesse et al 1999). Die Autoren folgern daraus, dass die Untersuchung von Blutbild, Serumanalyse, Blutzuckerbestimmung und Gerinnungsanalyse nur auf dem Hintergrund einer entsprechenden Anamnese und körperlichen Untersuchung notwendig ist, insbesondere da festgestellt werden konnte, dass postoperative Komplikationen bei keinem der Patienten in Zusammenhang mit nicht durchgeführten Laboruntersuchungen standen. Aufgrund medikolegaler Aspekte ist die Indikation zur Durchführung einer Gerinnungsanalyse bei der Durchführung von rückenmarknahen Regionalanästhesien eher großzügig zu stellen.

Thoraxröntgen-Aufnahmen

Ein routinemäßiges Röntgen des Thorax führt je nach Studie in nur 0,1–6,8% zu neuen pathologischen Befunden. In bis zu 36% wurden bereits bekannte pathologische Veränderungen bestätigt (Hesse et al. 1999). Es konnte zwar gezeigt werden, dass die Häufigkeit pathologischer Veränderungen, die mit dem Röntgen des Thorax festgestellt wurden, mit dem Alter zunimmt, jedoch stellt das Alter per se keinen unabhängigen Prädiktor für pathologische Veränderungen dar. Die Indikation zum Röntgen des Thorax ist vielmehr in Zusammenhang mit der Anamnese und der körperliche Untersuchung zu stellen.

EKG-Analysen

Bei ambulanten Patienten ist der Nutzen präoperativer EKG-Analysen umstritten, da die Inzidenz schwerwiegender kardiovaskulärer Erkrankungen entsprechend der Auswahl der Patienten, die für ambulante Eingriffe geeignet sind, gering ist. Zwar erweist sich das EKG als schlechter Prädiktor für perioperative kardiovaskuläre Probleme, da in Untersuchungen bis zu 43% der Patienten pathologische EKG-Befunde aufwiesen. Allerdings scheint ein höheres Patientenalter durchaus ein unabhängiger Prädiktor für das Vorhandensein von pathologischen Veränderungen im EKG zu sein. Aus diesen Gründen wird die Durchführung eines EKGs als Screening-Untersuchung bei Patienten älter als 50 Jahre gefordert.

Wichtig

In Übereinstimmung mit der Leitlinie der DGAI für anästhesiologische Voruntersuchungen ist neben einer körperlichen Untersuchung eine gründliche Anamneseerhebung auf der Grundlage des vom Berufsverband Deutscher Anästhesisten (BDA) empfohlenen Aufklärungs- und Anamnesebogens notwendig. Hierbei sollte insbesondere die körperliche Belastbarkeit der Patienten (z. B. Treppensteigen) eruiert werden. Weiterhin sollten mitgebrachte Vorbefunde einbezogen werden und eventuelle weitergehende Untersuchungen anhand der erhobenen Befunde durchgeführt werden. Allerdings kann auf der Grundlage prospektiver Studien aufgrund verschwiegener oder unbeachteter Gewohnheiten die Bestimmung folgender Parameter notwendig sein: Hb, Kalium, GPT und γGT.

Tab. 6.2. Empfehlungen für Routineuntersuchungen

Alter (Jahre)	Hb/Hkt	Kreatinin	Gerinnung	BZ	Rö-Thorax	EKG
50–64	F	–	(X)[a]	–	–	X
65–74	X	X	(X)[a]	X	–	X
>75	X	X	(X)[a]	X	(X)	X

X = Alle Patienten, F = Frauen, [a]bei der Durchführung rückenmarknaher Verfahren.

In ◘ Tab. 6.2 sind anhand einer Empfehlung von Roizen die Routineuntersuchungen bei asymptomatischen Patienten dargestellt (Roizen 1995). Bei Patienten mit einer pathologischen Anamnese müssen diese Empfehlungen bedarfsadaptiert erweitert werden.

6.2.5 Anästhesiologisches Management

Das intraoperative anästhesiologische Management zielt darauf ab, die operative Belastung der Patienten, die häufig nur über geringe Kompensationsmöglichkeiten verfügen, gering zu halten. Im Bereich der ambulanten Chirurgie werden zumeist nur kurz dauernde Eingriffe ohne relevante Volumenverschiebung durchgeführt, so dass Aspekte des Wärmehaushaltes und des Volumenmanagements eine eher untergeordnete Rolle spielen. Trotzdem können einzelne Interventionen unabhängig von dem durchgeführten Narkoseverfahren das Outcome dieser Patienten verbessern. Diese sollen im Folgenden auszugsweise dargestellt werden.

Perioperative ß-Blockade

Die perioperative Gabe von ß-Blockern führt zu einer Reduktion der Inzidenz von postoperativen kardialen Komplikationen (Mangano 1996). Dies gilt insbesondere bei Patienten mit erhöhtem kardialen Risiko. Das höhere Alter der Patienten alleine stellt jedoch keine zwingende Indikation für den Einsatz von ß-Blockern dar, wenngleich die Wahrscheinlichkeit einer koronaren Herzkrankheit mit dem Alter deutlich zunimmt und auch klinisch unauffällig sein kann.

Intraoperative Aufrechterhaltung der Normothermie

Im Rahmen operativer Eingriffe kann es zu ausgeprägten Hypothermien kommen. Da es bei älteren Patienten zusätzlich noch zu Einschränkungen der zentralen und peripheren Thermoregulation kommen kann, sind diese Patienten durch eine Hypothermie besonders gefährdet. Es konnte gezeigt werden, dass eine intraoperative Hypothermie bei alten Patienten mit kardialem Risiko ein Prädiktor für postoperative kardiale Komplikationen ist (Frank et al. 1993), während die Aufrechterhaltung der Normothermie die Inzidenz von kardialen Komplikationen verringern kann. Weiterhin führt eine Hypothermie zu Wundheilungsstörungen und zu einer Einschränkung des Immunsystems. Relevant werden diese Effekte insbesondere bei einer Operationsdauer >60 min, die jedoch im ambulanten Bereich nur selten erreicht wird.

Intraoperativer Flüssigkeitshaushalt

Bei älteren Patienten besteht unabhängig von der geplanten Operation und präoperativen Nüchternheit häufig eine unterschiedlich stark ausgeprägte Exsikkose. Die Aufrechterhaltung eines adäquaten intravasalen Volumens ist bei älteren Patienten aufgrund eingeschränkter Kompensationsmechanismen noch wichtiger als bei jungen Patienten. Wie bereits geschildert, hängt die Aufrechterhaltung des Herzzeitvolumens im Alter von einer Steigerung des ventrikulären Preloads und des Schlagvolumens ab, d. h. auch eine nur moderate intraoperative Hypovolämie kann zu einer deutlichen Einschränkung des Herzzeitvolumens führen.

Narkoseverfahren

Die Auswahl des Narkoseverfahrens hängt insbesondere vom operativen Eingriff ab. Prinzipiell sind sämtliche Verfahren auch im Bereich der ambulanten Anästhesie durchführbar. Um jedoch die möglichst zeitgerechte Entlassung der Patienten zu ermöglichen, sollte eine vom Operateur durchgeführte Lokalanästhesie in Kombination mit einer Analgosedierung bevorzugt werden. Regionalanästhesiologische Verfahren (Spinalanästhesie, periphere Nervenblockaden) haben den Vorteil, das Risiko der kognitiven Dysfunktion nahezu auszuschließen. Allerdings muss darauf verwiesen werden, dass die Durchführung regionalanästhesiologischer Verfahren häufig zeitaufwändiger ist, als die Durchführung einer Allgemeinanästhesie. Weiterhin treten häufig Probleme bei der Entlassung von Patienten auf, wenn z. B. nach peripheren Nervenblockaden eine motorische Restblockade oder nach rückenmarknaher Anästhesie eine Blasendysfunktion besteht.

Bei der Durchführung von Allgemeinanästhesien bietet sich insbesondere der Einsatz einer Larynxmaske an, da dabei auf die Anwendung von Muskelrelaxanzien verzichtet werden kann. Ob bei geriatrischen Patienten eine intravenöse Anästhesie oder eine inhalative Anästhesie durchgeführt wird, sollte individuell in dem jeweiligen ambulanten Zentrum entschieden werden. Die Reduktion von postoperativer Übelkeit und Erbrechen bei der Anwendung von intravenösen Anästhetika tritt bei geriatrischen Patienten aufgrund der generell reduzierten Inzidenz von Übelkeit und Erbrechen etwas in den Hintergrund. Bei der Anwendung von modernen Inhalationsanästhetika (Sevofluran, Desfluran) kann ein vergleichbares Aufwachverhalten wie bei der intravenösen Anästhesie erreicht werden. Weiterhin konnte gezeigt werden, dass Isofluran nach kurzen Eingriffen bei älteren Patienten eine vergleichbare klinische und neurokognitive Erholung gewährleisten konnte wie Sevofluran (Mahajan et al 2007)

6.2.6 Postoperative Schmerztherapie

In der postoperativen Schmerztherapie bei älteren Patienten ist, wie bereits oben geschildert, insbesondere zu beachten, dass die Anzahl der Opioidrezeptoren abnimmt, die verbliebenen Rezeptoren allerdings eine erhöhte Sensibilität aufweisen. Somit ist das Risiko von Atemdepressionen bei der Applikation von Opioiden bei älteren Patienten erhöht. Aus diesen Gründen ist bei älteren Patienten unbedingt auf eine angepasste Dosierung der Opioide zu achten.

Die Grundlage für eine adäquate Schmerztherapie stellt wie immer die Applikation von Nicht-Opioidanalgetika dar, die regelhaft oral appliziert werden sollten (WHO Stufe I). In Abhängigkeit eventuell bestehender Vorerkrankungen (Leber-/Niereninsuffizienz) ist ein entsprechendes Analgetikum zu wählen. In Frage kommen dabei beispielsweise:

- Metamizol 0,5–1 g 3–4-mal täglich
- Paracetamol 0,5–1 g 3–4-mal täglich
- Diclofenac 50 mg 3-mal täglich

Die weitere Analgesie steht im direkten Zusammenhang mit der durchgeführten Narkose. Es bietet sich dabei an, eine periphere Nervenblockade mit angelegtem Katheter mit Hilfe einer elastomerischen Einwegpumpe für 24 h oder ggf. auch länger weiterzuführen (Ilfeld u. Enneking 2005). Der Katheter kann dann inklusive Pumpe nach entsprechender Rücksprache vom Hausarzt oder bei einer erneuten Wiedervorstellung im ambulanten Zentrum entfernt werden.

Eine weitere elegante und sehr einfache Methode stellt die kontinuierliche Wundinfiltration von Lokalanästhetika über einen vom Operateur in das Wundgebiet eingelegten Katheter dar. Es konnte gezeigt werden, dass mit Hilfe dieser Methode auch bei sehr schmerzhaften Operationen eine gute Analgesie erreicht werden kann (Gottschalk et al. 2003).

Bei der Gabe von Opioiden der WHO Stufe II und III sollte bei älteren Patienten besonders auf eine adäquate Dosierung geachtet werden, die bereits getestet werden muss, solange der Patient sich unter Aufsicht im ambulanten Bereich befindet. Auch bei den Opioiden sollte unbedingt die orale Applikationsform gewählt werden.

Literatur

Bryson GL, Chung F, Finegan BA et al. (2004) Patient selection in ambulatory anesthesia – an evidence-based review: part I. Can J Anaesth 51: 768–781

Chung F, Mezei G, Tong D (1999) Adverse events in ambulatory surgery. A comparison between elderly and younger patients. Can J Anaesth 46: 309–321

Frank SM, Beattie C, Christopherson R et al. (1993) Unintentional hypothermia is associated with postoperative myocardial ischemia. The perioperative ischemia randomized anesthesia trial study group. Anesthesiology 78: 468–76

Fleisher LA, Pasternak LR, Herbert R et al. (2004) Inpatient hospital admission and death after outpatient surgery in elderly patients: importance of patient and system characteristics and location of care. Arch Surg 139: 67–72

Fortier J, Chung F, Su J (1998) Unanticipated admission after ambulatory surgery – a prospective study. Can J Anaesth 45: 612-619

Gottschalk A, Burmeister MA, Radtke P et al. (2003) Continuous wound infiltration with ropivacaine reduces pain and analgesic requirement after shoulder surgery. Anesth Analg 97:1086–1091

Gottschalk A, Schulte am Esch J (2005) Grenzen der Anästhesie – Risiko- und ältere Patienten in der täglichen Praxis. Internist 46 (4): 457–465

Hesse S, Seebauer A, Schwender D (1999) Ambulante Anästhesie: Welche Voruntersuchungen sind notwendig? Anaesthesist 48: 108-115

Ifeld BM, Enneking FK (2005) Continuous peripheral nerve blocks at home: a review. Anesth Analg 100: 1822–1833

Mangano DT, Layug EL, Wallace A et al. (1996) Effect of atenolol on mortality and cardiovascular morbidity after noncardiac surgery. Multicenter study of perioperative ischemia research group. N Engl J Med 335: 1713–1720

Mahajan VA, Chonghaile U, Bokhari SA, Harte BH, Flynn NN, Laffey JG (2007) Recovery of older patients undergoing ambulatory anaesthesia with isoflurane and sevoflurane. Eur J Anesth 4: 1–6 published online

Moller JT, Cluitmans P, Rasmussen LS et al (1998) Long-term postoperative cognitive dysfunction in the elderly ISPOCD1 study. ISPOCD investigators. International study of post-operative cognitive dysfunction. Lancet 351: 857–861

Rasmussen LS, Johnson T, Kuipers HM et al. (2003) Does anaesthesia cause postoperative cognitive dysfunction? A randomised study of regional versus general anaesthesia in 438 elderly patients. Acta Anaesthesiol Scand 47:260–266
Roizen M (1995) Preoperative evaluation. Miller R (ed) Anesthesia 4th ed, pp: 872–882
Rosenthal RA, Kavic SM (2004) Assessment and management of the geriatric patient. Crit Care Med 32: S 92–105
Schafer MK, Wittenmeier E (2003): Ambulante und tageschirurgische Eingriffe Anaesthesist 52: 1046–1054

6.3 Anästhesie bei Patienten mit Behinderungen

A. Gottschalk

6.3.1 Hintergrund

Entsprechend einem im Jahre 2004 erschienenen »Bericht der Bundesregierung zur Lage behinderter Menschen und die Entwicklung ihrer Teilhabe« gelten über acht Prozent der deutschen Bevölkerung als schwerbehindert. Diese Zahl beruht auf Angaben des statistischen Bundesamtes, nach denen in Deutschland 6,6 Millionen Menschen mit einer Schwerbehinderung leben. Im Rahmen dieser Statistik werden allerdings nur diejenigen Menschen erfasst, die den rechtlichen Status eines Schwerbehinderten (Behinderungsgrad über 50%) und den damit verbundenen Schwerbehindertenausweis erfolgreich beantragt haben.

Im bundesdeutschen Rechtswesen wird die Behinderung im Sozialgesetzbuch IX (§ 2 Abs. 1) folgendermaßen festgelegt:

Wichtig

Menschen sind behindert, wenn ihre körperliche Funktion, geistige Fähigkeit oder seelische Gesundheit mit hoher Wahrscheinlichkeit länger als sechs Monate von dem für das Lebensalter typischen Zustand abweichen und daher ihre Teilhabe am Leben in der Gesellschaft beeinträchtigt ist. Sie sind von Behinderung bedroht, wenn die Beeinträchtigung zu erwarten ist.

Die Definition im Sozialgesetzbuch weist allerdings insofern Defizite auf, da Behinderung nur auf eine Schädigung oder Leistungsminderung eines einzelnen Menschen zurückgeführt wird. Beispielhaft für eine erweiterte Begriffsdefinition unter Einbeziehung der Umgebung ist die Formulierung Alfred Sanders (Sanders 2002):

Wichtig

Definition: Behinderung liegt vor, wenn ein Mensch mit einer Schädigung oder Leistungsminderung ungenügend in sein vielschichtiges Mensch-Umfeld-System integriert ist.

Nach dieser Definition wird Behinderung nicht auf die Leistungsminderung eines Menschen zurückgeführt, sondern auf die Unfähigkeit des sozialen Umfeldes des betreffenden Menschen, diesen zu integrieren.

Eine grobe Kategorisierung von Behinderungen und eine Einteilung entsprechend der Ursache von Behinderung sind in der folgenden Übersicht sowie in der ◘ Tab. 6.3 dargestellt.

Kategorien von Behinderung

- Körperliche Behinderung
- Sinnesbehinderung (Blindheit, Gehörlosigkeit, Schwerhörigkeit)
- Sprachbehinderung
- Geistige Behinderung
- Lernbehinderung
- Psychische, seelische Behinderung

◘ **Tab. 6.3.** Ursachen von Behinderung

Erworbene Behinderung	Angeborene Behinderung
Perinatal entstandene Schäden	Vererbung (chromosomal)
Krankheiten	Pränatale Schädigung
Unfälle	
Durch Alterungsprozesse	

6.3.2 Probleme der ambulanten Versorgung behinderter Patienten

Wie oben bereits angedeutet liegt ein großes Problem der ambulanten Versorgung behinderter Menschen nicht nur in der vorliegenden Behinderung, sondern in der zumeist nur ungenügenden Integration in ein entsprechendes soziales Umfeld. Aus diesem Grund ist bei Patienten mit Behinderungen, die ambulant operiert werden sollen, umso mehr auf eine entsprechend ausreichende Versorgung nach der Entlassung aus der ambulanten Betreuung zu achten. Hierbei ist es nicht ausreichend, wenn der Patient in einer Pflegeeinrichtung untergebracht ist, solange nicht garantiert werden kann, dass die Patienten dort entsprechend den postoperativen Notwendigkeiten versorgt werden können.

Weiterhin muss für eine adäquate präoperative Risikoaufklärung und Einwilligung in das vorgesehene Anästhesieverfahren, sofern die Patienten nicht selbst einwilligungsfähig sind, frühzeitig die Betreuungssituation geklärt und ggf. eine Betreuung eingerichtet werden. Auch bei nicht einwilligungsfähigen Patienten sollten diese soweit wie möglich in die Aufklärung über den geplanten Eingriff einbezogen werden.

Bei der Anwendung der von der DGAI publizierten Entlassungskriterien können sich insoweit Probleme ergeben, da nicht alle Patienten mit Behinderungen zu Person, Ort und Zeit orientiert sind. Außerdem ist es einem Teil dieser Patienten nicht möglich, sich selbstständig anzuziehen, herumzulaufen oder auch die Kontrolle über die Ausscheidung zu behalten. Aus diesen Gründen ist es bei der ambulanten Versorgung dieser Patienten unbedingt notwendig, sich detailliert mit dem präoperativen Zustand der Patienten vertraut zu machen, um diesen mit dem postoperativen Zustand vergleichen zu können.

Eine ambulante Versorgung von Patienten mit Behinderungen kann allerdings insofern vorteilhaft sein, als dass die Patienten nur kurzfristig ihr gewohntes Umfeld verlassen und sich nicht an die fremde Umgebung der stationären Versorgung einer Klinik adaptieren müssen.

6.3.3 Spezifisches Vorgehen

Das konkrete Vorgehen bei der ambulanten Versorgung von behinderten Patienten soll im Folgenden skizziert werden. Hierbei wird auch kritisch hinterfragt, inwieweit bzw. unter welchen Voraussetzungen eine ambulante Versorgung sinnvoll ist, oder eventuell doch eine stationäre Behandlung vorgezogen werden sollte.

Hierbei spielen insbesondere die Art der Behinderung und ihre Ausprägung eine maßgebliche Rolle, aber auch die Relevanz der Behinderung für die Durchführung der Narkose. Im Folgenden soll diese Problematik anhand einer groben Einteilung bzw. Kategorisierung (siehe auch o.g. Übersicht) erläutert werden.

Patienten mit körperlicher Behinderung sowie Sprach- und Sinnesbehinderung ohne anästhesiologische Relevanz

Im Allgemeinen kann davon ausgegangen, dass diese Patienten problemlos einer ambulanten Versorgung unterzogen werden können. Hierbei sollte jedoch nicht vergessen werden, dass die Patienten im Rahmen der perioperativen Versorgung häufig einer intensiveren Betreuung bedürfen, die unbedingt gewährleistet werden muss. Außerdem muss, wie bereits oben geschildert, berücksichtigt werden, dass die üblichen Entlassungskriterien nur modifiziert auf diese Patienten angewendet werden können.

Patienten mit psychischer und geistiger Behinderung sowie Lernbehinderung ohne anästhesiologische Relevanz

Auch diese Patientengruppe kann aus anästhesiologischen Gesichtspunkten einer ambulanten Versorgung unterzogen werden. Allerdings kann bei diesen Patienten die Einsicht in die Notwendigkeit der operativen Versorgung bzw. in die notwendige Nachsorge fehlen. Diese Problematik stellt sich auch im Rahmen einer stationären Versorgung, so dass bei diesen Patienten eine (personal-) intensivere Betreuung notwendig wird. Dies bezieht sich insbesondere auf die Ein- und Ausleitung der Narkose sowie auf die Versorgung im Aufwachraum. Die Einbeziehung von den Patienten vertrauten Personen (Eltern, Betreuer) kann hierbei eine große Hilfe sein.

Patienten mit Behinderungen mit anästhesiologischer Relevanz

Liegen bei den Patienten Behinderung vor, die anästhesiologisch relevant sind, ist die Möglichkeit einer ambulanten Versorgung sehr kritisch zu hinterfragen. Dies liegt zum einen daran, dass die anästhesiologische Versorgung personalintensiv sein kann bzw. aufgrund der möglichen Komplikationen eine stationäre Versorgung notwendig werden kann. Im Falle von Komplikationen ist häufig die zeitnahe Hinzuziehung von weiterem Personal (z. B. zweiter Facharzt, Oberarzt) bzw. der Einsatz von zusätzlicher Infrastruktur notwendig. Aus diesen Gründen empfiehlt es sich, diese Patienten nur im Rahmen einer ambulanten Tagesklinik, die räumlich und organisatorisch einem Krankenhaus angeschlossen ist, zu versorgen. Weiterhin können diese Patienten auch im Rahmen des stationären Operationsbetriebes ambulant versorgt werden.

Auf besondere, für die anästhesiologische Versorgung relevante Behinderungen wird im nächsten Abschnitt hingewiesen.

6.3.4 Spezielle anästhesiologische Aspekte

Auswahl des Narkoseverfahrens

Wichtig

Zu den häufigsten spezifischen operativen Eingriffen bei Patienten insbesondere mit psychischen oder geistigen Behinderungen zählen operative Zahnsanierungen.

Die Auswahl des Narkoseverfahrens sollte sich bei Patienten mit Behinderungen immer nach den individuellen Gegebenheiten des Patienten richten. Die Durchführung einer Lokalanästhesie mit zusätzlicher Analgosedierung ist immer, ebenso wie die Regionalanästhesie, ein wünschenswertes Verfahren. Jedoch konnte gezeigt werden, dass bei 90% der Patienten mit einer geistigen Behinderung aufgrund von Agitation selbst bei kleineren, gynäkologischen Eingriffen eine Allgemeinanästhesie notwendig war (Vadivelu et al. 2004). Im Gegensatz dazu können bei Patienten mit körperlicher Behinderung sowie Sprach- und Sinnesbehinderung sämtliche allgemein- oder regionalanästhesiologischen Verfahren nach ausführlicher Risikoaufklärung unter Berücksichtigung der vorliegenden Behinderung und der durchzuführenden Operation durchgeführt werden.

Kraniofaziale Fehlbildungen

Die größten Probleme für die perioperative anästhesiologische Versorgung, ob nun im stationären oder ambulanten Bereich, stellen Patienten mit kraniofazialen Fehlbildungen dar. Diese treten sehr häufig im Rahmen von kongenitalen Erkrankungen insbesondere bei Kindern auf und können zu einer ausgeprägten Veränderung der anatomischen Verhältnisse führen (Nargozian 2004). Im Wachstum der Kinder können sich diese Fehlbildungen zurückbilden, weiter ausbilden oder unverändert bleiben. Eine Auswahl von speziellen Erkrankungen mit einem häufigen Auftreten von kraniofazialen Fehlbildungen stellt folgende Übersicht dar.

Kongenitale Erkrankungen, die mit kraniofaszialen Fehlbildungen assoziiert sind:

- Pierre-Robin Syndrom
- Treacher-Collins Syndrom
- Klippel-Feil Syndrom
- Trisomie 21
- Mucopolysaccaridosen
- Beckwith-Wiedemann Syndrom
- Vaskuläre Malformationen

Mit diesen Erkrankungen assoziiert ist häufig das Vorliegen eine Lippen-Kiefer-Gaumenspalte. Während die operative Versorgung der Lippen-Kiefer-Gaumenspalte regelhaft stationär erfolgt, kann z. B. die Herstellung eines Abdruckes für eine Trinkplatte durchaus ambulant erfolgen (siehe Fallbeispiel). Diese ambulante Versorgung setzt jedoch unbedingt einen vollständigen anästhesiologischen Arbeitsplatz mit einem erfahrenen Anästhesisten (Facharzt) und mindestens einer Fachpflegekraft voraus. Der Abdruck erfolgt zwar nur in anästhesiologischem Stand-by, sofern es jedoch zu einer Aspiration des Abdruckmaterials kommt, können schwerste Komplikationen bis hin zum Todesfall resultieren.

Bei Patienten mit kraniofazialen Fehlbildungen kann es auch bei sehr guter Vorbereitung und adäquater klinischer Untersuchung (Mundhöhle, Rachenraum, Kiefergelenk, Mundöffnung, Halswirbelsäule etc.) aufgrund der anatomischen Veränderungen zu einer »cannot ventilate, cannot intubate« Situation kommen, die eine schnelles und suffizientes Management erfordert. Aus diesem Grunde sollte ein Eingriff bei solchen Patienten, wenn überhaupt dann nur in ambulanten Einrichtungen durchgeführt werden, die an ein Krankenhaus mit entsprechender Infrastruktur angebunden sind.

Beispiel

Drei Monate altes Mädchen mit Pierre-Robin Syndrom ◘ Abb. 6.1, welches zur Herstellung einer Trinkplatte bei Kiefer-Gaumenspalte einen Abdruck des Gaumens erhalten sollte. Die Durchführung des Abdruckes erfolgte nach Anlage eines venösen Zugangs am Fuß und Präoxygenierung in anästhesiologischem Stand-by (1 Facharzt für Anästhesiologie, 1 Fachpflegekraft und eine weitere Pflegekraft aus der Anästhesie, Monitoring: EKG, Blutdruck, Pulsoxymetrie). Vorbereitet wurden neben dem üblichen Equipment zur Intubation zuvor eine Fiberoptik, sowie ein Koniotomie-Set. Weiterhin wurden die im OP anwesenden Mund-Kiefer-Gesichtschirurgen informiert, um ggf. eine Notkonio- oder Tracheotomie durchführen zu können. Der Abdruck konnte komplikationslos durchgeführt werden.

Komplikationen

Eine Aussage über die Häufigkeit von Komplikationen bei Patienten mit Behinderungen lässt sich nur schwer treffen. Einerseits ist die Häufigkeit von Komplikationen insbesondere von der vorliegenden Behinderung und eventuellen Begleiterkrankungen abhängig, andererseits auch von der Erfahrung des Anästhesisten und einer entsprechenden auf den Patienten zugeschnittenen individuellen Vorbereitung.

Die meisten Untersuchungen über die Versorgung von Patienten mit Behinderungen existieren im Bereich der Zahnmedizin. Eine retrospektive Untersuchungen an 564 Patienten, die sich einer Zahnbehandlung unterziehen mussten, zeigte, dass in 42% (n=234) der Patienten eine Allgemeinanästhesie notwendig war (Limeres Posse 2003). Hierbei kam es allerdings bei zwei Patienten zu einem Bronchospasmus, bei einem Patienten zu einer respiratorischen Insuffizienz und in einem weiteren Fall zu Herzrhythmusstörungen.

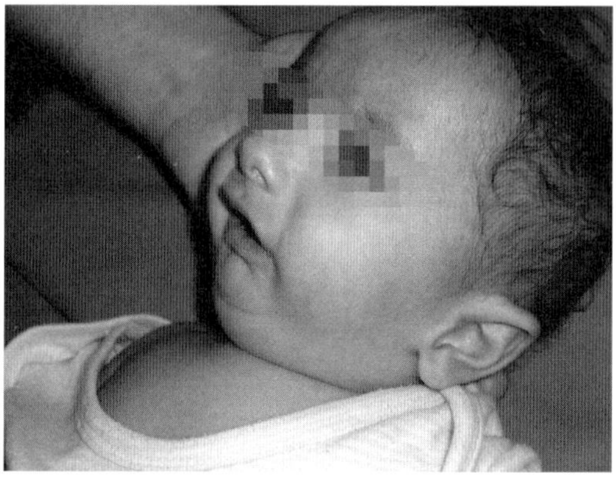

◘ **Abb. 6.4.** Drei Monate altes Mädchen mit Pierre-Robin-Syndrom

In einer weiteren Studie an Kindern mit Trisomie 21, die sich nicht-kardiochirurgischen Eingriffen unterziehen mussten, wurde die Häufigkeit von Komplikationen der Allgemeinanästhesie mit der Häufigkeit von Komplikation bei Kindern ohne Trisomie 21 verglichen (Borland et al 2004). Hierbei konnte festgestellt werden, dass es bei Kindern mit Trisomie 21 eine signifikant höhere Inzidenz von Bradykardien und Atemwegsproblemen gab, während bei allen anderen Komplikationen kein Unterschied zwischen beiden Gruppen festgestellt werden konnte.

6.3.5 Zusammenfassung

Aus den genannten Gründen ist bei einer Vielzahl von Behinderungen eine intensivere und länger andauernde postoperative Nachsorge auch nach vergleichsweise überschaubaren Eingriffen indiziert. Dies schränkt die ambulante Durchführung bei diesen Patienten erheblich ein. Vielmehr sollte die ambulante Versorgung von Patienten mit Behinderungen immer einer individuellen, kritischen Prüfung unterzogen werden. Die Art und Ausprägung der Behinderung und die möglicherweise damit assoziierten anästhesiologischen Probleme spielen eine maßgebliche Rolle bei der Entscheidung, ob ein Eingriff ambulant durchgeführt werden sollte. Es empfiehlt sich, ambulante Eingriffe an Patienten mit Behinderungen von anästhesiologischer Relevanz in Tageskliniken durchzuführen, die über einen direkten Anschluss an ein Krankenhaus verfügen, um im Falle von Komplikationen eine entsprechende personelle und apparative Infrastruktur gewährleisten zu können.

Literatur

Borland LM, Colligan J, Brandom BW (2004) Frequency of anesthesia-related complications in children with Down syndrome under general anesthesia for noncardiac procedures. Paediatr Anaesth 14: 733–738

Limeres Posse J, Vazquez Garcia E, Medina Henriquez J et al. (2003) Pre-assessment of severely handicapped patients suitable of dental treatment under general anesthesia. Med Oral 8: 353–360

Nargozian C (2004). The airway in patients with craniofacial abnormalities. Paediatr Anaesth 14:53–59

Sanders A (2002) Behinderungsbegriffe und ihre Integrationsrelevanz In: Eberwein H, Knauer S (Hrsg) Integrationspädagogik. Kinder mit und ohne Beeinträchtigung lernen gemeinsam. 6 Aufl. Beltz, Weinheim und Basel, S 99–108

Vadivelu N, Harkness P, Richman S, Shelley KH (2004) Special anesthetic concerns in mentally handicapped institutionalized patients undergoing gynecological procedures in an outpatient setting. Conn Med 68:359–362

Patientenaufklärung

E. Biermann

7.1 Einleitung

Für alle diagnostischen und therapeutischen Eingriffe in die körperliche Integrität, also insbesondere für Operationen und die dazugehörenden Anästhesieverfahren, aber auch für alle sonstigen Neben- und Folgeeingriffe gilt: Die Indikation und die Durchführung des Eingriffs »lege artis« sind eine, aber nicht die allein ausreichende Legitimationsgrundlage für einen ärztlichen Eingriff. Hinzukommen muss die Einwilligung (evtl. in Form der mutmaßlichen Einwilligung) des Patienten bzw. seines gesetzlichen Vertreters als zusätzliches Rechtfertigungselement.

Ist die Einwilligung unwirksam, z. B. infolge von Aufklärungsfehlern, weil etwa nicht ausreichend oder zu spät aufgeklärt wurde, dann ist auch der indizierte und lege artis durchgeführte, erfolgreiche Heileingriff eine Körperverletzung in zivil- wie strafrechtlicher Hinsicht.

Die Vereinbarung zur Qualitätssicherung ambulanter Anästhesien weist unter Ziffer 3 auf diese Grundsätze hin, die im Folgenden näher dargestellt werden sollen.

Rechtsprechung

Vereinbarung zur Qualitätsicherung ambulanter Anästhesie
Anästh Intensivmed 46 (2005) 36–37 sowie
Anästh Intensivmed 47 (2006) 50–51

- des Berufsverbandes Deutscher Anästhesisten,
- der Deutschen Gesellschaft für Anästhesiologie und Intensivmedizin und
- des Berufsverbandes der Deutschen Chirurgen

...3. Patientenerfassung
Erforderlich und zu dokumentieren sind

- ...
- ...
- ...
- ...
- die Einwilligung des Patienten bzw. des gesetzlichen Vertreters nach rechtzeitiger und ausreichender Aufklärung unter Beachtung der Grundsätze der Rechtsprechung, z. B. im Rahmen einer Anästhesiesprechstunde vor dem Tag des Eingriffs
- ...

7.2 Einwilligung

7.2.1 Der volljährige Patient

Der volljährige, willens- und einsichtsfähige Patient willigt selbst in die Behandlung ein. Die Einwilligungserklärung des Patienten ist an keine Form gebunden; sie kann stillschweigend oder ausdrücklich erklärt werden, ausreichend ist die mündliche Einwilligung oder die Einwilligung durch konkludentes Verhalten. Allerdings wird aus Beweissicherungsgründen dringend zur Schriftform geraten, d. h. die Unterschrift des Patienten muss unter die Einwilligungsformel gesetzt werden.

7.2.2 Nicht einwilligungsfähige Patienten

Der Patient muss psychisch und physisch in der Lage sein, aufgrund der ihm vom Arzt mitgeteilten Fakten eine eigenständige Entscheidung über Vornahme oder Nichtvornahme des Eingriffs zu treffen. Problematisch kann dies bei an sich einwilligungsfähigen Patienten dann werden, wenn diese etwa so stark sediert sind, dass die Einwilligungsfähigkeit in Frage gestellt ist oder bei Patienten, die so erheblich unter Schmerzen leiden und derart auf diese fixiert sind, dass sie zu einer Abwägung und bewussten Entscheidung nicht in der Lage sind.

Sind die Patienten zu einer wirksamen Einwilligung nicht fähig, etwa bewusstlose oder demente Patienten, dann muss für diese ein gesetzlicher Vertreter über die Behandlungsmaßnahmen entscheiden, sofern wegen der Dringlichkeit der Maßnahmen nicht auf die Grundsätze der »mutmaßlichen Einwilligung« zurückgegriffen werden kann.

Dringende Fälle

In zeitlich dringenden Fällen kann der Arzt bei einem selbst nicht einwilligungsfähigen Patienten, bei dem die Zeit nicht reicht, um einen eventuell abwesenden gesetzlichen Vertreter oder – dazu später genauer – das Vormundschafts-/Familiengericht einzuschalten, nach den Grundsätzen der sog. »mutmaßlichen Einwilligung« handeln. Eine solche »mutmaßliche Einwilligung« erlaubt die ärztliche Maßnahme und liegt vor, wenn der Arzt davon ausgehen kann, dass der betroffene Patient nach seinen individuellen, persönlichen Lebensumständen in den Eingriff einwilligen würde. Um dies zu beurteilen, wird der Arzt in aller Regel die persönlichen Lebensumstände des Patienten, seine Präferenzen und Vorstellungen zumindest in Grundsätzen kennen müssen. Soweit Zeit bleibt, kann der Arzt Angehörige als sog. Auskunftspersonen darüber befragen, welche Wünsche und Vorstellungen der Patient wohl hätte. Keinesfalls können die Angehörigen, ohne vom Patienten bevollmächtigt oder vom Vormundschaftsgericht zum Betreuer bestellt zu sein, anstelle des Patienten eine verbindliche Erklärung abgeben.

Nur wenn konkrete Anhaltspunkte zur Ermittlung des mutmaßlichen Willens des individuellen Patienten fehlen, kann sich der Arzt am Leitbild des »verständigen Patienten« orientieren.[1]

Insbesondere bei vitaler oder absoluter Indikation ist eine mutmaßliche Einwilligung anzunehmen, wenn die Nichtbehandlung zu schweren Schäden führen würde (»in dubio pro vita«), es sei denn, es liegen konkrete Anhaltspunkte für einen aktuellen, entgegenstehenden Willen des Patienten vor. Im ambulanten Bereich wird diese Situation eher selten auftreten.

Vorsorgevollmacht

Für den Fall, dass er selbst nicht in der Lage sein sollte, seinen aktuellen Willen über die Vornahme oder Nichtvornahme oder Grenzen einer Heilbehandlung zu bekunden, kann der Patient Vorsorge treffen. Es ist inzwischen auch vom Gesetz anerkannt, dass der Patient durch eine schriftliche – nicht notwendigerweise notariell beurkundete – Vorsorgevollmacht eine oder mehrere Personen seines Vertrauens damit beauftragen kann, für ihn die notwendigen Entscheidungen über die Heilmaßnahmen zu treffen. Das Vormundschaftsgericht muss nicht eingeschaltet werden. Die Bevollmächtigten entscheiden anstelle des Patienten und sind zuvor vom Arzt entsprechend aufzuklären. Eine solche Vorsorgevollmacht kann jederzeit, auch im Laufe einer Therapie erteilt, allerdings auch jederzeit widerrufen werden. Der Arzt wird sich jedoch dann an das Vormundschaftsgericht wenden, wenn die Entscheidung des oder der Vorsorgebevollmächtigten den Interessen des Patienten zuwiderzulaufen scheint und die Gefahr eines Fehlgebrauches der Vollmacht nahe liegt.

Betreuung

Ist die Maßnahme aufschiebbar und kann auf keine bevollmächtigte Person zurückgegriffen werden, dann wird der Arzt beim Vormundschaftsgericht (Amtsgericht) eine Betreuung anregen. Bevor das Vormundschaftsgericht eine Betreuung einrichtet, wird es in aller Regel von den behandelnden Ärzten ein ärztliches Zeugnis über den Gesundheitszustand des Patienten einfordern und unter Umständen sich selbst ein Bild vom Zustand des Patienten machen. Der vom Gericht bestellte Betreuer, in der Regel ein Angehöriger des Patienten, ist dann Ansprechpartner des Arztes bezüglich der Aufklärung und der Entscheidung über die Vornahme des Eingriffs. Auch hier gilt: Lehnt der Betreuer einen notwendigen Eingriff ab, sollte das Vormundschaftsgericht eingeschaltet werden, um zu überprüfen, ob die Entscheidung des Betreuers den Interessen des Betreuten entspricht. Reicht die Zeit nicht, um einen Betreuer zu bestellen, kann das Vormundschaftsgericht auch im »Eilverfahren« eigene Entscheidungen treffen.[2] Reicht auch dazu die Zeit nicht, dann entscheidet der Arzt nach den oben genannten Grundsätzen der »mutmaßlichen Einwilligung«.

7.2.3 Kinder und Jugendliche

Die Einwilligung-/Einsichtsfähigkeit ist nicht identisch mit der bürgerlich-rechtlichen Geschäftsfähigkeit, die unbeschränkt erst mit Vollendung des 18. Lebensjahres einsetzt. Entscheidend ist vielmehr die sog. »natürliche Einsichts- und Entschlussfähigkeit«.[3] Auch minderjährige Patienten können wirksam in einen ärztlichen Eingriff einwilligen. Die besondere Problematik in der Rechtsbeziehung zu Minderjährigen liegt darin, dass die Wahrnehmung

1 Steffen E, Dressler WD (2002): Arzthaftungsrecht – Neue Entwicklungslinien der BGH-Rechtsprechung, 9. Aufl, RWS-Verlag, Köln 2002, RN 418

2 Coeppicus R (1999): Der nicht einwilligungsfähige Patient – Einwilligung, Betreuerbestellung und Vormundschaftsgericht. Anaesth Intensivmed 7/8 (40): 583–588

3 Weißauer W (1996): Chancen und Grenzen der Intensivmedizin – der Wille des Patienten und seiner Angehörigen. Anaesth Intensivmed 33: 19–26

des Selbstbestimmungsrechtes bei Minderjährigen kollidieren kann mit dem elterlichen Personensorgerecht.[4]

Nach einer Faustregel darf gelten:

Kinder unter 14 Jahren gelten als nicht einsichtsfähig, bei 14- bis 18-jährigen haben die behandelnden Ärzte die Einwilligungsfähigkeit im Einzelfall zu prüfen. So hat der Anästhesist z. B. im Rahmen des Prämedikationsgespräches zu beurteilen, ob der Minderjährige die psycho-soziale Reife hat, die für und gegen den konkreten Eingriff sprechenden Gründe sachgerecht abzuwägen und eigenverantwortlich zu entscheiden. Soweit der einsichtsfähige Minderjährige nicht widerspricht, kann der Arzt die Eltern einbeziehen und sollte dies wegen des verbleibenden Erziehungsrechtes der Eltern tun.

Bei nicht einsichtsfähigen Kindern und Minderjährigen entscheiden an deren Stelle die Personensorgeberechtigten, in der Regel die Eltern. Im Grundsatz bedarf es der Einwilligung beider Elternteile, der BGH hat hierzu die folgende Dreistufentheorie aufgestellt:

- Bei alltäglichen, nicht gefährlichen Eingriffen und in Notfällen genügt die Einwilligung des erschienenen Elternteils. Nach der Lebenserfahrung kann davon ausgegangen werden, dieser sei berechtigt, für den nicht Erschienenen mitzuentscheiden. Dasselbe muss gelten, wenn der andere Elterteil, z. B. wegen eines Auslandsaufenthaltes, nicht erreichbar ist
- Bei Eingriffen schwererer Art muss sich der Arzt durch **Rückfragen** beim erschienenen Elternteil vergewissern, ob dieser ermächtigt ist, auch für den anderen, nicht erschienenen Elternteil zu handeln und wird sich dann in der Regel auf dessen Auskunft verlassen dürfen
- Bei schwierigen und weitreichenden Eingriffen muss sich der Arzt darüber hinaus **Gewissheit** vom Einverständnis des nicht erschienenen Elternteils mit seiner Vertretung durch den Erschienenen verschaffen, u. U. muss er mit beiden Elternteilen Kontakt aufnehmen

Für die Anästhesie gilt: Haben die Eltern bereits in den operativen Eingriff eingewilligt, so werden sie das dazu erforderliche Anästhesieverfahren zur Schmerzausschaltung voraussetzen. Der Anästhesist kann in der Regel darauf vertrauen, dass der erschienene Elternteil für den anderen mitentscheiden durfte. Dies wird insbesondere im ambulanten Bereich gelten dürfen.

Auch nach der Kindschaftsrechtsreform von 1998 dürfte dies gelten, die auch nach einer Scheidung eine gemeinsame Ausübung der elterlichen Sorge vorsieht und in Angelegenheiten von erheblicher Bedeutung für das Kind gegenseitiges Einvernehmen der Erziehungsberechtigten fordert. Wer vorsorglich verfahren will, wird sich nach der Auffassung des zuständigen Familiengerichtes erkundigen.

In jedem Fall sollte vorsorglich dokumentiert werden, dass der erschienene Elternteil erklärt, er handle im Einverständnis mit dem nichterschienenen Elternteil.

In den vom Berufsverband Deutscher Anästhesisten (BDA) im Benehmen mit der Deutschen Gesellschaft für Anästhesiologie und Intensivmedizin (DGAI) empfohlenen Aufklärungs- und Anamnesebögen erklärt der erschienene Elternteil mit seiner Unterschrift, im Einverständnis mit dem nichterschienenen Elternteil zu handeln[5].

7.2.4 Veto des Patienten

Es ist allerdings keineswegs so, dass der Patient einwilligen »muss«. Der Patient kann entscheiden. Dazu wird er in aller Regel der Hilfe des Arztes bedürfen, der ihn zu informieren und zu beraten hat. Der Patient ist jedoch frei, wie er sich dann entscheidet. Es gehört zur Ausübung freier Selbstbestimmung, dass der Patient, wenn er einsichts- und willensfähig und voll informiert ist, auch eine dringend notwendige Behandlung ganz oder teilweise ablehnen kann. Diese im Bewusstsein der Konsequenzen

[4] hierzu genauer: Wölk F (2001): Der minderjährige Patient in der ärztlichen Behandlung – Bedingungen für die Wahrnehmungen des Selbstbestimmungsrechtes von Minderjährigen bei medizinischen Eingriffen. MedR 80

[5] Landauer B, Weißauer W (1994) Neue Aufklärungs- und Anamnesebögen, Anpassung an die medizinische und forensische Entwicklung. Anaesth Intensivmed S 253 ff. Musterexemplare der anästhesiologischen Aufklärungs- und Anamnesebögen können angefordert werden bei: DIOmed GmbH, An der Lohwiese 8, D-97500 Egelsbach, Tel. 09522/279, Fax 09522/7673

erteilte Behandlungsverweigerung des Patienten für sich selbst ist für den Arzt auch dann verbindlich, wenn die Ablehnung des Patienten aus religiösen oder weltanschaulichen oder sonstigen Gründen geschieht, die für den Arzt nicht nachvollziehbar sind. Der Eingriff muss dann unterbleiben.[6] Doch ist der Arzt verpflichtet, einen sich weigernden Patienten eindringlich und unter Umständen drastisch auf die Konsequenzen seines Handelns hinzuweisen.

Anders ist es, wenn Dritte, etwa die Eltern für ihr Kind, notwendige Behandlungen ablehnen. Hier kann ein Fehlgebrauch des Sorgerechts vorliegen, so dass der Arzt das Familiengericht einschalten sollte. Ähnlich ist es, wenn Vorsorgebevollmächtigte oder Betreuer eine notwendige Behandlung ablehnen. Hier sollte dann das Vormundschaftsgericht eingeschaltet werden.

Unbestritten ist auch, dass der Patient seine Einwilligung limitieren kann. Er kann einzelnen Maßnahmen seine Zustimmung verweigern. Im Übrigen kann der Patient eine einmal erteilte Einwilligung jederzeit widerrufen. Dies gilt auch für den umgekehrten Fall.

7.3 Aufklärung

7.3.1 Inhalt

Eine allgemeine gesetzliche Regelung, die die Inhalte der Aufklärung im Detail regelt und vorgibt, existiert nicht, sieht man von wenigen Sondergesetzen ab, wie z. B. dem Transfusionsgesetz. Die Rechtsprechung hat in ihren Urteilen aber eine Fülle von Grundsätzen und Details herausgearbeitet, die für den Arzt verbindlich sind.

Als Grundsatz gilt: Der Patient ist über Wesen, Bedeutung und Tragweite der ärztlichen Maßnahme aufzuklären. Dies beinhaltet die Information über Art und Bedeutung des Eingriffs einschließlich der Nebeneingriffe sowie Hinweise zu Nebenwirkungen und Risiken, über die Heilungschancen und über die ohne den Eingriff zu erwartenden gesundheitlichen Folgen. Das Ganze sollte in einer, auf die individuellen Belange des Patienten eingehenden Art und Weise sowie in einer laienverständlichen Sprache erfolgen. Bei nicht Deutsch verstehenden Patienten muss, wenn nicht sicher ist, dass diese die deutschen Erklärungen verstehen, eine sprachkundige Person hinzugezogen werden. Dabei muss es sich nicht um einen »staatlich vereidigten« Dolmetscher handeln.

7.3.2 Alternativaufklärung

Die Rechtsprechung bekennt sich zum Prinzip der Nicht-Einmischung des Rechts in die medizinischen Fachfragen. Dem Arzt steht im Rahmen der Methoden- und Therapiefreiheit die Wahl der Maßnahme frei. Gibt es im konkreten Fall aber mehrere gleich indizierte Maßnahmen mit unterschiedlicher Belastung und unterschiedlichen Risiken, die ernsthaft zur Auswahl stehen, dann hat der Arzt den Patienten über die Alternativen zu informieren.

Erhöhte Aufklärungspflichten bestehen dann, wenn die geplante Methode nicht die »Standardmethode« ist. Kommen also mehrere Anästhesieformen mit unterschiedlicher Belastung, Nebenwirkungen und Risiken, etwa die Leitungsanästhesie anstelle der Intubationsnarkose, ernsthaft in Betracht, dann ist der Patient über die Alternativen zu informieren.

Wird eine Leitungsanästhesie vorgesehen, dann sollte vorsorglich darauf hingewiesen werden, dass eventuell in eine Narkose übergeleitet werden muss. In den Grundzügen ist dann auch über die Narkose aufzuklären.

Werden Medikamente über das Indikationsgebiet hinaus, für das sie zugelassen sind, eingesetzt – arzneimittel- und haftungsrechtlich ist dies zulässig – so sollte der Patient vorsorglich darauf hingewiesen werden. [7]

7.3.3 Risikoaufklärung

Medizinisch und forensisch von größter Bedeutung ist die Risikoaufklärung. Dabei unterscheidet die

---

6 Differenzierter Ulsenheimer, K (2001) Ärztliches Gewissen und ärztlicher Heilauftrag zwischen Selbstbestimmungsrecht, Glaubensfreiheit und Lebensschutz – dargestellt am Beispiel der Zeugen Jehovas. Anaesth Intensivmed S 157

7 siehe hierzu: Weißauer W, Biermann E (1998): Therapiefreiheit und Arzneimittelzulassung. Anästhesist, S 609; »Surgibone-Urteil«, MedR 1996, 22

Rechtsprechung zwischen den allgemeinen und den eingriffsspezifischen, typischen Risiken.

Allgemeine Risiken

Wundinfektionen, Narbenbrüche, Embolien, Thrombosen werden gemeinhin zu den allgemeinen Risiken gezählt,[8] ebenso wie die Gefahr einer Nachblutung. Hier geht die Rechtsprechung davon aus, dass der Patient bei größeren operativen Eingriffen, insbesondere solchen unter Narkose, allgemeine Risiken in Kauf nimmt, ohne dass dies der Aufklärung bedarf.

Eingriffsspezifische, typische Risiken

Bei den eingriffsspezifischen, typischen Risiken, die dem Patienten unbekannt sind und die, wenn sie eintreten, den Patienten in seiner Lebensführung nachhaltig beeinträchtigen, sind die Anforderungen der Rechtsprechung an die Aufklärungspflicht sehr streng. Diese Risiken sind aufklärungspflichtig, mögen sie auch extrem selten sein. Risikostatistiken, also etwa Frequenzdichten, helfen nicht bei der Abgrenzung zwischen aufklärungsbedürftigen und nicht aufklärungsbedürftigen allgemeinen Risiken. Der BGH hat festgestellt, dass den »statistischen Risikowerten« nur ein »vergleichsweise geringer Wert« zukommt[9]. Maßgebend ist, ob es sich um ein schwerwiegendes, dem Patienten unbekanntes Risiko handelt. Die Rechtsprechung macht dabei keinen Unterschied, ob es sich um Risiken des Haupt- oder um solche eines Neben- und/oder Folgeeingriffes handelt.

Wenn die Rechtsprechung behauptet, der Patient sei nur »im Großen und Ganzen« aufzuklären,[10] dann ist damit gemeint, dass der Arzt das Risiko nicht medizinisch exakt zu bezeichnen hat, es soll die »Verdeutlichung seiner Stoßrichtung« genügen. In jedem Fall verlangt die Rechtsprechung aber eine »ausreichende Grundaufklärung«, die voraussetzt, »dass der Patient auch einen Hinweis auf das schwerste in Betracht kommende Risiko erhalten hat, welches dem Eingriff spezifisch anhaftet«.[11] Indikation und Dringlichkeit der Maßnahme sowie die Chancen des Eingriffs müssen zutreffend dargestellt werden, Nebenwirkungen und Risiken dürfen nicht verharmlost werden. Allgemeine Risikostatistiken helfen deshalb nicht, weil es auf die konkrete Situation des Patienten, Art und Weise des Eingriffs und das entsprechende Umfeld sowie Erfahrung und Fertigkeiten des behandelnden Arztes bzw. der behandelnden Ärzte ankommt. Die Risikostatistik als solche hat deshalb für die Frage, »ob« aufzuklären ist, keine Bedeutung.

Anders ist es bei der Frage »wie« der Patient aufzuklären ist. Denn für die Entscheidung des Patienten, einen Eingriff durchzuführen, ist es von erheblicher Bedeutung, wie selten ein mitgeteiltes Risiko ist.

Aufklärungsintensität und -dringlichkeit des Eingriffs

Die Intensität der Risikoaufklärung wird beeinflusst von der zeitlichen Dringlichkeit des Eingriffs. Der Umfang der Risikoaufklärung steht in umgekehrtem Verhältnis zur Dringlichkeit. Je zeitlich dringender der Eingriff, desto geringer die Anforderungen der Rechtsprechung an die Risikoaufklärung: Kann nur ein sofortiger Eingriff das Leben retten, tendiert die Risikoaufklärung gegen Null.

Umgekehrt gilt: Je weniger dringlich der Eingriff, umso detaillierter die Information. Dies gilt auch bei diagnostischen Eingriffen, sofern sie nicht unerlässliche Voraussetzung eines dringend indizierten therapeutischen Eingriffs sind.[12] Strengste Aufklärungspflichten bestehen bei rein ästhetischen Eingriffen ohne therapeutischen Wert.[13]

Anders als bei Behandlungsfehlern haftet der Arzt bei Aufklärungsmängeln gerade für die Risiken, die sich auch bei Einhaltung der gebotenen Leistungs- und Sorgfaltsstandards der Fachgebiete nicht sicher beherrschen lassen, in die der Patient aber mangels Kenntnis nicht wirksam eingewilligt hat. Die Folge: Der Arzt haftet für alle negativen Folgen des Eingriffs, weil der Patient nicht wirksam in diesen eingewilligt hat. Dies u. U. auch dann, wenn sich nicht das verschwiegene, sondern ein anderes, u. U. gar nicht aufklärungspflichtiges Risiko verwirklicht hat.[14]

---

8 vgl. BGH, NJW 1974, 1422; BGH, NJW 1980, 633; BGH, NJW 1986, 780; BGH, NJW 1989, 1533

9 BGH, NJW 2000, 1784

10 BGH, NJW 1991, 2346

11 BGH, NJW 1996, 777

12 BGH, VersR1979, 720

13 BGH, MedR 1991, 85

14 vgl. BGH, NJW 1989, 1533; BGH, NJW 1991, 2346, OLG Brandenburg, VersR 2000, 1283

7.3.4 Der wissende Patient

Ein bereits aufgeklärter oder sonst informierter Patient muss nicht noch einmal oder nicht wiederum aufgeklärt werden. Unerheblich ist, woher der Patient das Wissen hat. Dies können eigene berufliche Kenntnisse sein oder solche aufgrund von vorangegangenen Eingriffen. Besitzt der Patient hinreichende Kenntnisse, dann muss die Aufklärung nicht jedesmal wiederholt werden; allerdings – und dies ist wichtig – trifft den Arzt, der eine Maßnahme durchführt, die Pflicht, sich von der ausreichenden Vorinformiertheit des Patienten zu überzeugen.[15]

7.3.5 Zeitpunkt der Aufklärung

Die Rechtsprechung verlangt, den Patienten so früh wie möglich aufzuklären.

Der Patient soll ausreichend Zeit haben, das Für und Wider des Eingriffs abzuwägen, sich ggf. noch mit Angehörigen/seinem Hausarzt zu besprechen. Art und Schwere des Eingriffs haben Einfluss auf den Zeitpunkt der Aufklärung. Der Patient kann bei verspäteter Aufklärung behaupten, seine Entscheidungsfreiheit sei nicht gewahrt, er habe so unter Druck gestanden, dass er das Für und Wider nicht ruhig habe abwägen können.[16]

Stationäre Durchführung

Die Rechtsprechung unterscheidet zwischen stationären und ambulanten/stationär diagnostischen Maßnahmen.

Wegen der Gefahr, dass stationär aufgenommene Patienten durch die Eingliederung in den Krankenhausbetrieb, durch u. U. schon begonnene organisatorische Vorbereitung für den Eingriff »psychische Schranken«[17] aufgebaut haben, die eine freie Entscheidung des Patienten fraglich machen könnten, verlangt der BGH, dass über den operativen Eingriff spätestens am Vortag aufzuklären ist. Die Aufklärung über das Anästhesieverfahren hält die Rechtsprechung noch am Vorabend des Eingriffs für ausreichend.[18] Der BGH geht davon aus, dass der Patient auch dann noch in der Lage ist, normale Narkoserisiken abzuschätzen und zwischen den unterschiedlichen Risiken der ihm alternativ vorgeschlagenen Narkoseverfahren abzuwägen.

Ambulante Eingriffe

Bei ambulanten – ebenso bei stationär diagnostischen – Maßnahmen, macht der Bundesgerichtshof Zugeständnisse[19]. Bei »normalen«, nicht schwerwiegenden operativen Eingriffen kann die Einwilligung, ihr vorausgegangen die Aufklärung, auch am Tag des Eingriffs noch rechtzeitig sein. Vorausgesetzt, dem Patienten ist auch dann noch ausreichend Zeit zur Abwägung geblieben.

Es darf keinesfalls so sein, dass der Patient den Eindruck gewinnt, die Einwilligung würde von ihm nur noch als reine Formalie erwartet.

Auch der ausdrückliche Wunsch des Patienten nach Durchführung des Eingriffs hat Auswirkung auf den Zeitpunkt der Information[20]. Das Oberlandesgericht Oldenburg hat festgestellt, dass es einem Arzt nicht zugemutet werden kann, »einen zu dem Eingriff nach freier Willensbildung entschlossenen Patienten gegen seinen Willen wegzuschicken, nur um einen abstrakten Zeitraum einzuhalten«.[21]

Wichtig ist aber, dass die Aufklärung bei Einholung der Einwilligung in angemessenem, von der Rechtsprechung nicht näher definiertem zeitlichen Abstand zum Eingriffsbeginn steht. Eine Aufklärung im OP-Saal oder unmittelbar vor der Tür desselben[22,23] hält die Rechtsprechung für verspätet.

7.3.6 Wer klärt auf?

Die Aufklärung ist eine ärztliche Aufgabe, die nicht an das Pflegepersonal delegiert werden kann. Es muss aber nicht zwingend der Arzt aufklären, der am nächsten Tag auch die Anästhesie oder den operativen Eingriff durchführt. Es muss nur sichergestellt sein, dass der aufklärende Arzt die Methoden,

15 Laufs A In: Laufs A, Uhlenbruck W: Handbuch des Arztrechtes, 3. Aufl. München 2002, § 64, RN 16
16 BGH, NJW 1992, 2354
17 OLG Köln, MedR 1992, 40
18 BGH, NJW 1992, 2351
19 BGH, NJW 1994, 3309
20 OLG Düsseldorf, ArztRecht 1997, 5
21 OLG Oldenburg, VersR 1998, 769
22 OLG Hamm, AHRS 5400/6
23 BGH, NJW 2000, 1784, 1787

Techniken und Verfahren kennt, so dass er sie und mögliche Alternativen mit dem Patienten erörtern und dessen Fragen zutreffend und ausreichend beantworten kann.

Die in der interdisziplinären Kooperation mit anderen Fachvertretern geltenden allgemeinen Grundsätze der strikten Arbeitsteilung und der Vertrauensgrundsatz gelten auch im Rahmen der Aufklärung und bedeuten: Jeder an der Behandlung des Patienten beteiligten Fachvertreter klärt aus der Sicht seines Fachgebietes über die ihm obliegenden Maßnahmen und ihre Risiken etc. auf. Jeder darf auch darauf vertrauen, dass die jeweilig anderen Fachvertreter ihren Aufklärungspflichten nachgekommen sind; es sei denn, gegenteilige Anhaltspunkte drängen sich auf.

Fachübergreifende »Aufklärung«?

Rechtlich ist es nicht ausgeschlossen, dass ein anderer Fachvertreter die Aufklärung insgesamt übernimmt. Allerdings gilt auch im Rahmen der Aufklärung der sog. »Facharztstandard«. Auch der fachfremde Arzt muss, wenn er etwa über Anästhesieverfahren aufklärt, die Informationen so geben, wie sie ein erfahrener Anästhesist erteilen würde. Deshalb wird eine »fachübergreifende« Aufklärung eine konkrete Absprache mit klaren, u. U. auch stichprobenweise kontrollierten Anweisungen erfordern. Denn der Grundsatz gilt: Niemand darf darauf vertrauen, dass ohne konkrete Absprache andere Fachvertreter über für sie fachfremde Aufgaben aufgeklärt haben. Im Übrigen gilt, dass stets der Arzt, der die Maßnahme durchführt, im Zweifelsfall beweisen muss, dass der Patient ausreichend aufgeklärt war.

Andere Fachvertreter können bei der Vorbereitung der Anästhesieaufklärung dadurch mitwirken, dass eine Basisinformation etwa anhand der vom Berufsverband Deutscher Anästhesisten (BDA) im Benehmen mit der Deutschen Gesellschaft für Anästhesiologie und Intensivmedizin (DGAI) empfohlenen Aufklärungs- und Anamnesebögen gegeben wird verbunden mit dem Hinweis, sich zu weiterführenden Fragen an den Anästhesisten zu wenden. Dessen Anschrift und Telefonnummer werden dem Patienten mitgegeben. Auf diese Weise hat der Patient die Möglichkeit, sich bereits im Vorfeld mit der Art des Eingriffs und dem Anästhesieverfahren vertraut zu machen. Eine solche Vorinformation ist insbesondere dann nützlich, wenn die Patienten vom Anästhesisten erst am Tag des Eingriffs gesehen werden.

Auch eine fernmündliche Vorinformation des Patienten ist möglich und dann sinnvoll, wenn anderenfalls der Patient erst am Eingriffstag vom Anästhesisten gesehen werden kann. Vorzuziehen ist aber stets, wenn möglich, die persönliche Vorstellung des Patienten in einer Anästhesiesprechstunde, nicht nur vor dem Hintergrund der Aufklärungsproblematik, sondern auch, damit die fachlichen Voruntersuchungen und Vorbefundungen rechtzeitig durchgeführt werden können. Einen »vorinformierten« Patienten sollte der Anästhesist am Eingriffstag dann immer noch einmal fragen, ob er noch weitere Fragen hat und ob er gegebenenfalls eine weitere Überlegungsfrist benötigt.

Form der Aufklärung

Weder die Einwilligung noch die Aufklärung bedürfen zu ihrer Rechtswirksamkeit der Schriftform. Aus Beweissicherungsgründen wird jedoch dringend empfohlen, sowohl die Einwilligung des Patienten wie auch die Details der Aufklärung sorgfältig zu dokumentieren. Wo immer möglich, sollte der Patient dies durch Unterschrift bestätigen.

Vorformulierte Aufklärungs- und Anamnesebögen können und sollen eine Vorinformation für den Patienten sein, die Dokumentation des Aufklärungsinhaltes vorbereiten und erleichtern, sie ersetzen aber in keinem Fall das zwingend geforderte Gespräch mit dem Patienten. Je individueller die dokumentierte Aufklärung, desto leichter fällt in einem möglichen Arzthaftungsprozess der Nachweis der Inhalte des Aufklärungsgespräches.

Aufklärungsverzicht

Es gehört auch zur Selbstbestimmung des Patienten, dass er auf nähere Aufklärung, z. B. über Details der Risiken verzichten kann. Ein solcher Aufklärungsverzicht sollte sorgfältig dokumentiert und vom Patienten gegengezeichnet werden.

Therapeutische Aufklärung

Von der gerade dargestellten Aufklärung vor dem Hintergrund des Selbstbestimmungs- und Persönlichkeitsrechtes des Patienten, deren Mangelhaftigkeit zur Unwirksamkeit der Einwilligung des Patienten führen kann, sind Fehler in der therapeutischen Beratung und Information des Patienten zu unterscheiden, die in der Literatur als sog. Sicherheits- oder therapeutische Aufklärung bezeichnet werden. Mängel in diesem Bereich sind Behandlungsfehler.

Es geht dabei um Informationen, die als Nebenpflicht aus dem Behandlungsvertrag, als Teil ärztlicher Behandlung und Beratung, zur Sicherung des Therapieerfolges dem Patienten geschuldet werden. Dazu zählen Hinweise, Anweisungen, Empfehlungen und Verhaltensmaßregeln, die den Therapieverlauf ermöglichen oder sichern und insbesondere Komplikationen vermeiden sollen. Dazu kann auch die Unterrichtung der nachbehandelnden Ärzte bzw. des Patienten über erhobene Befunde und u. U. über Zwischenfälle und Komplikationen (posttherapeutische Aufklärung)[24] gehören, soweit eine Nachbehandlung erforderlich ist.

Besondere Bedeutung erlangen die Hinweis- und Beratungspflichten bei ambulanten Eingriffen, insbesondere vor dem Hintergrund der sorgfältig zu erhebenden Sozialanamnese, in der überprüft werden muss, ob die Betreuung des Patienten nach der Entlassung im häuslichen Bereich gesichert ist. Kommt ein Patient durch mangelhafte therapeutische Beratung oder Information zu Schaden, dann handelt es sich um einen ärztlichen Behandlungsfehler, der zwar als Folge ebenfalls einen zivilrechtlichen Schadenersatzprozess und/oder ein strafrechtliches Ermittlungsverfahren auslösen kann, anders als die zuvor dargestellten Aufklärungsmängel bei der Selbstbestimmungsaufklärung jedoch die Wirksamkeit der Einwilligung unberührt lässt.

Die Vereinbarung zur Qualitätssicherung ambulanter Anästhesien betont den allgemein geltenden rechtlichen Grundsatz, dass Eingriffe ambulant nur dann durchgeführt werden dürfen, wenn sich dadurch das Risiko für den Patienten nicht konkret erhöht. So sind Patienten, bei denen damit zu rechnen ist, dass die Nachwirkungen des operativen Eingriffs und/oder des Anästhesieverfahrens bei der Entlassung noch bestehen, darauf hinzuweisen, dass sie – vorsorglich 24 h – nicht aktiv am Straßenverkehr teilnehmen sollen. Die empfohlenen Aufklärungs- und Anamnesebögen weisen zudem vorsorglich darauf hin, dass die Patienten 24 h »auch nicht an laufenden Maschinen arbeiten, keinen Alkohol trinken und keine wichtigen Entscheidungen treffen oder Verträge abschließen« sollen.

[24] OLG Koblenz, MedR 2000, 37

Wichtig sind die Hinweise, welche Medikamente der Patient nach der Untersuchung bzw. Behandlung einnehmen soll, ab wann er wieder Nahrung zu sich nehmen kann, ob Bettruhe erforderlich ist oder nicht, wie mit evtl. gelegten Drainagen oder den Verbänden umzugehen ist. Ganz wichtig sind auch die Hinweise, dass und welcher Arzt bei Komplikationen zu verständigen ist, vorsorglich sind die Telefonnummern der beteiligten Ärzte anzugeben.

Die Pflicht zur therapeutischen Beratung erfordert es, den Patienten und ggf. seine Betreuungsperson bereits vor dem Eingriff, am besten in einer Anästhesiesprechstunde, mit den Verhaltenshinweisen vertraut zu machen.

Die Erhebung der Sozialanamnese ist von besonderer Bedeutung, um mögliche Probleme in der postoperativen Betreuung so früh wie möglich zu erkennen. Ist der Patient nach dem Eingriff betreuungsbedürftig und eine ausreichende häusliche Betreuung nicht sicher gewährleistet, dann stellt die ambulante Durchführung des Eingriffs eine Kontraindikation dar.

Zu den Informations-, Sorgfalts- und Fürsorgepflichten eines Arztes nach ambulanter Verabreichung von Sedativa anlässlich einer Magenspiegelung hat der BGH[25] in einem viel diskutierten Urteil Stellung genommen:

Beispiel

Ein Internist wurde verurteilt, weil der Patient sich nach der Magenspiegelung unbeobachtet entfernt und – absprachewidrig – mit dem eigenen Fahrzeug auf den Nachhauseweg machte, auf dem er einen tödlichen Verkehrsunfall erlitt. Der BGH forderte von dem Internisten mit Rücksicht auf die fehlende Straßenverkehrsfähigkeit des Patienten »den Patienten in einem Raum unterzubringen, in dem er unter ständiger Überwachung stand und ggf. daran erinnert werden konnte, dass er das Krankenhaus nicht eigenmächtig verlassen dürfe«.

[25] MedR 2003, 629; siehe auch BDAktuell – JUS-Letter März 2004, Ausgabe 1, S. 4

Prämedikation und Voruntersuchung

M. Czorny-Rütten, D. Patschke

8.1 Prämedikation und Voruntersuchung

Wenn die Entscheidung für eine ambulante Operation gefallen ist, muss der genaue Ablauf aller Voruntersuchungen und der Aufklärungsgespräche so geplant und durchgeführt werden, dass alle zur geplanten Operation notwendigen Untersuchungen und Befunde zügig zusammengetragen werden können. Es geht in diesem Kapitel also nicht um die Frage, **ob** eine Operation ambulant durchgeführt werden kann, sondern **wie** der gesamte Ablauf der geplanten Operation strukturiert werden kann, dass alle beteiligten Patienten, Angehörige, behandelnden Ärzte, Funktionsabteilungen und das Pflegepersonal für alle Behandlungsschritte die notwendigen Informationen besitzen, um die geplante Operation sicher durchführen zu können. Es soll für alle Voruntersuchungen ein Behandlungspfad entwickelt werden, der die Patienten sicher durch die notwendigen Stationen des Krankenhauses leitet und verhindert, dass die Patienten die Untersuchungsgänge als Wege durch ein Labyrinth empfinden.

8.1.1 Voruntersuchungen

Neben der Feststellung der OP-Indikation durch den Operateur dienen die Voruntersuchungen dazu, den präoperativen Gesundheitszustand des Patienten aufzunehmen, die Narkosefähigkeit zu überprüfen und das geeignete Anästhesieverfahren auszuwählen. Hierzu muss der Patient seine Einwilligung nach erfolgter Aufklärung erteilen. Da für die gesamten Voruntersuchungen oft nur ein Tag zur Verfügung steht, sollten Patienten schon vorbestehende Untersuchungsbefunde mitbringen, um einerseits Doppeluntersuchungen zu vermeiden und andererseits den Ablauf zu beschleunigen. Welche Untersuchungsergebnisse im Einzelnen vorgelegt werden müssen, ist häufig abhängig vom geplanten Eingriff. Vorteilhaft ist daher eine enge Absprache zwischen den einzelnen operativen Fachgruppen und der Anästhesie, die die erforderlichen Voruntersuchungen festlegt. In gemeinsamen Merkblättern werden die erforderlichen Voruntersuchungen zusammengefasst und den Hausärzten und den Patienten zugänglich gemacht.

Um einen reibungslosen Informationsfluss von den Hausärzten zum Krankenhaus zu erzielen, benötigen die Hausärzte Basisinformationen über den Ablauf der ambulanten Operation im Krankenhaus sowie konkrete Hinweise darauf, welche Voruntersuchungen sie schon durchführen können. Die einweisenden Ärzte sollten von den jeweiligen Operateuren im Krankenhaus über ihre spezifischen Erfordernisse informiert werden, hierunter fallen neben den fachspezifischen Voruntersuchungen auch die Hinweise zur Nachbehandlung wie z. B. Lagerung, notwendige Hilfsmittel, Fädenentfernung, Thromboseprophylaxe. Aus Sicht der Anästhesie sollten die narkoserelevanten Informationen an die Hausärzte für alle operativen Fachgruppen gleich sein, damit die zuweisenden Ärzte nicht von Eingriff zu Eingriff unterschiedliche Vorgehensweisen vorfinden. Die Anästhesieinformationen beschreiben den Untersuchungsgang am Prämedikationstag und am OP-Tag. Konkret listen sie auf, welche Befunde präoperativ notwendig oder wünschenswert sind:

- Auflistung der chronischen Erkrankungen eines Patienten
- Dauermedikation
- Bei Patienten über 60 Jahren kleines Blutbild, Blutzucker, Natrium, Kalium, Kreatinin, GPT, EKG, Thoraxröntgen
- Bei Patienten unter 60 Jahren die gleichen Untersuchungen, falls manifeste Erkrankungen am Herz-Kreislauf-System oder der Lunge vorliegen

In dem Merkblatt werden darüber hinaus Informationen über die postoperative Nachbetreuung gegeben und es wird erläutert, welche prä- und postoperativen Nüchternzeiten einzuhalten sind.

Ebenso erhalten die Patienten ausführliche Vorinformationen in schriftlicher Form über der Ablauf am Prämedikationstag, falls möglich mit der Angabe von konkreten Uhrzeiten. Für den OP-Tag erfolgt die Erläuterung der Nüchternzeiten, siehe Abschnitt 8.1.5. Der Aufnahmezeitpunkt wird konkret genannt und der Entlassungstermin in etwa vorherbestimmt, um den Transport nach Hause im Voraus planen zu können. Das Merkblatt für die Patienten sollte auch Verhaltensmaßregeln für die Zeit nach der OP beinhalten. Die wesentlichen Inhalte sind:

- Hinweise zur Nachbetreuung durch Familienangehörige
- Hinweise zur zeitlich gestaffelten vorsichtigen Nahrungsaufnahme

- Hinweise zum Heimtransport
- Hinweise zur nichtgegebenen Straßenverkehrstauglichkeit und Vertragsfähigkeit am Operationstag
- Hinweise zur möglichen stationären Aufnahme, falls aus medizinischer Sicht erforderlich
- Hinweise zur Hygiene

Durch die Merkblätter an die zuweisenden Ärzte und die Patienten wird erreicht, dass bei beiden identische Informationen vorliegen. Dadurch, dass die Patienten über die Hausärzte die gleiche Information erhalten wie über die Krankenhausärzte, entsteht bei den Patienten eine höhere Akzeptanz der Untersuchungsgänge, und es werden Fehlinformationen vermieden. Wenn in den Ablaufschemata konkrete Uhrzeiten genannt werden, ist darauf zu achten, dass diese eingehalten werden. Es ist sinnvoll, die Krankenhausmerkblätter für die Patienten bei den zuweisenden Ärzten zu hinterlegen, damit diese sie an die Patienten frühzeitig weitergeben können.

Krankenhausintern sollte eine Absprache zwischen der Anästhesie und den operativen Fachkollegen bestehen, die die notwendigen Voruntersuchungen aus Sicht der Anästhesie festlegt und beschreibt, wer im Einzelfall weitere notwendige Untersuchungen anordnet oder Blutentnahmen vornimmt. Hierbei sind insbesondere das Alter der Patienten und deren Gesundheitszustand zu berücksichtigen.

8.1.2 Anamneseerhebung, Sichtung der Hausarztbefunde

Im Anamnesegespräch mit dem Patienten übernimmt der Anästhesist gleichsam die »Hausarztfunktion im Krankenhaus«. Er verschafft sich dabei einen umfassenden Überblick über den Gesundheitszustand des Patienten. Dazu benötigt er sowohl den Aufnahmebefund des Operateurs, aus dem das geplante Vorgehen ersichtlich ist, als auch die anamnestischen Angaben des Patienten selbst. Hierbei dienen die handelsüblichen Narkoseaufklärungsbögen als Leitfaden für das Prämedikationsgespräch, um zügig und lückenlos die Krankheitsgeschichte des Patienten zu erfragen und um Vorerfahrungen des Patienten von früheren Narkosen in die gegenwärtigen Überlegungen einfließen zu lassen. Das Anamnesegespräch sollte herausarbeiten, ob Gesundheitsprobleme des Patienten akut oder chronisch sind. Besonders bei den akuten Störungen wie grippalen Infekten oder einer Gastroenteritis ist es möglicherweise angeraten, den Eingriff bis zum Abklingen der Akuterkrankung zu verschieben. Hingegen sind chronische Erkrankungen, die stabil eingestellt sind wie z. B. ein Hypertonus oder ein Diabetes mellitus per se kein Grund, auf einen ambulanten Eingriff zu verzichten. Bei Kindern mit Eingriffen im HNO-Bereich bleibt abzuwägen, ob ein bestehender Infekt der oberen Atemwege zur OP-Indikation geführt hat und ein Abwarten auf ein infektfreies Intervall zu einer Verschleppung der Herdsanierung führen würde. Bei Fehlen von allgemeinen Krankheitszeichen wie Abgeschlagenheit und Fieber wird man in diesem Fall trotz bestehenden Infektes einem operativen Eingriff zustimmen.

Sofern die Hausärzte durch entsprechende Merkblätter über die erforderlichen Zusatzuntersuchungen informiert sind, können diese Befundberichte dem Patienten zum Prämedikationsgespräch mitgegeben werden. Hierbei ist es durchaus ausreichend, auf brieflich mitgeteilte Untersuchungsergebnisse aus anderen Krankenhäusern oder auf hausärztliche Untersuchungen zurückzugreifen. Entscheidend für die Verwertbarkeit dieser Vorbefunde ist die Aktualität der mitgebrachten Befunde (siehe weiter unten). Sollten die mitgebrachten Befunde aktuell und vollständig sein, kann die Prämedikation durch das Aufklärungsgespräch über das gewählte Narkoseverfahren abgeschlossen werden. In ca. der Hälfte der Fälle werden die Voruntersuchungen unvollständig sein, so dass der Anästhesist im Einzelfall entscheiden muss, ob das Prämedikationsgespräch bis zum Vorliegen der vollständigen Untersuchungsergebnisse aufgeschoben werden muss oder ob es ausreicht, die später eintreffenden Ergebnisse in das Narkoseprotokoll einzufügen. Im letzteren Fall ist es erforderlich, durch gezielte Vermerke darauf hinzuweisen, dass die nachgetragenen Ergebnisse für die Risikoeinstufung des Patienten zum Zeitpunkt des Prämedikationsgesprächs nicht berücksichtigt werden konnten und dass sich möglicherweise daraus Änderungen im Narkoseverfahren ergeben könnten. Bei unvollständigen Untersuchungsergebnissen besteht zudem die Möglichkeit, die ausstehenden Maßnahmen durch den Hausarzt ausführen zu lassen. Dies setzt jedoch zwingend einen zweiten Vorstellungstermin in der Anästhesiesprechstunde voraus, zu der sich der Patient später erneut einfinden müsste. Da es sich bei den ambulanten Operationen durchweg um Wahleingriffe handelt, kann eine Dringlichkeit bestenfalls aus einem bereits festgelegten Operationstermin resultieren. Aus Sicherheitserwägungen kann eine solche Terminabsprache keinen Vorrang haben vor einer vollständigen Anamnese. Bei Kindern ist zusätzlich nach erfolgten Impfungen zu fragen. Da bei Impfungen mit Lebendimpfstoffen eine Narkose die Wirksamkeit der Impfung gefährdet, sollte bei Wahleingriffen ein Abstand von zwei Wochen eingehalten werden (Jöhr 1998).

Ein besonderes Augenmerk ist insbesonders bei alten Patienten und Kindern auf das soziale Umfeld am Operationstag zu richten. Für alle Patienten sollte am Operationstag eine Betreuungsperson bereitstehen. Auch die Wohnsituation des Patienten ist zu erfragen und in die Überlegungen einzubeziehen. So ist es beispielsweise nicht sinnvoll, einen Patienten, der nach einer ambulant durchgeführten Operation vorübergehende Gangunsicherheiten hat, zu Hause aber zur Benutzung von Bad und Toilette Treppen laufen muss, am Operationstag nach Hause zu schicken.

8.1.3 Zusatzuntersuchungen durch den Hausarzt/das Krankenhaus

Über eine gründliche Anamnese und die körperliche Untersuchung hinaus helfen Zusatzuntersuchungen entweder das Narkoserisiko zu minimieren oder dienen als Entscheidungshilfe bei der Auswahl des geeigneten Narkoseverfahrens. Für Patienten, die sich einem ambulanten Eingriff unterziehen wollen, kann man unterstellen, dass das Risikoprofil deutlich niedriger ist als bei stationären Eingriffen; das gleiche gilt natürlich auch für die Operation selbst. Die in den letzten Jahren geführte Diskussion über die Sinnhaftigkeit routinemäßig durchgeführter Zusatzuntersuchungen hat gezeigt, dass die Aussagekraft solcher Maßnahmen gering ist im Hinblick auf die Anzahl der gefundenen pathologischen Befunde, auf die Auswahl des Narkoseverfahrens und auf die Beeinflussung des Narkoserisikos (Schuster u. Schölmerich 1995). Daraus abgeleitet ergibt sich für Patienten der Risikogruppen ASA I und II und bei zu erwartendem geringen Blutverlust, dass bis zu einem Alter von 60 Jahren keine routinemäßig durchgeführten Zusatzuntersuchungen notwendig sind. Wie im vorangegangenen Abschnitt schon dargestellt, sind bei Patienten über 60 Jahren an Zusatzuntersuchungen ein EKG und ein Thoraxröntgen sowie an Laboruntersuchungen die Bestimmungen von kleinem Blutbild, Blutzucker, Elektrolyten, Kreatinin und GPT zu fordern, da mit steigendem Alter die Anzahl auch der überraschend gefundenen pathologischen Befunde ansteigt. Hieraus ergibt sich möglicherweise die Notwendigkeit einer gezielten Vorbehandlung bzw. die Konsequenz, dass auf die Durchführung einer ambulanten Operation verzichtet werden muss.

Sofern die Patienten zum Prämedikationstag Vorbefunde mitbringen, ist zunächst einmal die Aktualität dieser Befunde zu prüfen. Als »aktuell« würde man Laborwerte aus den letzten 4 Wochen akzeptieren, die vorgelegten EKG- und Röntgenbefunde sollten nicht älter als 1/4 bis 1/2 Jahr alt sein. Selbstverständlich können Akuterkrankungen begründen, diese Befunde zu aktualisieren.

Generell ist zu fordern, dass jede im Rahmen der Prämedikation neu entdeckte Erkrankung am Herz-Kreislauf-System und der Lunge präoperativ abgeklärt werden muss. Eine lang bekannte normfrequente Arrhythmie mit stabiler medikamentöser Einstellung ist sicher kein Hindernisgrund für eine ambulante Operation, eine evtl. bestehende Medikation mit Antikoagulanzien ist den Erfordernissen des Operateurs entsprechend anzupassen. Eine bislang unentdeckte höhergradige Herzrhythmusstörung bedarf der vorherigen Abklärung und medikamentösen Neueinstellung. Auffällige Auskultationsbefunde am Herzen, die auf Klappenfehler hindeuten, müssen durch eine Echokardiographie abgeklärt werden, ebenso die Frage einer eventuell notwendigen Endokarditisprophylaxe. Bei Schrittmacherträgern ist zum Prämedikationsgespräch der Schrittmacherausweis vorzulegen, aus dem ersichtlich ist, wann der Schrittmacher zuletzt überprüft wurde. Bei Zweifeln über eine Funktionstüchtigkeit des Herzschrittmachers ist eine aktuelle Funktionsprüfung angeraten. Auch auffällig hohe Blutdruckwerte, die über eine situativ bedingte Blutdruckerhöhung hinausgehen, sollten präoperativ abgeklärt werden. Das Gleiche gilt auch für auffällige Tachykardien.

Natürlich sollten Patienten zum Zeitpunkt der Operation frei von Erkältungskrankheiten und Fieber sein. Gerade im HNO-Bereich sind jedoch chronische Infekte mit Behinderung der Nasenatmung oft der Grund, der zu einer OP-Indikation führt (Tonsillektomie, Adenotomie). Hier ist zu prüfen, ob bei bestehendem Infekt die geplante Operation durchgeführt werden kann bzw. ob zu erwarten ist, dass durch Verschieben des OP-Termins ein infektfreies Intervall erreicht werden kann. Für alle anderen Operationen im nicht infektassoziierten Bereich sollte der Patient fieberfrei und frei von Erkältungskrankheiten sein, um eine störungsfreie Narkosebeatmung zu ermöglichen und um eine hämatogene Infektverschleppung in das Operationsgebiet auszuschließen.

Bei Diabetikern wird auf dem Prämedikationsblatt vermerkt, dass präoperativ ein Nüchternblutzuckerwert bestimmt werden muss. Auf die Problematik der Metformineinnahme wird im folgenden Kapitel eingegangen. Sofern Patienten über Schilddrüsenerkrankungen berichten, ist durch eine Laboruntersuchung eine euthyreote Stoffwechsellage festzustellen. Bei bekannten Nierenerkrankungen und bei Patienten mit Einzel- oder Restniere ist präoperativ der Kreatininwert zu bestimmen.

Bei Prämedikationsgesprächen werden oftmals für die OP relevante Allergien erfragt. Zu nennen sind hier die Nickel- und Latexallergie. Bei entsprechenden Angaben informieren die Anästhesisten die Operateure, um sicherzustellen, dass für geplante Osteosynthesen nickelfreies Osteosynthesematerial verwendet wird oder dass bei Latexallergien latexfreie OP-Materialien wie latexfreie Handschuhe zum Einsatz kommen.

8.1.4 Risikoabwägung, ASA Status

Im Anschluss an die obligate körperliche Untersuchung mit Auskultation von Herz und Lunge erfolgt das Informations- und Aufklärungsgespräch mit dem Patienten, dem die erhobenen Befunde erläutert werden. Die Wichtung der Befunde führt dann zu einer Einstufung in die ASA-Risikoklassen. Da die meisten Patienten im Bereich der ambulanten Tageschirurgie in die Risikogruppen ASA I und II fallen, stehen gerade bei Patienten mit kleineren Eingriffen im Bereich der Orthopädie, Traumatologie oder Gynäkologie keine größeren Probleme der Durchführbarkeit einer ambulanten Operation entgegen. Auch Patienten mit stabil eingestellten Organerkrankungen wie z. B. Bluthochdruck oder Diabetes mellitus sind generell ambulant operabel, wenngleich hier im Aufklärungsgespräch dem Patienten erläutert werden muss, dass eine stationäre Nachbehandlung eventuell notwendig wird, sobald aus der stabilen Grundeinstellung stark schwankende Kontrollwerte erkennbar werden.

Eine besondere Gruppe stellen die Patienten mit ambulanten Operationen in der Augenheilkunde dar. Hier ist von der Art des Eingriffes (Katarakt-Chirurgie) prinzipiell ein ambulantes Operieren möglich. Diese Patienten sind jedoch oft schon sehr betagt und multimorbide. Sie müssen in die Risikogruppe ASA III eingestuft werden. Da allerdings die Eingriffe körperlich wenig belastend sind und auch eine kurzdauernde Narkose erfahrungsgemäß von den Senioren sehr gut vertragen wird, kann man dieser Patientengruppe das ambulante Operieren nicht generell vorenthalten. Wie schon zuvor gesagt, muss auch diesen Patienten eine mögliche stationäre Weiterbehandlung erläutert und in die Einwilligung einbezogen werden.

Bei Kindern erfolgt das ambulante Operieren in der Regel wegen kleinerer Eingriffe im HNO-Bereich, der Allgemeinchirurgie oder der Traumatologie. Normalerweise sind die Kinder organisch gesund und bedürfen daher nach einer Narkose nur einer kurzzeitigen Überwachung. Ausnehmen von der ambulanten Tageschirurgie sollte man ehemalige Frühgeborene im ersten Lebenshalbjahr (siehe auch Kapitel 6.1 Ambulante Kinderanästhesie).

8.1.5 Präoperative Verordnungen, Maßnahmenkatalog

Es ist nicht vermeidbar, dass beim abschließenden Informations- und Aufklärungsgespräch die Befunde unvollständig sind. Daher benötigen die Patienten eine Auflistung darüber, was an Befunden bis zum Operationstag noch mitgebracht werden muss. Diese Auflistung sollte generell schriftlich erfolgen. Hierzu bieten sich zwei Möglichkeiten an: Zum einen können handschriftliche Bemerkungen auf dem Informationsteil des Aufklärungsbogen eingetragen werden, den der Patient mit nach Hause nimmt. Zum anderen kann der Patient einen vorformulierten Brief ausgehändigt bekommen, auf dem die noch nachzureichenden Befunde vermerkt werden können.

Parallel zu den schriftlichen Informationen an den Patienten muss auch in den Krankenhausunterlagen vermerkt werden, dass präoperativ noch Befunde nachgereicht werden, die am Operationstag vor Narkosebeginn noch kontrolliert werden müssen. Diese Aufgabe fällt dem anwesenden Arzt in der ambulanten Tagesklinik zu. Sollte die Organisation des ambulanten Operierens diese Möglichkeit nicht bieten, wird der diensthabene Anästhesist der zurückliegenden Nacht als Abschluss seiner Diensttätigkeit die nachgereichten Befunde begutachten. So wird sichergestellt, dass über die eventuell kritischen Befunde in der Frühbesprechung beraten werden kann.

Zu den präoperativen Verordnungen zählen auch die Anordnungen an die Patienten über die Nahrungsaufnahme am Vortag und am Operationstag. Sofern die Art des Eingriffs nicht etwas anderes vorschreibt, dürfen die Patienten am Vorabend ganz normal essen und trinken. Am Operationstag selbst muss generell auf feste Nahrung verzichtet werden. Das Trinken von gesüßtem Tee oder Kaffee sowie Mineralwasser, ebenso wie der »Schluck Wasser« bei einer notwendigen Medikamenteneinnahme, sind bis 2 h vor dem Eingriff erlaubt. Bei Säuglingen gilt generell, dass eine Nahrungsaufnahme in flüssiger Form bis 2 h präoperativ erlaubt ist. Im organisatorischen Ablauf ist darauf zu achten, dass die jüngsten Patienten auch als erste operiert werden, so dass die Nahrungskarenz auf das für das geplante Narkoseverfahren geringstmögliche Zeitintervall begrenzt bleiben kann.

Selbstverständlich müssen die Patienten auch Einnahmevorschriften an die Hand bekommen für ihre eingesetzte Dauermedikation. Das betrifft sowohl Medikamente, die bereits im Vorfeld abgesetzt werden sollten (z. B. Marcumar, Metformin), als auch Medikamente, die am Operationstag morgens entsprechend der Dauerverordnung eingenommen werden bzw. pausiert werden sollten. Hierzu wird das nachfolgende Kapitel 9 ausführliche Informationen geben.

8.2 Prämedikation im engeren Sinne

Im Unterschied zu Patienten in vollstationärer Behandlung wird man bei ambulanten Patienten auf eine sedierende Medikation am Vorabend verzichten müssen. Das Gleiche gilt natürlich auch für den Operationstag vor der Fahrt zur Klinik. Auch wenn der Patient nicht selbst aktiv am Straßenverkehr teilnimmt, sondern gebracht wird, sind für ihn Fußwege zu absolvieren, die unter Sedierung möglicherweise zu Gangunsicherheiten mit Sturzgefahr führen könnten. Auch ist zu bedenken, dass gesunde junge Erwachsene möglicherweise erstmals derartige Medikamente einnehmen und daher die Wirkweise von Sedativa in keiner Weise vorhersehbar ist. Bei der Auswahl der Medikamente ist besonders Augenmerk auf die voraussichtliche Wirkdauer zu legen. Eine langanhaltende Sedierung auch über das Narkoseende hinaus ist medizinisch nicht erforderlich und für einen geregelten Organisationsablauf störend. Weiterhin ist auch die Rückfahrt des Patienten nach Hause in die Überlegungen einzubeziehen. Hierbei kommen häufig additive Effekte aller eingesetzten Medikamente zum Tragen. Medikamentenüberhänge sind daher generell unterwünscht.

8.2.1 Medikamente, Applikationsweg

Naturgemäß stehen einer Klinik alle Applikationswege für Medikamente zur Verfügung. Letztlich wird man jedoch auf eine orale Prämedikation zurückgreifen. Diese ist in Tablettenform oder als Saft möglich. Bei Säuglingen und Kleinkindern hat sich in der Vergangenheit als Applikationsweg die orale Gabe durchgesetzt. Die weiteste Verbreitung hat hier das kurzwirksame Benzodiazepin Midazolam erlangt. Die im Handel befindliche Tablettenform ist teilbar, so dass auch eine Dosierungsabstufung möglich ist. Ebenso lässt sich das Medikament als Saftzubereitung herstellen, was natürlich von Kindern leichter akzeptiert wird. Auch andere Benzodiazepine sind in der Prämedikation von ambulanten Patienten einsetzbar, z. B. Lormetazepam, Nitrazepam oder Nordazepam (Dikaliumclorazepat). Die Auswahl der Prämedikationsmedikamente wird sicher nach Hausstandard festgelegt sein. Das im stationären Bereich weit verbreitete Flunitrazepam hat eine deutlich längere Wirkdauer und ist aus o. g. Gründen zur Prämedikation von ambulanten Patienten weniger gut geeignet. Die rektale Gabe von Midazolam bei Säuglingen und Kleinkindern sollte erst im unmittelbaren Operationsbereich erfolgen, da das Wirkungsmaximum nur in einem engen zeitlichen Fenster zu beobachten ist. Ca. 10–25 min nach Gabe ist das Wirkmaximum zu erwarten und bei oftmals unruhigen Kindern eine zufriedenstellende Sedierung zu beobachten. Bis zur unmittelbaren Narkoseeinleitung sollte den Eltern die Möglichkeit eingeräumt werden, sich bei den Kindern aufzuhalten. Schon die Anwesenheit eines Elternteils hat in aller Regel auf die Kinder einen beruhigenden Einfluss. Da von Kindern besonders die Venenpunktion gefürchtet wird, ist hier eine gezielte Vorbereitung auf eine möglichst schmerzfreie Punktion zu treffen. Hierzu ist die rechtzeitige Applikation von Lokalanästhesiecreme (Emla) geeignet. Die Creme sollte ca. 45 min vor geplanter Punktion auf das entsprechende Hautareal aufgebracht werden und mit einer Okklusionsfolie abgedeckt werden. Die erzielbare Lokalanästhesie erreicht eine Eindringtiefe von ca. 0,5 cm und ermöglicht in aller Regel eine schmerzfreie Venenpunktion. Gelegentlich bewirkt Emla allerdings eine leichte Vasokonstriktion mit Abblassen des Hautareals.

Bei der Verordnung der Prämedikation wird auch geprüft, ob der Patient bei Vornarkosen unter starker Übelkeit und Erbrechen gelitten hat. Hier ist dann eine gezielte Prophylaxe möglich, für die verschiedene Medikamente aus unterschiedlichen Substanzklassen zur Verfügung stehen. Bei bekannten leichtgradigen Beschwerden und bei Kindern ist die Gabe von Dimenhydrinat (Vomex A als Suppositorium, Retardtablette, Ampulle oder Sirup) möglich. In Tropfen oder Tablettenform eignet sich ebenso die Gabe von Metoclopramid oder Domperidon bei Jugendlichen und Erwachsenen. In einer Dosierung von 4 mg oral ist Dexamethason ebenfalls antiemetisch wirksam. Bei anamnestisch schwergradigen Beschwerden kommen auch die Serotonin-(5-HT_3)-Antagonisten Tropisetron und Ondansetron sowie Dolasetron in Frage. Sollte eine Verordnung in der Prämedikation unterblieben sein, lassen sich alle diese Medikamente auch intravenös bzw. rektal nach der Narkoseeinleitung applizieren. Als weiteres stark wirksames Antiemetikum kommt die Gabe von Dehydrobenzperidol (DHB) infrage. Dieses Medikament ist derzeit in Deutschland nur als Importmedikament erhältlich. Die entsprechenden Vorschriften für Importmedikamente müssen daher beachtet werden.

Sollte der geplante Eingriff erfahrungsgemäß zu stärkeren postoperativen Schmerzen führen, bewirkt eine frühzeitige Gabe eines langwirksamen Analgetikums eine postoperative Schmerzreduktion. Besonders bei Eingriffen an oder in der Nähe der großen Gelenke (z. B. Arthroskopie, Sehnenansatzoperationen, Schleimbeuteloperationen) ist dieses Vorgehen sinnvoll. Eine frühzeitige Blockade des Cyclooxygenase-Zyklus ist das Resultat einer frühzeitigen oralen Gabe von Cox-II-Inhibitoren (z. B. Etoricoxib, Celecoxib). Mit diesen Medikamenten ist eine Wirkdauer von 12 bis 24 Stunden zu erzielen, daher ist auch nach oraler Einnahme 1 bis 2 h vor einem Eingriff noch mit einem ausreichenden postoperativen Wirkspiegel zu rechnen. Andere Analgetika der WHO-Stufe I erreichen nicht diese lange Wirkdauer. Daher sollten diese Medikamente sinnvollerweise erst bei oder unmittelbar nach einer Operation appliziert werden.

8.2.2 Anästhesieverfahren

Die Tatsache, dass eine Operation ambulant durchgeführt werden soll, ist kein entscheidendes Kriterium dafür, ein Anästhesieverfahren vorzuschreiben oder generell auszuschließen. Da die für ambulante Operationen geeigneten Patienten in aller Regel ein geringes Risikoprofil aufweisen, kann man dem Wunsch des Patienten nach einem speziellen Anästhesieverfahren nachkommen, sofern das gewünschte Verfahren für die geplante Operation geeignet ist. Vonseiten des Anästhesisten besteht bei ambulanten Eingriffen der Wunsch, dem Patienten eine möglichst kurze Aufwachzeit zu ermöglichen mit einer dadurch verkürzten Überwachungszeit im Aufwachraum. Genauso ist im Auge zu behalten, dass der Patient in der Regelarbeitszeit seine Entlassungsfähigkeit erreicht. Daher wird man für eine Vollnarkose kurzwirkende Hypnotika und Analgetika auswählen. Unter diesen Gesichtspunkten hat sich in letzter Zeit die intravenöse Anästhesie mit Propofol und Remifentanil, ergänzt durch die Beigabe von Desflurane als sehr gut steuerbares und für nahezu alle ambulanten Eingriffe geeignetes Verfahren herausgestellt. Das Beimischen von Lachgas ist heutzutage nicht mehr empfehlenswert. Das zu wählende Beatmungsverfahren ist in aller Regel von der Art des Eingriffes abhängig.

Ebenso wie eine Vollnarkose bei gesunden Erwachsenen in Frage kommt, sind auch die gängigen

Verfahren der Regionalanästhesie bei ambulanten Operationen einsetzbar. Die Auswahl des geeigneten Regionalanästhesieverfahrens hängt naturgemäß vom geplanten Eingriff ab. Für Eingriffe an den Armen eignet sich die Blockade des Plexus axillaris ebenso wie die i.v.-Regionalanästhesie (Bier-Block). In Einzelfällen ist eine gezielte Leitungsblockade eines peripheren Nervens ausreichend. Bei Operationen an den Beinen kommen die rückenmarknahen Anästhesieverfahren in Betracht, wobei zu bedenken ist, dass eine Epiduralanästhesie das zeitlich deutlich aufwendigere Verfahren ist. Gegen eine Spinalanästhesie bei ambulanten Eingriffen spricht eventuell eine erhöhte Quote von postspinalen Kopfschmerzen. Hierzu liegen allerdings keine gesicherten Zahlen vor. Eigene Erfahrungen können eine höhere Kopfschmerzinzidenz nicht belegen. Bei Eingriffen im Fußbereich eignet sich auch der Fußblock. Da bei vielen Extremitäteneingriffen durch den Operateur eine Blutsperre bzw. Blutleere gewünscht wird, ist zu prüfen, ob das Regionalanästhesieverfahren geeignet ist, den oft als unanagenehm empfundenen Manschettendruck der Blutleeremanschette ebenfalls zu anästhesieren.

Literatur

Jöhr M (1998) Kinderanästhesie. 4. Aufl. Fischer, Stuttgart, S 107

Schuster HP, Schölmerich P (1995) Prinzipien der präoperativen Beurteilung. In: Dick W, Euche A, Schuster HP (Hrsg) Prä- und postoperative Behandlung. Wissenschaftliche Verlagsgesellschaft Stuttgart, S 11ff

Steward DJ (1995) Manual of pediatric anaesthesia, 4. Aufl Churchill Livingstone, New York

Perioperative Medikation und präoperative Dauermedikation

C. Pietruck, S. M. Kasper

9.1 Hintergrund

Arzneimittelinteraktionen spielen in der Anästhesie eine große Rolle. Wechselwirkungen können zwischen verschiedenen Anästhetika, zwischen Anästhetika und anderen perioperativ verabreichten Medikamenten sowie zwischen perioperativ applizierten Arzneimitteln, inklusive Anästhetika, und einer präoperativen Dauermedikation auftreten. Der Anästhesist muss mögliche Arzneimittelinteraktionen kennen, um sich darauf einstellen und sie vermeiden oder nutzen zu können. Im Zusammenhang mit einer präoperativen Dauermedikation stellt sich die Frage, welche Arzneimittel perioperativ weitergegeben werden müssen und welche gefahrlos abgesetzt werden können. In diesem Kapitel werden allgemeine Grundzüge von Arzneimittelinteraktionen dargestellt, anästhesierelevante Arzneimittelwechselwirkungen genannt und Empfehlungen zur Fortführung oder Unterbrechung häufiger präoperativer medikamentöser Dauertherapien gegeben. Das Kapitel enthält ferner Empfehlungen zur perioperativen Glukokortikoidsubstitution sowie zur perioperativen Antibiotika- und Thromboseprophylaxe.

9.2 Bedeutung der Medikamentenanamnese

Die bei der Prämedikationsvisite erhobene Medikamentenanamnese liefert dem Anästhesisten Hinweise auf Begleiterkrankungen. Sie erlaubt es ferner, mögliche Wechselwirkungen zwischen einer präoperativen Dauermedikation und perioperativ verabreichten Medikamenten (Anästhetika, kardiovaskulär wirksame Medikamente, Analgetika, Antiemetika usw.) abzuschätzen. Das Wissen um die Einnahme bestimmter Arzneimittel kann die Interpretation von Untersuchungsbefunden erleichtern und zu weiteren Untersuchungen Anlass geben. Zum Beispiel muss bei einem atrioventrikulären Block bei einem »digitalisierten« Patienten an eine Digitalisintoxikation gedacht werden, was durch eine Bestimmung des Digoxin- bzw. Digitoxin-Plasmaspiegels (»drug monitoring«) verifiziert werden kann. Darüber hinaus wird man die Kalium- und Kalziumionenkonzentrationen im Plasma kontrollieren.

Bei der Medikamentenanamnese muss nicht nur nach einer regelmäßigen Dauermedikation, sondern auch nach der gelegentlichen Einnahme anderer Medikamente (z. B. Schlafmittel, Schmerztabletten) sowie der Einnahme pflanzlicher und naturheilkundlicher Präparate gefragt werden. 70% der Patienten, die pflanzliche Arzneimittel einnehmen, verschweigen dies, wenn sie nicht gezielt danach gefragt werden. Auch wenn schwerwiegende Neben- und Wechselwirkungen pflanzlicher Arzneimittel selten sind, kann die Kenntnis ihrer Einnahme bei perioperativen Komplikationen diagnostisch wegweisend sein (Crowe u. McKeating 2002). Zur Medikamentenanamnese gehören ferner Fragen nach Arzneimittelallergien und -unverträglichkeiten sowie nach Genußmittel- und Drogenkonsum.

Eine gründliche Aufklärung des Patienten über die geplante perioperative Fortführung oder Unterbrechung seiner Dauermedikation ist ein wichtiger Bestandteil des Prämedikationsgesprächs. Soll eine gewohnte Dauermedikation nicht unterbrochen werden, empfiehlt es sich, hierauf ausdrücklich hinzuweisen, weil viele Patienten das Nüchternheitsgebot auch auf die Einnahme von Medikamenten beziehen.

9.3 Medikamenteninteraktionen

Die Wahrscheinlichkeit für das Auftreten von Medikamenteninteraktionen steigt exponenziell mit der Zahl der eingenommenen Medikamente. Die Häufigkeit einer Bedarfs- oder Dauermedikation und die Zahl der verordneten Medikamente nehmen mit dem Alter zu. Da bei einer Anästhesie inklusive Prämedikation und postoperativer Schmerztherapie häufig zehn verschiedene Medikamente appliziert werden, ergeben sich hier vielfältige Möglichkeiten von Arzneimittelwechselwirkungen. Deshalb müssen Anästhetika bei Patienten, die Medikamente einnehmen, sorgfältig gewählt und dosiert werden.

Die Kenntnis von Arzneimittelinteraktionen ist von essenzieller Bedeutung. Ein Arzneimittel kann die Wirkung eines anderen verstärken oder vermindern sowie verkürzen oder verlängern. Dies ist häufig unerwünscht, kann aber auch erwünscht sein wie z. B. bei der Antagonisierung einer neuromuskulären Blockade durch Cholinesterasehemmer oder der Wirkungsverstärkung von Propofol durch Midazolam bei einer Narkoseeinleitung (»co-induction«). Grundsätzlich lassen sich physikochemische, pharmakokinetische und pharmakodynamische Interaktionen unterscheiden.

9.3.1 Chemische und physikalische Interaktionen

Chemische und physikalische Interaktionen können zwischen zwei Medikamenten oder zwischen einem Medikament und seinem Transportgefäß (Spritze, Infusionsleitung) auftreten. Beispiele sind die Präzipitation (»Ausflockung«) von Vecuronium durch Thiopental-Natrium (chemische Interaktion) und die Inaktivierung von Glyceroltrinitrat durch Bindung an PVC-Oberflächen (physikalische Interaktion). Auch in vivo können Medikamente chemisch oder physikalisch interagieren. Therapeutisch wird dies z. B. bei der Antagonisierung von Heparin durch Protaminsulfat genutzt, die auf einer Salzbildung beruht.

9.3.2 Pharmakokinetische Interaktionen

Von einer pharmakokinetischen Interaktion spricht man, wenn ein Arzneimittel die Aufnahme, Verteilung, Umverteilung, den Metabolismus oder die Ausscheidung eines anderen Arzneimittels verändert.

Aufnahme und Verteilung

Die Aufnahme einer Substanz aus dem Magen-Darm-Trakt kann beeinflusst werden durch Medikamente, die den pH-Wert verändern (z. B. Antazida) oder die Magen-Darm-Passage verzögern bzw. beschleunigen. Die Resorption parenteral injizierter Arzneimittel kann durch Medikamente verlangsamt werden, die die lokale Durchblutung verändern. Ein Beispiel hierfür ist die verzögerte Resorption von Lokalanästhetika mit Adrenalinzusatz.

Hat ein Medikament den Intravasalraum erreicht, kann seine weitere Verteilung durch andere Substanzen beeinflusst werden, die um dieselben Proteinbindungsstellen konkurrieren. Eine eingeschränkte Plasmaeiweißbindung führt zu einer höheren freien Medikamentenkonzentration, wodurch die Wirkung und Toxizität des Arzneimittels zunehmen können. Solche Verdrängungsinteraktionen betreffen in der Regel Pharmaka, die eine hohe Plasmaeiweißbindung, ein kleines Verteilungsvolumen, eine hohe Clearance und eine geringe therapeutische Breite besitzen (z. B. Phenprocoumon). Viele Anästhetika, einschließlich volatile Inhalationsanästhetika, können in vitro andere Medikamente aus ihren Plasmaeiweißbindungen verdrängen. Dieser Effekt ist klinisch in der Regel vernachlässigbar. Kreislaufwirksame Medikamente wie Anästhetika können aber die Umverteilung von Medikamenten aus dem Intravasalraum bzw. deren Rückresorption in den Intravasalraum beeinflussen.

Metabolismus

Viele durch die Magen- oder Dünndarmschleimhaut resorbierte Pharmaka werden in größerem Umfang in der Leber inaktiviert, bevor sie über den Körperkreislauf an ihren Wirkort gelangen (First-pass Effekt). Hierbei werden zwei Phasen unterschieden. Zu den Phase-I-Reaktionen gehören Oxidation, Reduktion und Hydrolyse. Phase-II-Reaktionen sind Konjugationsreaktionen (z. B. mit Glucuronsäure). Hierdurch werden Arzneimittel und deren Stoffwechselprodukte wasserlöslich und können renal eliminiert werden.

Die wichtigste Phase-I-Reaktion ist die Oxidation. Sie wird durch mikrosomoale Leberenzyme (Cytochrom-P450-Enzymsystem) katalysiert. Das Cytochrom-P450-Enzymsystem gliedert sich in drei große Enzymfamilien (CYP-1, CYP-2, CYP-3), die weiter in Unterfamilien und spezifische Isoenzyme eingeteilt werden. Es kann durch Arzneimittel induziert oder inhibiert werden. Eine Induktion des Cytochrom-P450-Systems beschleunigt die Verstoffwechselung von Arzneimitteln in der Leber, seine Hemmung verlangsamt sie. Ersteres führt zu Wirkungsverminderung oder -verkürzung, Letzteres zu Wirkungsverstärkung oder -verlängerung.

Cytochrom-P450-Enzyminduktoren sind z. B. Barbiturate, Rifampicin, die Antiepileptika Carbamazepin und Phenytoin sowie Grapefruitsaft, Alkohol und Tabakrauch. Der Effekt kann klinisch relevant sein: In einer Untersuchung hatten 15 mg Midazolam per os bei Patienten, die Carbamazepin oder Phenytoin einnahmen, keine sedierende Wirkung, während die gleiche Dosis in einer Kontrollgruppe ohne antiepileptische Dauermedikation eine 2–4 h dauernde deutliche Sedierung erzeugte (Backman et al. 1996).

Zu den Inhibitoren des Cytochrom-P450-Systems zählen Propofol, verschiedene Antibiotika (z. B. Makrolide, Fluorchinolone), die Kalzium-

Antagonisten Diltiazem und Verapamil und viele andere Arzneimittel. Ein Beispiel für eine klinisch relevante Enzymhemmung ist die Verzögerung der Ausscheidung von Midazolam und Alfentanil durch Erythromycin. Dies kann zu einer lang anhaltenden Sedierung bzw. Atemdepression führen.

9.3.3 Pharmakodynamische Interaktionen

Arzneimittelinteraktionen unterliegen einer großen interindividuellen Variabilität. Dies gilt besonders für pharmakodynamische Interaktionen, deren Effekte interindividuell um 300–400% schwanken können (pharmakokinetische Interaktionen: 60–80%). Pharmakodynamische Interaktionen können additiv (Gesamteffekt = Summe der Einzeleffekte), supraadditiv (synergistisch, potenzierend; Gesamteffekt >Summe der Einzeleffekte) oder infraadditiv (antagonistisch; Gesamteffekt <Summe der Einzeleffekte) sein. Die Wirkungen von Lachgas und volatilen Inhalationsanästhetika sind additiv, diejenigen von volatilen Inhalationsanästhetika und intravenösen Anästhetika supraadditiv. Ein weiteres bekanntes Beispiel ist die Potenzierung der Wirkung von Muskelrelaxanzien durch Aminoglykosid-Antibiotika, die darauf beruht, dass diese Substanzen die Freisetzung von Acetylcholin an der neuromuskulären Endplatte hemmen.

9.3.4 Altersabhängige Veränderungen

Pharmakokinetische und pharmakodynamische Besonderheiten im Kindesalter betreffen besonders Früh- und Neugeborene. Da diese Patienten für eine ambulante Anästhesie im Allgemeinen nicht geeignet sind, wird hierauf nicht näher eingegangen.

Gut zwei Drittel aller über 70 Jahre alten Menschen nehmen mindestens ein Medikament ein, um eine altersbedingte Erkrankung zu behandeln. Alterstypische Einschränkungen der Nieren- und Leberfunktion sowie eine durch eine Hypalbuminämie verminderte Eiweißbindungskapazität können die Wirkungen von Anästhetika und anderen Medikamenten erheblich verstärken. Altersabhängige Veränderungen der Arzneimittelbiotransformation und -elimination erfordern ebenso wie Arzneimittelinteraktionen eine individuelle Dosisanpassung (Muravchick 2000).

9.4 Genußmittel- und Drogenkonsum

9.4.1 Rauchen

Rund ein Drittel aller Deutschen im Alter zwischen 18 und 59 Jahren sind Raucher. Ein Drittel hiervon raucht mindestens 20 Zigaretten pro Tag. Rauchen hat akute und chronische Effekte auf das Herz-Kreislauf-System, die Atmungsorgane, das Immunsystem und den Stoffwechsel. Für den Anästhesisten sind besonders die respiratorischen und kardiovaskulären Effekte von Bedeutung.

Die perioperative Komplikationsrate (z. B. pulmonale und kardiovaskuläre Komplikationen, Wundheilungsstörungen) ist bei Rauchern etwa sechsmal höher als bei Nichtrauchern. Auch Passivraucher sind stärker gefährdet als Nichtraucher: Kinder rauchender Eltern haben bei einer Allgemeinanästhesie signifikant häufiger respiratorische Probleme als Kinder von Nichtrauchern. Starker Husten nach der Extubation ist bei Rauchern deutlich häufiger als bei Nichtrauchern. Wird durch den Husten direkt (Bauchpresse) oder indirekt (Behinderung des venösen Rückstroms) das Operationsgebiet strapaziert, kann dies das Operationsergebnis beeinträchtigen (z. B. bei inguinalen Herniotomien und Augenoperationen).

Die unerwünschten Effekte von Nikotin und Kohlenmonoxid (Carboxyhämoglobin!) können durch eine mindestens 12-stündige präoperative Rauchkarenz deutlich reduziert werden. Die Lungenfunktion normalisiert sich jedoch frühestens nach 1–2 Monaten völligen Rauchverzichts (falls die Lunge nicht irreversibel geschädigt ist).

Da Rauchen das Cytochrom-P450-Enzymsystem induziert, kann bei Rauchern die Wirkung einiger Anästhetika (z. B. Midazolam, Alfentanil) abgeschwächt sein.

9.4.2 Alkohol

In Deutschland trinken ca. 90% der 18- bis 59-Jährigen Alkohol. 13% aus dieser Altersgruppe haben einen starken Alkoholkonsum (Männer: >30 g Alkohol/Tag, Frauen: >20 g Alkohol/ Tag) und 5% treiben einen Alkoholabusus (>60 g Alkohol/Tag).

Alkoholmißbrauch verdoppelt bis verdreifacht die postoperative Morbidität. Die Hauptursachen sind Infektionen, Blutungen und kardiopulmonale Insuffizienz. Weitere Gründe sind eine ausgeprägte Stressreaktion auf das chirurgische Trauma und die postoperative Alkoholabstinenz. Ein vierwöchiger präoperativer Alkoholentzug kann die postoperative Morbidität deutlich senken (Tønnesen u. Kehlet 1999).

Alkohol erhöht durch Enzyminduktion (Cytochrom P450) den Bedarf an hepatisch verstoffwechselten Anästhetika. Bei einer alkoholtoxischen Leberschädigung kann der Arzneimittel-Metabolismus jedoch verlangsamt sein.

9.4.3 Opioide

Patienten, die einen Opioidabusus betreiben, stellen eine Herausforderung für den Anästhesisten dar. Sie sind wegen ihrer häufigen Begleiterkrankungen (z. B. Endokarditis, kardiale Arrhythmien, Kardiomyopathie, Pneumonie, pulmonale Hypertonie, Nebenniereninsuffizienz, Anämie, schlechter Allgemein- und Ernährungszustand, Hepatitis, HIV-Infektion), der Notwendigkeit einer konsequenten Entzugsprophylaxe, des im Voraus kaum abzuschätzenden perioperativen Opioidbedarfs und ihrer oft schlechten Führbarkeit für ambulante Eingriffe nicht geeignet. Ein Opioidabusus ist jedoch nicht immer offensichtlich.

Ehemals opioidabhängige Patienten und solche, die an einer Methadonsubstitution teilnehmen, dürfen während einer Narkose Opioide erhalten. Das bewußte Erleben der Opioidwirkung soll jedoch vermieden werden. Deshalb empfiehlt es sich, Opioide bei der Narkoseeinleitung erst nach dem Einschlafen zu injizieren. Nachinjektionen von Opioiden gegen Ende des Eingriffs sollen wegen der Gefahr eines Wirküberhangs in den Wachzustand unterbleiben. Die postoperative Schmerztherapie soll bevorzugt mit Lokalanästhetika und nichtsteroidalen Antiphlogistika erfolgen. Bei Bedarf können aber auch Opioide gegeben werden, wobei eine subkutane Injektion einer intravenösen Injektion (rasche Anflutung – »Kick«!) vorzuziehen ist. In jedem Fall soll die Dosis vorsichtig titriert werden. Die mögliche Gabe von Opioiden muss präoperativ mit dem Patienten besprochen werden. Generell besteht bei ehemals Opioidabhängigen und Teilnehmern an einem Methadonprogramm eine hohe Motivation, Opioide zu vermeiden. Eine Methadonsubstitution wie auch eine vorbestehende Dauermedikation mit Opioiden muss perioperativ in gewohnter Dosis fortgesetzt werden. Falls die Applikation für kurze Zeit parenteral erfolgen muss, ist eine Dosisumrechnung von Methadonrazemat bzw. oralem Levomethadon zu parenteralem Levomethadon (Verhältnis 4:1 bzw. 2:1) erforderlich.

9.4.4 Amphetamin und Kokain

Stimulanzien wie Amphetamin und dessen Derivate (z. B. »Ecstasy«) sowie Kokain verstärken durch vermehrte Ausschüttung bzw. Hemmung der präsynaptischen Wiederaufnahme die Wirkungen von Katecholaminen und Serotonin im Zentralnervensystem. Der chronische Gebrauch dieser Drogen führt zu einer Depletion der genannten Neurotransmitter. Zu den akuten Drogenwirkungen zählen Euphorie, gesteigerte Leistungsfähigkeit und vermindertes Schlafbedürfnis. Bei chronischem Konsum kommt es zu Unruhe, Gereiztheit, Schlaflosigkeit und paranoiden Wahnvorstellungen. Die plötzliche Unterbrechung eines regelmäßigen Amphetamin- oder Kokaingebrauchs kann eine schwere Depression auslösen. Physische Entzugssymptome sind selten.

Amphetamin und Kokain potenzieren die Wirkungen von Katecholaminen und die arrhythmogene Wirkung volatiler Inhalationsanästhetika (besonders Halothan). Der Anästhetikabedarf ist nach der Einnahme dieser Drogen initial erhöht, kann aber bei chronischer Anwendung infolge entleerter Katecholaminspeicher auch erniedrigt sein. Kokaingenuss kann eine Rhabdomyolyse verursachen (Cave: Hyperkaliämie!) und die Aktivität der Plasmacholinesterase vermindern. Deshalb soll Succinylcholin vermieden werden. Wahleingriffe sind bei Patienten, die unter der Wirkung stimulierender Drogen stehen, kontraindiziert.

9.4.5 Cannabis

10 bis 20% der 18- bis 25-Jährigen konsumieren regelmäßig Haschisch oder Marihuana (Kumar et al. 2001). Der Rauch dieser aus dem indischen Hanf (Cannabis

sativa variatio indica) gewonnenen Drogen hat bei chronischer Anwendung ähnliche Effekte auf das Bronchialsystem und die Lungenfunktion wie Zigarettenrauch (▶ s. 9.4.1). Die größte Gefahr von Haschisch und Marihuana besteht jedoch darin, dass sie als »Einstiegsdrogen« für härtere Drogen dienen können.

Die Inhaltsstoffe des Harzes der Cannabispflanze (Cannabinoide, besonders δ-9-Tetrahydrocannabinol) wirken nicht nur euphorisierend und bewußtseinserweiternd, sondern auch sedierend. Hierdurch und durch Hemmung mikrosomaler Leberenzyme (Cytochrom P450) verstärken sie die Wirkungen von Barbituraten, Benzodiazepinen und Opioiden. Die kardiovaskulären Effekte (Tachykardie, Hypotension) von Cannabinoiden potenzieren die Wirkungen von β-Rezeptorenblockern und Anticholinergika (z. B. Atropin, Cholinesterasehemmer).

Die psychotropen Wirkungen inhalierter Cannabinoide halten 2–4 h an und klingen dann langsam ab. Cannabinoide akkumulieren jedoch im Fettgewebe und können nach wiederholtem Konsum noch tagelang von dort aus in die Blutbahn und an das Gehirn abgegeben werden. Deshalb soll mehrere Tage vor einer geplanten Operation kein Cannabis geraucht werden. Die plötzliche Unterbrechung eines regelmäßigen Cannabis-Konsums kann Entzugserscheinungen wie Unruhe, Angst, Tremor, Übelkeit und Diarrhoe auslösen.

9.5 Vorgehen bei Patienten mit präoperativer Dauermedikation

Die perioperative Fortsetzung oder Unterbrechung einer Arzneimitteltherapie kann sich positiv oder negativ auf den Anästhesieverlauf auswirken. Für den Anästhesisten ist es wichtig zu wissen, welche Medikamente er perioperativ weiterverordnen muss und welche er vorübergehend absetzen darf. Im Folgenden werden hierzu Empfehlungen gegeben.

9.5.1 Medikamente, die eine ambulante Anästhesie ausschließen

Medikamente, deren Einnahme eine absolute Kontraindikation einer ambulanten Anästhesie darstellt, gibt es nicht. Einige Medikamente (z. B. Antikoagulazien) können jedoch ein bestimmtes Anästhesieverfahren ausschließen oder Zweifel an der Eignung des Patienten für eine ambulante Anästhesie wecken. Hierauf wird bei den einzelnen Substanzen hingewiesen. In diesen Fällen kann das Absetzen des Arzneimittels, eine Verschiebung des Eingriffs oder dessen Durchführung unter stationären Bedingungen notwendig sein.

9.5.2 Medikamente mit Einfluss auf das Herz-Kreislauf-System

Antihypertensiva

Diuretika verursachen durch eine vermehrte Natriumausscheidung eine latente Hypovolämie sowie häufig eine Hypokaliämie (Ausnahme: kaliumsparende Diuretika, z. B. Spironolacton) und Hypomagnesiämie. Die Einnahme von Diuretika kann am Operationstag unterbrochen werden. Bei Bedarf ist eine intravenöse Applikation möglich. Schleifendiuretika können durch eine Hypokaliämie die Wirkung nicht-depolarisierender Muskelrelaxanzien verlängern.

Beta-Rezeptorenblocker senken die Inzidenz perioperativer myokardialer Ischämien. Darüber hinaus kann das plötzliche Absetzen einer β-Blockertherapie ein schweres Entzugssyndrom (Rebound) mit Tachykardie, Arrhythmien und Angina pectoris auslösen. Deshalb muss eine β-Blockertherapie perioperativ fortgesetzt werden. Während der Anästhesie kann es zu einer ausgeprägten Bradykardie kommen, besonders bei Verwendung von Opioiden und Propofol. Der oft ausbleibende Anstieg der Herzfrequenz unter einer β-Blockertherapie kann die Diagnose einer Hypovolämie erschweren.

Unter einer Therapie mit ACE-Hemmern (ACE = angiotensin converting enzyme) ist die Regulationsfähigkeit des peripheren Gefäßwiderstands eingeschränkt. Deshalb sollen ACE-Hemmer vor Eingriffen, die größere Blutverluste erwarten lassen, sowie vor der Kombination einer Allgemeinanästhesie mit einer rückenmarknahen Leitungsanästhesie abgesetzt werden. Hierbei ist die Wirkdauer der jeweiligen Substanz zu berücksichtigen (z. B. Captopril 6–10 h, Enalapril 18–30 h, Ramipril 24–60 h, Cilazapril >40 h). Vor den in der ambulanten Chirurgie üblichen kleineren Eingriffen müssen ACE-Hemmer nicht abgesetzt werden, besonders nicht, wenn keine weiteren Antihypertensiva eingenommen werden.

Angiotensin-II-Rezeptor-Antagonisten (z. B. Valsartan, Candesartan, Losartan, Irbesartan) senken durch Blockade von Angiotension-II (Typ 1)-Rezeptoren den peripheren Gefäßwiderstand. Ihr Wirkmechanismus ist spezifischer und effektiver als der von ACE-Hemmern. Über Interaktionen zwischen Angiotensin-II-Rezeptor-Antagonisten und Anästhetika liegen bisher keine Daten vor. Es ist aber ratsam, hier genauso zu verfahren wie bei einer Dauertherapie mit ACE-Hemmern. Auch Angiotensin-II-Rezeptor-Antagonisten haben eine Wirkdauer von zum Teil über 24 h.

Eine Dauertherapie mit Kalzium-Antagonisten kann perioperativ fortgesetzt werden. Inhalationsanästhetika und Opioide können die vasodilatierende Wirkung von Kalzium-Antagonisten verstärken. Interaktionen von Kalzium-Antagonisten mit Muskelrelaxanzien sind in der Regel vernachlässigbar. Besonders bei gleichzeitiger Verabreichung anderer die Wirkung von Muskelrelaxanzien verstärkender Medikamente (z. B. volatile Inhalationsanästhetika, Magnesium, Clindamycin, Aminoglykoside) soll die neuromuskuläre Blockade jedoch überwacht werden. Die Kardiotoxizität von Bupivacain wird durch Kalzium-Antagonisten vom Verapamil-Typ (Verapamil, Gallopamil) erhöht. Deshalb sollen unter einer Dauertherapie mit den genannten Substanzen andere Lokalanästhetika bevorzugt werden.

Eine Dauertherapie mit zentralen α_2-Rezeptor-Agonisten (z. B. Clonidin, Guanfacin) muss perioperativ fortgesetzt werden, weil deren plötzliches Absetzen einen Rebound auslösen kann. Das Entzugssyndrom tritt meistens 18–20 h nach der letzten Dosis auf und kann sich als akute hypertensive Krise manifestieren. α_2-Rezeptor-Agonisten verursachen durch zentrale Dämpfung des Sympathikotonus häufig eine Bradykardie.

Die auf einer Entleerung präsynaptischer Noradrenalinspeicher beruhende Wirkung von Reserpin hält bis zu 5 Wochen an. Eine Dauertherapie mit Reserpin kann deshalb perioperativ unterbrochen werden. Der Dosisbedarf für Inhalationsanästhetika kann hierunter um 20–30% vermindert und die Empfindlichkeit gegenüber Katecholaminen deutlich erhöht sein.

Unspezifische Vasodilatatoren wie Dihydralazin, Minoxidil und Diazoxid erweitern ebenso wie selektive α_1-Rezeptor-Antagonisten (z. B. Prazosin) vor allem das arterielle Gefäßsystem. Dies kann während einer Anästhesie zu einer ausgeprägten Hypotension führen. Es empfiehlt sich, diese Arzneimittel vor einer rückenmarknahen Leitungsanästhesie und Operationen mit größeren Blutverlusten abzusetzen.

Digitalisglykoside

Digitalisglykoside können aufgrund ihrer geringen Abklingquote (Wirkungsverlust pro Tag: Digoxin 20%, Digitoxin 7%) präoperativ abgesetzt werden. Bei Vorhoffflimmern mit schneller Überleitung sollen sie jedoch weitergegeben werden. Auf Anzeichen einer Digitalisüberdosierung ist zu achten. Die Toxizität von Digitalisglykosiden ist bei einem niedrigen Kaliumwert im Serum deutlich erhöht. Deshalb sollte die Kaliumionenkonzentration präoperativ gemessen und, falls erforderlich, korrigiert werden. Eine intraoperative Hyperventilation (Alkalose) kann eine Hypokaliämie verursachen.

Antiarrhythmika

Antiarrythmika der Klasse I (Ia: Chinidin, Ajmalin, Prajmalium, Procainamid, Disopyramid; Ib: z. B. Lidocain, Mexiletin, Phenytoin; Ic: Flecainid, Lorcainid, Propafenon) können die Wirkdauer nichtdepolarisierender Muskelrelaxanzien verlängern und durch ihre kardiodepressiven Eigenschaften die negativ inotrope Wirkung volatiler Inhalationsanästhetika verstärken. Die Einnahme von Klasse-I-Antiarrhythmika kann wahrscheinlich gefahrlos für kurze Zeit unterbrochen werden. Antiarrhythmika der Klasse II (β-Rezeptorenblocker) müssen wegen der Gefahr eines Rebounds (► s. Abschitt Antihypertensiva) perioperativ weiter eingenommen werden. Dies gilt auch für Sotalol, das als einziger β-Rezeptorenblocker ein Antiarrhythmikum der Klasse III ist. Der andere Vertreter dieser Klasse ist das Benzofuranderivat Amiodaron. Patienten, die mit Amiodaron behandelt werden, haben häufig eine schwere kardiale Erkrankung und eignen sich meistens nicht für eine ambulante Anästhesie. Unter einer Amiodaron-Therapie muss mit Bradyarrhythmien und arterieller Hypotension gerechnet werden.

Nitrate

Eine Dauertherapie mit Nitraten wird perioperativ fortgeführt, weil ihre Unterbrechung das Risiko einer perioperativen Myokardischämie erhöhen kann. Patienten, die mit Nitraten behandelt werden, haben aufgrund der Dilation ihrer venösen Kapazitätsgefäße häufig eine relative Hypovolämie.

9.5.3 Medikamente mit Einfluss auf die Atemwege

Broncholytika/Antiasthmatika

Hierzu zählen inhalative Anticholinergika (z. B. Ipratropiumbromid), β_2-Sympathomimetika (z. B. Salbutamol, Terbutalin) und Glukokortikoide (z. B. Beclometason, Budesonid) zur inhalativen und systemischen Anwendung sowie das Xanthin-Derivat Theophyllin. Antiasthmatika werden perioperativ weiterverordnet, um einen Asthmaanfall zu vermeiden. Die Beibehaltung der vertrauten Medikation hat hierbei auch eine wichtige psychologische Komponente.

Interaktionen mit Anästhetika sind bei inhalativer Anwendung von Anticholinergika, β_2-Sympathomimetika und Glukokortikoiden nicht zu erwarten. Theophyllin und systemisch applizierte β_2-Sympathomimetika können die arrhythmogene Wirkung volatiler Inhalationsanästhetika (besonders Halothan) verstärken. Auf eine systemische Dauertherapie mit Glukokortikoiden wird im Abschnitt Kortikoide eingegangen.

Antiallergika

Antiallergika, die zur Prophylaxe von Asthmaanfällen verordnet sind (z. B. Cromoglicinsäure, Ketotifen) sollen perioperativ weiterverordnet werden (► s. oben). Bei anderen Indikationen ist es eine Ermessensentscheidung. Interaktionen zwischen Cromoglicinsäure und Anästhetika sind nicht bekannt. Ketotifen hat neben seiner mastzellenstabilisierenden Wirkung auch einen H_1-antihistaminischen Effekt. Es kann daher wie alle H_1-Rezeptorenblocker (z. B. Clemastin, Dimetinden) die zentral dämpfende Wirkung von Anästhetika verstärken und das Erwachen aus der Narkose verzögern.

9.5.4 Medikamente mit Einfluss auf das Nervensystem

Hypnotika/Sedativa

Zu dieser Gruppe gehören vor allem die Benzodiazepine, ferner die ebenfalls stark sedierend wirkenden H_1-Antihistaminika Diphenhydramin und Doxylamin sowie einige pflanzliche Wirkstoffe (z. B. Baldrian, ► s. Phytotherapeutika). Barbiturate sind nur noch als Narkotika (Thiopental und Methohexital) und Antiepileptika (Phenobarbital), nicht mehr jedoch als Schlafmittel von Bedeutung.

Benzodiazepine haben neben ihrer hypnotischen und sedierenden Wirkung anxiolytische, amnesieerzeugende, antikonvulsive und zentral muskelrelaxierende Eigenschaften. Die verschiedenen Substanzen unterscheiden sich hauptsächlich in der Potenz der genannten Wirkeigenschaften. Die Einnahme von Benzodiazepinen am Vorabend einer Operation ist meistens erwünscht und kann beibehalten werden. Am Operationstag soll die gewohnheitsmäßige Einnahme von Benzodiazepinen und anderen Hypnotika/Sedativa unterbleiben. Bei Bedarf kann vor einer ambulanten Anästhesie ein kurzwirksames Benzodiazepin (z. B. Midazolam) zur Prämedikation verordnet werden, dessen Einnahme jedoch »vor Ort« unter kontrollierten Bedingungen erfolgen sollte. Bei regelmäßiger Einnahme von Benzodiazepinen ist mit einer erheblichen Toleranzentwicklung zu rechnen, so dass die Wirkung einer üblichen Prämedikationsdosis vermindert sein oder fehlen kann. Das plötzliche Absetzen einer Benzodiazepin-Dauermedikation kann zu einer Entzugssymptomatik mit Schlaflosigkeit, Angstzuständen, Schwindel, Übelkeit, Verwirrung und anderen zentralnervösen Störungen führen.

Antidepressiva

Eine antidepressive Dauermedikation soll perioperativ nicht unterbrochen werden, weil dies einen Rückfall in die Depression auslösen kann. Bei einer Narkose müssen mögliche Interaktionen zwischen Antidepressiva und Anästhetika sowie anderen perioperativ applizierten Arzneimitteln beachtet werden.

Trizyklische Antidepressiva (z. B. Amitriptylin, Clomipramin, Doxepin, Imipramin) hemmen die Wiederaufnahme von Noradrenalin und/oder Serotonin in die präsynaptischen Nervenendigungen. Zu ihren Nebenwirkungen zählen Sedierung, anticholinerge Effekte (z. B. Akkomodationsstörungen, Mundtrockenheit, verzögerte Magenentleerung, Miktionsstörungen, Tachykardie), orthostatische Hypotension und kardiale Arrhythmien. Letztere können besonders in Kombination mit Halothan und Pancuronium auftreten. Die Wirkung direkter Sympathomimetika wie Adrenalin, Noradrenalin und Dopamin kann erheblich verstärkt sein. Vorsicht ist auch bei der Anwendung von Lokalanästhetika mit Adrenalinzusatz geboten. Der Bedarf an Anästhetika kann erhöht oder vermindert sein.

Die antidepressive Wirkung von Monoaminoxidase-Hemmern (MAO-Hemmer; z. B. Tranylcypromin und Moclobemid) beruht auf einer Blockierung des Abbaus der Neurotransmitter Dopamin, Noradrenalin und 5-Hydroxytryptamin (Serotonin) im Zentralnervensystem. Die häufigste Nebenwirkung dieser hauptsächlich bei therapieresistenten Depressionen eingesetzten Medikamente ist eine orthostatische Hypotension. Gefürchtet sind Interaktionen zwischen MAO-Hemmern und Opioiden, die sich durch Agitiertheit, Kopfschmerzen, Hyper- oder Hypotension, Hyperthermie, Atemdepression, Krämpfe und Koma äußern können und bisher ausschließlich nach Gabe von Pethidin beobachtet wurden. Der Mechanismus ist unklar. Diskutiert werden ein verminderter Opioidmetabolismus und eine Hemmung der neuronalen Serotonin-Aufnahme. Opioide sollen unter einer Therapie mit MAO-Hemmern vorsichtig dosiert werden, sind aber mit Ausnahme von Pethidin nicht kontraindiziert. Für die postoperative Schmerztherapie sollen andere Analgetika und Regionalanästhesietechniken bevorzugt werden. Während der Narkose müssen Reize wie Hypoxämie, Hyperkapnie, Hypotension und ungenügende Narkosetiefe, die eine sympathoadrenerge Reaktion auslösen können, vermieden werden, weil mit einer Überempfindlichkeit der Katecholaminrezeptoren gerechnet werden muss. Die frühere Empfehlung, MAO-Hemmer 2–3 Wochen (Regenerationszeit der Monoaminoxidase) vor einer Narkose abzusetzen, ist obsolet.

Selektive Serotonin-Wiederaufnahme-Hemmer (Selective Serotonin Reuptake Inhibitors [SSRI], z. B. Fluoxetin, Paroxetin, Sertralin) müssen perioperativ auch deshalb weiterverordnet werden, weil ihr plötzliches Absetzen Entzugserscheinungen (Agitiertheit, Angst, Übelkeit, Schwitzen, Schwindel, Schlafstörungen) auslösen kann. SSRI können durch Hemmung des Cytochrom-P450-Enzymsystems die Wirkung hepatisch metabolisierter Anästhetika (z. B. Benzodiazepine, Opioide) verlängern. Umgekehrt können Benzodiazepine und Neuroleptika die Wirkungen von SSRI verstärken. Tramadol kann bei Patienten, die mit SSRI behandelt werden, ein Serotoninsyndrom (sehr selten) auslösen, das durch Symptome wie Schweißausbrüche, arterielle Hypertension, Tachykardie, Aggressivität, Konfusion, Halluzinationen, Zittern, Myokloni und Hyperreflexie gekennzeichnet ist. Differenzialdiagnostisch muss an eine maligne Hyperthermie gedacht werden (Kam u. Chang 1997).

Lithium wird zur Behandlung manisch-depressiver Erkrankungen und endogener Depressionen eingesetzt. Seine Wirkung beruht wahrscheinlich auf einer Hemmung der zentralen Freisetzung von Katecholaminen. Lithium kann den Bedarf an Anästhetika senken und die Wirkung depolarisierender und nicht-depolarisierender Muskelrelaxanzien verlängern. Ferner kann es die Wirkung von Neuroleptika verstärken. Wegen seiner geringen therapeutischen Breite ist zu beachten, dass einige perioperativ gebräuchliche Medikamente (z. B. Phenothiazine, nicht-steroidale Antiphlogistika, Schleifendiuretika, Kalziumantagonisten, ACE-Hemmer) die Lithiumplasmakonzentration erhöhen. Deshalb ist eine präoperative Plasmaspiegel-Bestimmung ratsam.

Neuroleptika

Neuroleptika werden hauptsächlich zur Behandlung akuter und chronischer Psychosen eingesetzt, aber auch als Antiemetika und gelegentlich zur Narkoseprämedikation. Chemisch unterscheidet man trizyklische Neuroleptika (Phenothiazine und Phenothiazin-Analoga), Butyrophenone und Diphenylbutylpiperidine sowie Neuroleptika vom Sulpirid-Typ. Die antipsychotische Wirkung von Neuroleptika beruht wahrscheinlich auf einer Hemmung zentraler Dopaminrezeptoren. Ferner haben Neuroleptika antiadrenege (α-sympatholytische) und anticholinerge Eigenschaften.

Eine Behandlung mit Neuroleptika soll ebenso wie eine antidepressive Therapie perioperativ nicht unterbrochen werden, weil dies zu einer akuten Exazerbation der Psychose führen kann. Neuroleptika verstärken die Wirkung von Anästhetika und Anticholinergika (Parasympatholytika) und vermindern die Wirkung endogener und exogener Katecholamine. Mögliche Nebenwirkungen einer Therapie mit Neuroleptika sind orthostatische Hypotension, Sedierung, Mundtrockenheit, Obstipation, Miktionsstörungen und extrapyramidal-motorische Störungen wie Dyskinesie, Dystonie und Bewegungsunruhe. Sehr selten kann ein malignes neuroleptisches Syndrom mit Rigor, Fieber, Bewußtseins- und Kreislaufstörungen (Blutdruckschwankungen, Tachykardie, kardiale Arrhythmien) auftreten.

Antiepileptika

Eine antikonvulsive Dauertherapie wird perioperativ beibehalten. Antiepileptika können durch Enzyminduktion die Wirkungen intravenöser Anästhetika und der partiell in der Leber verstoffwechselten Muskelrelaxanzien Vecuronium, Rocuronium und Pancuronium abschwächen. Andererseits können die sedierenden Eigenschaften einiger Antiepileptika (z. B. Carbamazepin, Phenytoin) die Wirkung von Anästhetika verstärken. Valproinsäure verdrängt Benzodiazepine aus ihrer Plasmaeiweißbindung und kann so deren Wirkung verstärken. Viele Anästhetika haben pro- oder antikonvulsive Eigenschaften. Bei einigen Substanzen (z. B. Propofol, Ketamin) sind die Beobachtungen widersprüchlich. Gesichert ist eine Herabsetzung der Krampfschwelle durch Enfluran, Etomidate und kleine Dosen (≤2 mg/kg) von Methohexital. Antikonvulsiv wirken Thiopental, Benzodiazepine, Opioide mit Ausnahme von Morphin und volatile Inhalationsanästhetika mit Ausnahme von Enfluran (► s. o.). Lokalanästhetika wirken nur bei absoluter oder relativer Überdosierung prokonvulsiv. Lachgas hat wahrscheinlich keinen Einfluss auf die Krampfschwelle. Zu den anästhesierelevanten Nebenwirkungen von Antiepileptika zählen Blutgerinnungsstörungen (besonders Valproinsäure) und Herzrhythmusstörungen (Phenytoin). Patienten, die trotz einer antikonvulsiven Dauermedikation nicht anfallsfrei sind, sind für eine ambulante Anästhesie nicht geeignet.

Antiparkinsonmittel

Hierzu zählen Levodopa (häufig kombiniert mit dem Decarboxylaseblocker Carbidopa), Dopaminagonisten (z. B. Bromocriptin, Pergolid, Ropinirol), der MAO-Hemmer Selegilin, Amantadin und Anticholinergika (z. B. Biperiden, Trihexyphenidyl). Eine medikamentöse Dauertherapie eines Morbus Parkinson wird perioperativ fortgeführt, weil ihre Unterbrechung zu einer deutlichen Zunahme der Symptomatik mit ausgeprägtem Rigor auch der Atemmuskulatur führen kann. Dies gilt besonders bei einer Behandlung mit Levodopa, dessen Wirkung nach 6–12 h abrupt nachlässt. Anästhesierelevante Nebenwirkungen der meisten Antiparkinsonmittel sind kardiale Arrythmien, Bradykardie, orthostatische Dysregulation, arterielle Hypertension, gastrointestinale Beschwerden und psychische Veränderungen. Häufig besteht eine latente Hypovolämie. Die Wirkung von Katecholaminen kann verstärkt sein. Neuroleptika und Cholinesterasehemmer sind wegen ihrer antidopaminergen bzw. anticholinergen Wirkungen bei Patienten mit Morbus Parkinson kontraindiziert.

Zentral wirkende Muskelrelaxanzien

Zentral wirkende Muskelrelaxanzien wie der GABA-Agonist Baclofen und Benzodiazepine (z. B. Tetrazepam) werden bei zentralen und spinalen Spastiken sowie reflektorischen Muskelverspannungen eingesetzt. Baclofen kann oral und intrathekal appliziert werden. Eine Dauertherapie mit zentral wirkenden Muskelrelaxanzien wird perioperativ fortgesetzt, weil ihr plötzliches Absetzen (besonders bei kontinuierlicher intrathekaler Baclofen-Infusion) Entzugssymptome auslösen kann. Die Substanzen verstärken die Wirkung von Anästhetika und peripheren Muskelrelaxanzien.

9.5.5 Analgetika

Nicht-Opioid-Analgetika

Hierunter werden Acetylsalicylsäure (ASS), Anilin- und Anthranilsäure-Derivate (z. B. Paracetamol), Pyrazol- und Pyrazolidin-Derivate (z. B. Metamizol, Phenylbutazon), Essigsäure-Derivate (z. B. Indometacin, Diclofenac), Proprionsäure-Derivate (z. B. Ibuprofen) und Cyclooxygenase-2-Hemmer (z. B. Celecoxib, Etoricoxib) subsummiert. Der gemeinsame Wirkmechanismus der genannten Substanzen besteht in einer Hemmung der Cyclooxygenase, was eine Hemmung der Prostaglandinsynthese zur Folge hat. Zu den Nicht-Opioid-Analgetika zählen ferner Flupirtin und Nefopam, die auf noch unbekannte Weise zental analgetisch wirken. Es sind im Unterschied zu den oben genannten Substanzen reine Analgetika ohne antipyretische und antiphlogistische Eigenschaften.

Interaktionen zwischen Prostaglandinsynthesehemmern und Anästhetika sind vernachlässigbar. Prostaglandinsynthesehemmer haben aber anästhesierelevante Nebenwirkungen. Hierzu zählen die

Erhöhung des Bronchialmuskeltonus (Auslösung eines Asthmaanfalls bei besonders disponierten Patienten) und die Hemmung der Thrombozytenaggregation (Ausnahmen: Paracetamol, COX-2 Hemmer u. Novamin). Die Thrombozytenfunktionsstörung ist nach ASS besonders ausgeprägt und hält 7 bis 10 Tage (Lebensdauer der Thrombozyten) nach der letzten Einnahme an. Da nach 3 Tagen jedoch 30–50% der irreversibel gestörten Thrombozyten ersetzt sind, genügt es, ASS 3 Tage vor einer rückenmarknahen Leitungsanästhesie abzusetzen. Für alle anderen nichtsteroidalen Antiphlogistika außer Paracetamol, COX-2 Hemmern u. Novamin wird eine Einnahmepause von 1–2 Tagen empfohlen (Gogarten et al. 1997).

Flupirtin kann die Wirkungen von Muskelrelaxanzien verstärken und Nefopam die Lebertoxizität von Paracetamol erhöhen, weshalb die gleichzeitige Anwendung der beiden letztgenannten Substanzen unterbleiben soll.

Opioide

Eine Dauermedikation mit Opioiden bei chronischen Schmerzzuständen muss perioperativ fortgesetzt werden, um einen Entzug zu vermeiden. Für die perioperative Analgesie sind zusätzliche bedarfsadaptierte Opioidgaben notwendig. Patienten, die unter einer Opioid-Dauermedikation stehen, sind wegen der Notwendigkeit einer konsequenten Entzugsprophylaxe und des vorab kaum einzuschätzenden intra- und postoperativen Opioidbedarfs für eine ambulante Anästhesie nur bedingt geeignet.

9.5.6 Medikamente mit Einfluss auf den Magen-Darm-Trakt

Antiemetika

Gebräuchliche Antiemetika sind H_1-Antihistaminika (z. B. Dimenhydrinat), Neuroleptika (z. B. Triflupromazin), Anticholinergika (z. B. Scopolamin), Benzamid-Derivate (z. B. Metoclopramid) und Serotonin-Antagonisten (5-HT_3-Rezeptorantagonisten, z. B. Ondansetron). Sie werden üblicherweise bei Bedarf oder prophylaktisch eingenommen und können vor einer Anästhesie abgesetzt werden. Zur Prophylaxe von postoperativer Übelkeit und postoperativem Erbrechen bei prädisponierten Patienten empfiehlt sich die intravenöse Injektion eines Antiemetikums (z. B. Ondansetron) während der Anästhesie. Patienten, die einer antiemetischen Dauertherapie bedürfen (z. B. während einer Chemotherapie) sind für eine ambulante Anästhesie in der Regel nicht geeignet.

H_1-Rezeptorenblocker, Neuroleptika und Anticholinergika wirken sedierend. Sie können die Wirkung von Anästhetika verstärken und das Erwachen aus der Narkose verzögern. Metoclopramid kann durch Hemmung der Plasmacholinesterase die Wirkung von Succinylcholin verlängern.

Ulkustherapeutika

Hierzu zählen Antazida (z. B. Aluminiumhydroxid), Sucralfat, H_2-Rezeptorenblocker (z. B. Cimetidin), Anticholinergika (z. B. Pirenzipin) und Protonenpumpenhemmer (z. B. Omeprazol). Die Einnahme von H_2-Rezeptorenblockern und Protonenpumpeninhibitoren sollte perioperativ fortgesetzt werden. Eine notwendige Ulkusprophylaxe ist parenteral möglich. Bei einem floriden Ulkus sollte ein Wahleingriff bis zur Abheilung des Geschwürs verschoben werden.

Cimetidin und Omeprazol können durch Enzymhemmung die Wirkung von Benzodiazepinen (besonders Diazepam) verstärken. Bei anderen H_2-Rezeptorenblockern (z. B. Ranitidin, Famotidin) ist dieser Effekt schwächer ausgeprägt und bei dem Protonenpumpenhemmer Pantoprazol fehlt er völlig.

Laxanzien

Die Einnahme von Abführmitteln am Operationstag soll unterbleiben. Interaktionen mit Anästhetika sind nicht bekannt. Mögliche Nebenwirkungen bei chronischer Anwendung von Laxanzien sind Dehydratation und Hypokaliämie.

9.5.7 Medikamente mit Einfluss auf das endokrine System und den Stoffwechsel

Orale Antidiabetika

Eine Behandlung mit Sulfonylharnstoffen (z. B. Glibenclamid, Tolbutamid), α-Glukosidase-Hemmern (Acarbose, Miglitol), Thiazolidindionen (Pioglitazon, Rosiglitazon) oder Meglitiniden (Repaglinid, Nadeglinid) muss für die Dauer der perioperativen Nahrungskarenz unterbrochen werden, weil es sonst zu einer ausgeprägten Hypoglykämie kommen kann. Die letzte präoperative Einnahme von Sulfonylharnstoffen erfolgt wegen deren relativ langer Wirkdauer (12–24 h, Ausnahme: Tolbutamid: 6–12 h) am Tag vor der Operation (in der Regel morgens). Eine Behandlung mit α-Glukosidase-Hemmern, Thiazolidindionen oder Meglitiniden, die wegen ihres schnellen Wirkungseintritts und ihrer kurzen Wirkdauer zu den Mahlzeiten eingenommen werden, wird bis zur letzten regulären präoperativen Mahlzeit fortgesetzt. Eine Therapie mit dem Biguanid-Derivat Metformin muss wegen der Gefahr einer lebensbedrohlichen Laktazidose schon 48 h vor einer Allgemeinanästhesie unterbrochen werden und darf erst 48 h danach wieder fortgesetzt werden. Die Unterbrechung einer Therapie mit oralen Antidiabetika erfordert engmaschige perioperative Blutzuckerkontrollen. Eine perioperative Hyperglykämie wird mit Insulin, eine Hypoglykämie durch Infusion von Glukoselösung behandelt. Interaktionen zwischen oralen Antidiabetika und Anästhetika sind vernachlässigbar. Zum Vorgehen bei präoperativer Insulin-Dauertherapie siehe 9.6.1.

Schilddrüsentherapeutika

Eine thyreostatische Therapie mit Thioharnstoffderivaten (Carbimazol, Thiamazol, Propylthiouracil), Natriumperchlorat oder Radiojod (^{131}J) wird bis zum Morgen des Operationstags fortgesetzt und postoperativ wieder aufgenommen. Dies gilt auch, wenn die Behandlung der Vorbereitung einer Thyreoidektomie diente. Postoperativ wird sie nur noch einige Tage fortgesetzt. Interaktionen zwischen Thyreostatika und Anästhetika sind mit Ausnahme eines klinisch unbedeutenden thyreostatischen Effekts von Thiopental nicht bekannt. Aufgrund des gesteigerten Herzzeitvolumens und Stoffwechsels kann der Narkosebedarf bei einer Hyperthyreose erhöht sein.

Bei einer Substitutionstherapie mit Levothyroxin (T_4) oder Trijodthyronin (Liothyronin, T_3) erfolgt die Tabletteneinnahme in der Regel nur einmal täglich. Sie wird bis zum Morgen des Operationstags beibehalten und am nächsten Tag unverändert fortgesetzt. Eine parenterale Applikation ist möglich. Im Tierexperiment kann eine Behandlung mit Schilddrüsenhormonen die Hepatotoxizität volatiler Inhalationsanästhetika (besonders Halothan) erhöhen. Hieraus ist bisher aber keine Kontraindikation abgeleitet worden. Eine Hypothyreose kann den Narkosebedarf vermindern und die Wirkdauer von Anästhetika verlängern.

Orale Kontrazeptiva

Hormonale Kontrazeptiva sollen 6 Wochen vor geplanten Operationen mit erhöhtem Thromboembolie-Risiko (z. B. längere postoperative Ruhigstellung) abgesetzt werden. Vor ambulanten Eingriffen ist dies in der Regel nicht notwendig. Barbiturate und andere Anästhetika können durch Enzyminduktion den Metabolismus hormonaler Kontrazeptiva beschleunigen und deren Zuverlässigkeit beeinträchtigen.

Kortikoide

Eine systemische Dauertherapie mit Kortikoiden wird perioperativ fortgesetzt. Da eine Langzeitbehandlung (>4 Wochen) mit Kortikoiden die Funktion der Nebennierenrinde supprimiert und der Kortikoidbedarf in Stresssituationen erhöht ist, wird perioperativ eine zusätzliche intravenöse Glukokortikoidsubstitution empfohlen (► s. 9.6.3). Bei Patienten mit einer primären Nebennierenrindeninsuffizienz (Morbus Addison) kann sie lebensnotwendig sein.

Barbiturate können durch Enzyminduktion die Kortikoidwirkung abschwächen. Dieser Effekt ist wie die reversible Hemmung der Kortisolsynthese durch Etomidat bei einer einmaligen Bolusinjektion vernachlässigbar. Eine kontinuierliche intravenöse Infusion von Etomidat soll unterbleiben. Kortikoide vermindern durch Enzyminduktion die Wirkung oraler Antikoagulanzien und erhöhen durch eine Hypokaliämie die Toxizität von Digitalisglykosiden. Die gleichzeitige Anwendung von Glukokortikoiden und nichtsteroidalen Antiphlogistika erhöht das Risiko einer gastrointestinalen Blutung.

Gichtmittel und Lipidsenker

Eine Dauertherapie mit diesen Arzneimitteln kann gefahrlos für kurze Zeit unterbrochen werden. Das Urikosurikum Probenecid kann durch verlangsamte Ausscheidung die Wirkungen von Thiopental, Lorazepam und einigen nichtsteroidalen Antiphlogistika (z. B. Paracetamol, Indometacin, Ketorolac) verstärken. Barbiturate können durch Enzyminduktion die Wirkung von Hydroxymethyl-glutaryl-CoA-Reduktase-Hemmern (z. B. Lovastatin, Simvastatin) vermindern. Letztere sollen möglicherweise aufgrund ihrer Plaque-stabilisierenden Eigenschaften perioperativ fortgesetzt werden. Interaktionen zwischen anderen Lipidsenkern (z. B. Clofibrat, Nicotinsäure, Colestyramin) und Anästhetika sind nicht bekannt.

9.5.8 Antiinfektiöse Dauermedikation

Antibiotika

Eine notwendige Antibiotikatherapie soll perioperativ nicht unterbrochen werden. Es muss jedoch geprüft werden, ob ein Patient, der einer Antibiotikatherapie bedarf, für eine ambulante Anästhesie geeignet ist. Einige Antibiotika wie Aminoglykoside (z. B. Gentamycin), Lincosamide (z. B. Clindamycin) und Polymyxine (Colistin, Polymyxin B) können durch verschiedene Mechanismen die Wirkung nicht-depolarisierender Muskelrelaxanzien potenzieren. Interaktionen zwischen Anästhetika bzw. Muskelrelaxanzien und β-Laktam-Antibiotika (z. B. Penicilline, Cephalosporine), die häufig zur perioperativen Infektionsprophylaxe (► s. 9.7.1 und 9.7.2) benutzt werden, sind nicht bekannt. Rifampicin kann durch Enzyminduktion die Wirkung von Barbituraten und Benzodiazepinen abschwächen, während Barbiturate aus demselben Grund die Wirkung von Tetracyclinen vermindern können. Bei der gleichzeitigen intravenösen Applikation von Anästhetika und Antibiotika sind chemische und physikalische Interaktionen (z. B. Fällungsreaktionen) möglich. Hierüber geben die Produktinformationen der Hersteller Auskunft.

Virustatika

Eine virustatische Therapie muss ebenfalls perioperativ fortgesetzt werden. Wie bei einer Antibiotikatherapie ist jedoch im Einzelfall zu prüfen, ob die Voraussetzungen für eine ambulante Anästhesie erfüllt sind. Sowohl die behandelte Infektion und hiermit assoziierte Erkrankungen (z. B. opportunistische Infektionen bei AIDS-kranken Patienten) als auch Nebenwirkungen von Virustatika können die Eignung eines Patienten für eine ambulante Anästhesie einschränken. Wahleingriffe können bei einer antiviralen Behandlung von kurzer Dauer (z. B. Behandlung einer Herpes-simplex-Infektion mit Aciclovir) verschoben werden. Klinisch bedeutsame Interaktionen zwischen Anästhetika und Virustatika sind aber selten.

Einige nichtsteroidale Antiphlogistika (z. B. Acetylsalicylsäure, Indometacin) und Benzodiazepine (z. B. Oxazepam, Lorazepam) sowie Morphin können die Nebenwirkungen von Reverse-Transkriptase-Hemmern (z. B. Zidovudin) verstärken oder deren Auftreten begünstigen. Hierzu zählen Veränderungen des Blutbilds, gastrointestinale Beschwerden, psychische Veränderungen, Laktazidose, Atembeschwerden und viele andere mehr (► s. Produktinformation). Umgekehrt können HIV1-Protease-Inhibitoren (z. B. Amprenavir, Saquinavir) durch Hemmung des Cytochrom-P450-Systems die Wirkungen einiger Benzodiazepine (z. B. Diazepam, Midazolam, Flurazepam) erheblich verstärken, weshalb die gleichzeitige Anwendung dieser Arzneimittel unterbleiben soll (Hernandez Conte 1998).

9.5.9 Varia

Die Einnahme vieler Arzneimittel wird häufig nicht erwähnt, weil sie topisch angewendet werden oder pflanzlicher Natur sind. Auch bei diesen Arzneimitteln können anästhesierelevante Effekte und Wechselwirkungen auftreten. Einige Beispiele werden im Folgenden genannt.

Ophthalmika

Hierzu zählen unter anderem Parasympathomimetika (z. B. Pilocarpin), Parasympatholytika (z. B. Atropin), Sympathomimetika (z. B. Phenylephrin), β-Rezeptorenblocker (z. B. Timolol) und Karboanhydrasehemmer (z. B. Acetazolamid).

Ophthalmika sollen perioperativ weiter angewendet werden. Trotz der topischen Applikation können jedoch systemische Nebenwirkungen auftreten (z.B. Bradykardie nach Timolol). Karboanhydrasehemmer können bei chronischer Anwendung durch gesteigerte Diurese und Ausscheidung von Bikarbonat-Ionen eine Hypovolämie und metabolische Azidose verursachen (McGoldrick 1990).

Phytotherapeutika

Zwei Drittel der Deutschen benutzen Naturheilmittel! Häufig angewendete pflanzliche Arzneimittel sind Ginseng, Knoblauch (Allium sativum), Johanniskraut, Echinacea (Sonnenhutkraut), Gingko biloba und Baldrian.

Knoblauch und Ginseng hemmen irreversibel die Thrombozytenaggregation. Präparate, die diese Wirkstoffe enthalten, sollen deshalb mindestens 7 Tage vor einer geplanten Operation abgesetzt werden. Gingko biloba verursacht eine reversible Thrombozytenfunktionsstörung und soll mindestens 36 h vor einem Wahleingriff nicht mehr eingenommen werden. Johanniskraut und Baldrian können die sedierende Wirkung von Anästhetika verstärken. Johanniskraut kann darüber hinaus durch Enzyminduktion die Wirkungen von Benzodiazepinen, Opioiden und vielen anderen Arzneimitteln (z. B. Antikoagulanzien) abschwächen. Das plötzliche Absetzen von Baldrian führt zu Entzugserscheinungen ähnlich wie bei einem Benzodiazepin-Entzug (► s. Abschnitt Hypnotika/Sedativa). Echinacea kann bei chronischer Anwendung eine Immunsuppression verursachen (Ang-Lee et al. 2001; Crowe u. McKeating 2002; Larkin 1999).

Die American Society of Anesthesiologists empfiehlt, sämtliche pflanzlichen Arzneimittel mindestens 2 Wochen vor einer geplanten Operation abzusetzen, um unerwünschte Neben- und Wechselwirkungen bei einer Anästhesie zu vermeiden.

Magnesium

Magnesium wird zur Vorbeugung und Behandlung von Muskelkrämpfen, als Koronarmittel, Antiarrhythmikum und zur Therapie von Gestosen (Präeklampsie, Eklampsie) angewendet. Es potenziert die Wirkung nicht-depolarisierender und depolarisierender Muskelrelaxanzien. Die Dauer einer neuromuskulären Blockade kann um 25–50% (in extremen Fällen 200%) verlängert sein. Eine durch eine Hypermagnesiämie verursachte Schwäche der Atemmuskulatur verstärkt die atemdepressive Wirkung von Anästhetika.

9.6 Vorgehen in speziellen Fällen

9.6.1 Insulinpflichtiger Diabetes mellitus

Die Eignung insulinpflichtiger Diabetiker für eine ambulante Anästhesie muss wegen der Gefahr hyper- und hypoglykämischer Stoffwechselentgleisungen sowie der Häufigkeit diabetesbedingter Folgekrankheiten (z. B. arterieller Hypertonus, koronare Herzkrankheit, zerebrovaskuläre Insuffizienz, Nephropathie, autonome und periphere Neuropathie) sorgfältig geprüft werden. Wichtige Voraussetzungen sind ein gut eingestellter Blutzucker (Nüchternblutzucker zwischen 70 und 130 mg/dl, glykosiliertes Hämoglobin [HbA_{1C}] <10%), Erfahrung des Patienten mit selbstständigen Blutzuckerkontrollen und bedarfsadaptierter Anpassung der Insulindosis, keine gravierenden Begleiterkrankungen, ein Operationstermin am frühen Morgen, ein kurzer Eingriff, eine möglichst kurze Unterbrechung der oralen Nahrungsaufnahme und eine kompetente postoperative häusliche Betreuung.

Am Vorabend der Operation kann bei normaler Nahrungsaufnahme die gewohnte Insulindosis injiziert werden. Am Morgen des Operationstags soll wegen der präoperativen Nahrungskarenz allenfalls eine reduzierte Dosis des verordneten Verzögerungsinsulins gespritzt werden. Vor der Anästhesieeinleitung und weiter in stündlichen Abständen wird der Blutzucker kontrolliert. Falls nötig, wird er durch kontinuierliche intravenöse Insulin- oder Glukoseinfusionen auf einen Zielwert zwischen 100 und 140 mg/dl eingestellt. Postoperativ soll so bald wie möglich wieder mit der oralen Nahrungsaufnahme begonnen werden. Die Anästhesie kann als Allgemein- oder Regionalanästhesie durchgeführt werden. Letztere kann Vorteile haben (neurologische Beurteilbarkeit, keine postoperative Nahrungskarenz). Vor einer Regionalanästhesie bei einem Patienten mit einer peripheren Neuropathie ist eine sorgfältige Dokumentation des präoperativen neurologischen Untersuchungsbefundes ratsam. Die Infusion von Ringer-Laktat-Lösung soll unterbleiben, weil Laktat in der Leber zu Glukose umgewandelt werden kann.

9.6.2 Präoperative Antikoagulanzientherapie

Die gebräuchlichsten Antikoagulanzien sind Vitamin-K-Antagonisten (Kumarine), fraktionierte (niedermolekulare) Heparine sowie Thrombozytenaggregationshemmer (z. B. Acetylsalicylsäure und Clopidogrel). Ob eine Antikoagulanzientherapie präoperativ abgesetzt werden soll und darf, muss individuell geprüft werden. Hierbei muss das Blutungsrisiko gegen das Thromboserisiko – oft interdisziplinär – abgewogen werden. Für den Anästhesisten ist eine präoperative Antikoagulanzientherapie besonders im Hinblick auf rückenmarknahe Anästhesien sowie bestimmte Plexusanästhesien (z. B. Psoas-Kompatment-Block) von Bedeutung.

Für das Absetzen von Antikoagulanzien vor einer zentralen neuraxialen Blockade gelten folgende Empfehlungen:

- Kumarine: INR <1,4
- Unfraktionierte Heparine: 4 h
- Niedermolekulare Heparine (low dose): 10–12 h
- Niedermolekulare Heparine (high dose): 24 h
- Acetylsalicylsäure: > 2 Tage
- Clopidogrel: >7 Tage
- Ticlopidin: >10 Tage
- Fondaparinux: 20–22 h, bei eingeschränkter Nierenfunktion 36–42 h
- Hirudine und Melagatran: 8–10 h

Dieselben Mindestabstände müssen vor dem Entfernen rückenmarknaher Katheter eingehalten werden. Auch nach der Durchführung rückenmarknaher Anästhesieverfahren sowie nach dem Entfernen entsprechender Katheter sind bestimmte Zeitabstände (1 h für unfraktionierte, 2–4 h für fraktionierte Heparine; ebenfalls 2–4 h für Fondaparinux, Melagatran und Hirudine) zu beachten. Eine Behandlung mit niedrigdosierter Acetylsalicylsäure muss hingegen nicht unterbrochen werden, wenn keine anderen Risikofaktoren für das Entstehen eines epiduralen Hämatoms vorliegen.

Gleiche Bedingungen wie für die rückenmarknahen Verfahren gelten nach den derzeitigen Empfehlungen für die Durchführung von Psoaskompartmentblockaden. Darüber hinaus sind interscalenäre und infraclaviculäre Blockaden sowie proximale Ischiadicusblockaden unter bestehender Antikoagulation nur bei entsprechender Erfahrung und nach besonders gründlicher Abwägung von Nutzen und Risiko zu empfehlen. Bei manifesten Gerinnungsstörungen ist grundsätzlich von sowohl rückenmarknahen wie auch peripheren Blockaden abzuraten (Leitlinie: Rückenmarknahe Regionalanästhesien und Thromboembolieprophylaxe/antithrombotische Medikation 2003; Leitlinie: Thromboembolieprophylaxe bei peripheren Blockadetechniken zur Regionalanästhesie 2005).

9.6.3 Perioperative Glukokortikoidsubstitution

Patienten mit einer pimären oder sekundären Nebenniereninsuffizienz sollen zusätzlich zu ihrer gewohnten Kortikoid-Dauertherapie eine perioperative intravenöse Glukokortikoidsubstitution erhalten. Eine sekundäre Nebennierenrindeninsuffizienz wurde früher bis 12 Monate nach Beendigung einer Langzeitbehandlung mit Kortikoiden unterstellt. Heute nimmt man an, dass sich die Funktion der Nebennierenrinde schon 3 Monate nach einer Kortikoid-Dauertherapie wieder vollständig erholt hat. Folgendes Vorgehen wird derzeit empfohlen (Nicholson et al. 1998):

- Patienten, die täglich maximal 10 mg Prednisolonäquivalent (≤40 mg Hydrokortison) einnehmen, können wahrscheinlich noch Kortisol produzieren und benötigen keine zusätzliche Glukokortikoidsubstitution
- Patienten, die täglich mehr als 10 mg Prednisolonäquivalent (>40 mg Hydrokortison) einnehmen, erhalten bei kleineren Eingriffen (z. B. Herniotomie) zusätzlich zu ihrer oralen Dauertherapie einen intravenösen Bolus von 25 mg Hydrokortison zur Anästhesieeinleitung. Die orale Dauertherapie wird postoperativ fortgesetzt. Bei größeren Eingriffen (z. B. abdominale Hysterektomie, offene Cholezystektomie) soll nach der Bolusinjektion von 25 mg Hydrokortison zur Anästhesieeinleitung eine kontinuierliche intravenöse Hydrokortison-Infusion (100 mg/24 h) gestartet, je nach Art und Dauer der Operation 1–3 Tage fortgesetzt und dann ausschleichend beendet werden
- Patienten, die hochdosiert (≥50 mg Prednisolonäquivalent/Tag) mit Kortikoiden behandelt werden, benötigen perioperativ keine höhere Kortikoid-Dosis. Die präoperative Dauertherapie muss aber perioperativ fortgesetzt werden. Falls erforderlich, muss von der oralen auf eine intravenöse Applikation umgestellt werden
- Patienten, die bis vor 3 Monaten Kortikoide eingenommen haben, werden behandelt wie Patienten, die Kortikoide einnehmen (► s. o.)
- Patienten, die seit mindestens 3 Monaten keine Kortikoide eingenommen haben, benötigen keine perioperative Glukokortikoidsubstitution

Demnach sind auch bei Patienten, die täglich mehr als 10 mg Prednisolonäquivalent einnehmen oder bis vor 3 Monaten eingenommen haben, kleinere Eingriffe ambulant möglich. Größere Eingriffe, bei denen eine mindestens 24-stündige intravenöse Hydrokortison-Dauerinfusion empfohlen wird, sollten (nicht nur deswegen) stationär durchgeführt werden.

9.7 Perioperative Antibiotika-, Endokarditis- und Thromboseprophylaxe

9.7.1 Perioperative Antibiotikaprophylaxe

Ziel einer perioperativen Antibiotikaprophylaxe ist die Vermeidung postoperativer Infektionen. Sowohl die Indikation als auch die Auswahl des Antibiotikums hängen nicht nur von der Art des Eingriffs, sondern auch von individuellen Faktoren (z. B. reduzierter Allgemeinzustand, Diabetes mellitus, vorangegangene Antibiotikatherapie, Allergien) ab. In den meisten Fällen eignen sich Cephalosporine der ersten oder zweiten Generation, bei Eingriffen mit Eröffnung des Magen-Darm-Trakts und am weiblichen Genitale in Kombination mit Metronidazol. Vor Eingriffen in der Hals-, Nasen- und Ohrenheilkunde sowie der Mund-, Kiefer- und Gesichtschirurgie wird häufig ein Aminopenicillin in Kombination mit einem β-Laktam-Inhibitor (z. B. Ampicillin/Sulbactam) verwendet. Weitere Empfehlungen finden sich z. B. auf der Internetseite der Paul-Ehrlich-Gesellschaft für Chemotherapie (http://www.p-e-g.de).

Das Infektionsrisiko beginnt mit dem Eingriff. Eine perioperative Antibiotikaprophylaxe soll 30–60 min vor Operationsbeginn erfolgen, damit bei Operationsbeginn ein ausreichender Wirkspiegel im Gewebe vorliegt. Bei Eingriffen unter 3 h ist eine einmalige präoperative Gabe ausreichend. Zu Interaktionen zwischen Antibiotika und Anästhetika siehe Abschnitt Antibiotika.

Tab. 9.1. Empfehlungen zur Endokarditisprophylaxe bei Erwachsenen (Paul-Ehrlich-Gesellschaft)

Indikation	Endokarditisrisiko Normal[a]	Endokarditisrisiko Hoch[b]
– Eingriffe im Respirationstrakt – Eingriffe im Gastrointestinaltrakt – Eingriffe im Urogenitaltrakt Nur bei hohem Risiko: Nasotracheale Intubation, flexible Bronchoskopie, transösophageale Echokardiografie, Gastroskopie mit und ohne Biopsie, ERCP, Rekto-Sigmoideo-Koloskopie, Geburt, Kürettage, Hysterektomie	Amoxicillin 3 g (bei Patienten <70 kg: 2 g) p.o., 1 h präoperativ	Amoxicillin 3 g (bei Patienten <70 kg: 2 g) p.o., 1 h präoperativ + 1 g p.o., 6 h postoperativ
– Infizierte Herde (z. B. Abszess, Phlegmone) – Langdauernde Herzkatheterisierung (>4 h) – Als Alternative bei Penicillinunverträglichkeit	Clindamycin 600 mg p.o., 1 h präoperativ[c] oder Vancomycin 1 g i.v. als Infusion über ≥1 h, Beginn ≥1 h präoperativ oder Teicoplanin 800 mg i.v., 1 h präoperativ	Clindamycin 600 mg p.o., 1 h präoperativ + 300 mg p.o., 6 h postoperativ[c] oder Vancomycin 1 g i.v. als Infusion über ≥1 h, Beginn ≥1 h präoperativ oder Teicoplanin 800 mg i.v., 1 h präoperativ

[a] Angeborene Herzfehler (außer Vorhofseptumdefekt vom Sekundumtyp), erworbene Herzklappenfehler (inklusive degenerative Veränderungen), operierte Herzfehler mit Restbefund (ohne Restbefund nur im ersten postoperatiben Jahr), Mitralklappenprolaps mit Mitralinsuffizienz, hypertrophe obstruktive Kardiomyopathie (HOCM).
[b] Herzklappenprothesen inklusive Conduits/Grafts, frühere bakterielle Endokarditis, angeborene zyanotische Herzfehler.
[c] Als Alternative bei Penicillinunverträglichkeit nur bei Eingriffen im Oropharynx geeignet.

Tab. 9.2. Empfehlungen zur Endokarditisprophylaxe bei Kindern (Paul-Ehrlich-Gesellschaft)

Indikation	Endokarditisrisiko Normal[a]	Endokarditisrisiko Hoch[b]
– Eingriffe im Oropharynx – Eingriffe im Respirationstrakt – Eingriffe im Gastrointestinaltrakt – Eingriffe im Urogenitaltrakt Nur bei hohem Risiko: Nasotracheale Intubation, flexible Bronchoskopie, transösophageale Echokardiografie, Gastroskopie mit und ohne Biopsie, ERCP, Rekto-Sigmoideo-Koloskopie	Amoxicillin 50 mg/kg (max. 3 g) p.o., 1 h präoperativ	Amoxicillin 50 mg/kg (max.3 g) p.o., 1 h präoperativ + 15 mg/kg (max. 1 g) p.o., 6 h postoperativ
– Infizierte Herde (z. B. Abszess, Phlegmone) – Langdauernde Herzkatheterisierung (>4 h) – Als Alternative bei Penicillinunverträglichkeit	Clindamycin 15 mg/kg (max. 600 mg) p.o., 1 h präoperativ[c] oder Vancomycin 20 mg/kg (max. 1 g) i.v. als Infusion über ≥1 h, Beginn ≥1 h präoperativ oder Teicoplanin 10 mg/kg (max. 800 mg) i.v., 1 h präoperativ	Clindamycin 15 mg/kg (max. 600 mg) p.o., 1 h präoperativ + 7,5 mg/kg (max. 300 mg) p.o., 6 h postoperativ[c] oder Vancomycin 20 mg/kg (max. 1 g) i.v. als Infusion über ≥1 h, Beginn ≥1 h präoperativ oder Teicoplanin 10 mg/kg (max. 800 mg) i.v., 1 h präoperativ

[a] Angeborene Herzfehler (außer Vorhofseptumdefekt vom Sekundumtyp), erworbene Herzklappenfehler (inklusive degenerative Veränderungen), operierte Herzfehler mit Restbefund (ohne Restbefund nur im ersten postoperatiben Jahr), Mitralklappenprolaps mit Mitralinsuffizienz, hypertrophe obstruktive Kardiomyopathie (HOCM).
[b] Herzklappenprothesen inklusive Conduits/Grafts, frühere bakterielle Endokarditis, angeborene zyanotische Herzfehler.
[c] Als Alternative bei Penicillinunverträglichkeit nur bei Eingriffen im Oropharynx geeignet.

9.7.2 Perioperative Endokarditisprophylaxe

Vor operativen Eingriffen, die mit einer Bakteriämie einhergehen, soll bei gefährdeten Patienten eine perioperative Endokarditisprophylaxe durchgeführt werden. Man unterscheidet zwischen Patienten mit normalem und hohem Endokarditisrisiko (Definitionen ◘ Tab. 9.1 und ◘ Tab. 9.2). Eingriffe, bei denen eine Endokarditisprophylaxe empfohlen wird, sind:

- Eingriffe im Oropharynx und Respirationstrakt:
- Zahnärztliche Eingriffe mit Blutungsgefahr (z. B. Zahnextraktion, Wurzelbehandlung, Zahnsteinentfernung, Parodontosebehandlung), Tonsillektomie, Adenotomie, starre Bronchoskopie, Trachea-/Bronchus-Stentimplantation, chirurgische Eingriffe an den oberen Luftwegen
- Eingriffe im Gastrointestinaltrakt:
- Ösophagusvarizen-Sklerosierung, Ösophagusbougierung und/oder Stentimplantation, chirurgische Eingriffe inklusive mikroinvasiver Technik im Gastrointestinaltrakt und in den Gallenwegen, Lithotrypsie im Bereich der Gallen- und Pankreaswege
- Eingriffe im Urogenitaltrakt:
- Zystoskopie, Lithotrypsie, chirurgische Eingriffe
- Eingriffe an infizierten Herden:
- Abszeßspaltung, Phlegmonenausräumung
- Langdauernde Herzkatheterisierung:

- Untersuchungsdauer >4 h, besonders bei häufigem Katheterwechsel

Vor bestimmten Eingriffen (z. B. nasotracheale Intubation) ist eine Endokarditisprophylaxe nur bei Patienten mit hohem Risiko notwendig (◘ Tab. 9.1 und ◘ Tab. 9.2). Vor einer orotrachealen Intubation, einer Harnblasen-Katheterisierung, der Einlage oder Entfernung eines Intrauterinpessars und einer Herzkatheteruntersuchung unter 4 h mit oder ohne Angioplastie oder Stentimplantation muss keine Endokarditisprophylaxe durchgeführt werden. Voraussetzung für eine wirksame Endokarditisprophylaxe ist die rechtzeitige Verabreichung des Antibiotikums (▶ s. 9.7.1).

9.7.3 Perioperative Thromboseprophylaxe

Operierte und immobilisierte Patienten sind grundsätzlich thrombosegefährdet. Das individuelle Risiko hängt von expositionellen und dispositionellen Faktoren ab. Expositionelle Faktoren sind die Art der Operation bzw. Verletzung sowie das Ausmaß und die Dauer der Immobilisierung. Dispositionelle Faktoren ergeben sich aus der Anamnese (z. B. Thrombose oder Lungenembolie in der eigenen Vorgeschichte oder bei Verwandten ersten Grades, Thrombophilie, Malignom, schwere Herzinsuffizienz, Einnahme oraler Kontrazeptiva, Alter >50 Jahre, Body Mass Index >30). Je nach Konstellation expositioneller und dispositioneller Faktoren wird zwischen niedrigem, mittlerem und hohem Thromboserisiko unterschieden (Leitlinie: Stationäre und ambulante Thromboembolie-Prophylaxe in der Chirurgie und der perioperativen Medizin 2003).

Ein niedriges Thromboserisiko haben Patienten ohne dispositionelle Risikofaktoren nach kleineren operativen Eingriffen und Verletzungen ohne oder mit geringem Weichteilschaden. Hier kann bei konsequenter Anwendung physikalischer Maßnahmen (Frühmobilisation, Tragen von Kompressionsstrümpfen, aktive und passive Bewegungsübungen) nach individueller Nutzen-Risiko-Abwägung auf eine medikamentöse Thromboseprophylaxe verzichtet werden. Bei Patienten mit mittlerem und hohem Thromboserisiko müssen die genannten physikalischen Maßnahmen (Basistherapie) durch eine medikamentöse Thromboseprophylaxe ergänzt werden. Hierfür stehen fraktionierte (niedermolekulare) und unfraktionierte Heparine, der selektive Faktor-Xa-Inhibitor Fondaparinux, rekombinante Hirudine (z. B. Desirudin), das Heparinoid Danaparoid und Vitamin-K-Antagonisten zur Verfügung (▶ s. 9.6.2). Niedermolekulare Heparine sind mindestens genauso wirksam wie unfraktioniertes Heparin, haben aber günstigere pharmakokinetische Eigenschaften (einmal tägliche Injektion ausreichend). Ferner ist das Risiko einer gefährlichen heparininduzierten Thrombopenie (HIT Typ II) bei niedermolekularen Heparinen geringer als bei unfraktioniertem Heparin.

Vor und nach einer rückenmarknahen Leitungsanästhesie bzw. der Entfernung eines Epiduralkatheters dürfen für eine bestimmte Zeit keine Antikoagulanzien verabreicht werden (▶ s. 9.6.2). Der weiterbehandelnde Arzt soll über die Notwendigkeit einer Thromboseprophylaxe informiert werden. Deren Dauer muss individuell festgelegt werden (Leitlinie: Stationäre und ambulante Thromboembolie-Prophylaxe in der Chirurgie und der perioperativen Medizin 2003).

Literatur

Ang-Lee MK, Moss J, Yuan CS (2001) Herbal medicines and perioperative care. JAMA 286: 208–216

Arbeitsgemeinschaft »Endokarditis« der Paul-Ehrlich-Gesellschaft für Chemotherapie e.V. und Deutsche Gesellschaft für Kardiologie, Herz- und Kreislaufforschung. Revidierte Empfehlungen zur Prophylaxe der bakteriellen Endokarditis. (1999) Chemotherapie Journal 8:150–152

Backman JT, Olkkola KT, Ojala M, Laaksovirta H, Neuvonen PJ (1996) Concentrations and effect of oral midazolam are greatly reduced in patients treated with carbamazepine or phenytoin. Epilepsia 59: 7–13

Crowe S, McKeating K (2002) Delayed emergence and St. John´s Wort. Anesthesiology 96: 1025–1027

Hernandez Conte AT (1998) Human immunodeficieny virus therapy and potential anesthetic interactions. Semin Anaesth Periop Med Pain 17: 299–307

Kam PCA, Chang GWM (1997) Selective serotonin reuptake inhibitors. Pharmacology and clinical implications in anaesthesia and critical care. Anaesthesia 52: 982–988

Kumar RN, Chambers WA, Pertwee RG (2001) Pharmacological actions and therapeutic uses of cannabis and cannabinoids. Anaesthesia 56: 1059–1068

Larkin M (1999) Surgery patients at risk for herb-anesthesia interactions Lancet 354: 1362

Leitlinie: Rückenmarksnahe Regionalanästhesien und Thromboemboliephrophylaxe/antithrombotische Medikation (2003) Anästh. Intensivmed 44: 218–230 oder http://www.dgai.de/06pdf/13_603-Leitlinie.pdf
Leitlinie: Stationäre und ambulante Thromboembolie-Prophylaxe in der Chirurgie und der perioperativen Medizin (2003) Anästh. Intensivmed 44: 582–588 oder http://www.dgai.de/06pdf/13_621-Leitlinie.pdf
Leitlinie: Thromboembolieprophylaxe bei peripheren Blockadetechniken zur Regionalanästhesie (2005) Anästh. Intensivmed 46: 319–322 oder http://www.dgai.de/06pdf/13_631-Leitlinie.pdf
McGoldrick KE (1990) Ocular drugs and anesthesia. Int Anesthesiol Clin 28(2): 72–77
Muravchick S (2000) Preoperative assessment of the elderly patient. Anesthesiol Clin North America 18(1): 71–89
Nicholson G, Burrin JM, Hall GM (1998) Peri-operative steroid supplementation. Anaesthesia 53: 1091–1104
Tønnesen H, Kehlet H (1999) Preoperative alcoholism and postoperative morbidity. Br J Surg 86: 869–874
Quist Christensen L, Bonde J, Kampmann JP (1994) Drug interactions with intravenous and local anaesthetics. Acta Anaesthesiol Scand 38:15–29
Wood M (1991) Pharmacoinetic drug interactions in anaesthesia practice. Clin Pharmacokinet 21:285–307

Weiterführende Literatur

Bovill JG. Drug Interactions. IARS Review Course Lectures, 76th Clinical and Scientific Congress of the International Anesthesia Research Society, San Diego, CA March 16-20, 2002. Suppl. Anesth Analg
Cullen BF, Miller GM (1979) Drug interactions and anesthesia: A review. Anesth Analg 58: 413–423
Dawson J, Karalliedde L (1998) Drug interaction and the clinical anaesthetist. Eur J Anaesthesiol 15:172–189
Doak GJ (1997) Discontinuing drugs before surgery. Can J Anaesth 44:R112-R117
Duthie DJ, Montgomery JN, Spence AA, Nimmo WS (1987) Concurrent drug therapy in patients undergoing surgery. Anaesthesia 42:305–306
Haywood PT, Divekar N and Karalliedde LD (1999) Concurrent medication and the neuromuscular junction. Eur J Anaesthesiol 16:77–91
Roth A, Angster R, Forst H (1999) Begleitmedikation. Notwendigkeit, Nebenwirkungen und Interaktionen in der perioperativen Phase. Anaesthesist 48(4):267–283
Smith MS, Muir H, Hall R (1996) Perioperative management of drug therapy. Clinical considerations. Drugs 51:238–259

Perioperative Schmerztherapie

K. E. Clemens, E. Klaschik

10.1 Hintergrund

Die perioperative Schmerztherapie umfasst Prävention und Behandlung von Schmerzen vor und nach einer Operation, in der Regel beim wachen Patienten (Wulf 2002).

Der perioperative Schmerz ist ein somatischer, häufig auch viszeraler Nozizeptorschmerz, der bei Patienten als subjektives Empfinden einer hohen interindividuellen Variabilität unterliegt. Sich dieser individuellen, vom Patienten geäußerten Schmerzintensität anzupassen, ist eine der wichtigen Aufgaben einer erfolgreichen Schmerztherapie.

Betrachtet man die Entwicklung der Schmerztherapie in Deutschland, so kann man feststellen, dass in den letzten Jahren einige Fortschritte zu verzeichnen sind. Während Deutschland in der Forschung Anschluss an die internationale Spitze erreichen und durch zahlreiche Symposien und Kongresse das Bewusstsein im Hinblick auf die Problematik Schmerz, Schmerzentstehung, Prävention und Therapie wachrütteln konnte, sind wir in der klinisch-praktischen Umsetzung weit von einer zufrieden stellenden Situation entfernt.

Die Inzidenz postoperativer Schmerzen wird in der Literatur mit 30–75% angegeben und ist in den vergangenen Jahren unverändert hoch geblieben (Klaschik u. Henn 1997). Diese Tatsache steht in krassem Widerspruch zu den Fortschritten in der Grundlagenforschung, der Technik, der Methoden und der Aufgabenentwicklung der Anästhesisten.

Gründe für eine unzureichende postoperative Schmerztherapie sind zahlreich und seit Jahren die gleichen; besonders hervorzuheben sind:
- Mangelhafte Kenntnisse
- Angst vor Nebenwirkungen
- Zeitmangel
- Personalmangel
- Nicht vorhandene Organisationsstrukturen

Der Bedeutung der perioperativen Schmerztherapie wird aber auch von unseren operativen Kollegen eine zu geringe Aufmerksamkeit geschenkt (Klaschik u. Henn 1997; Neugebauer 1996; Wulf 1994); so gibt es im operativen Bereich bezüglich des Themas Schmerz keine Forschung und wenige Publikationen oder Kongresse. Neben der fehlenden fachlichen Kompetenz tragen Unklarheiten in der Zuständigkeit für die postoperative Schmerztherapie und eine mangelnde interdisziplinäre Zusammenarbeit zu einem weiteren Versagen der postoperativen Schmerztherapie bei.

Vermeidung und Linderung von Schmerzen sind ethisch und rechtlich verpflichtende Ansprüche eines Patienten an seine behandelnden Ärzte. Die derzeitige Rechtslage sagt deutlich: Ein Arzt, der es unterlässt, starke Schmerzen zu lindern, kann sich gleich nach drei Paragraphen des Strafgesetzbuches (StGB) strafbar machen (Arbeitskreis Akutschmerz der DGSS 2002):
- nach § 323c StGB wegen unterlassener Hilfeleistung
- nach §§ 223, 230 StGB wegen vorsätzlicher oder fahrlässiger Körperverletzung durch Unterlassung

Zahlen aus einer retrospektiven Studie von Meridy betonen die Bedeutung einer adäquaten postoperativen Schmerztherapie nach ambulant durchgeführten Operationen. Es gibt nicht nur eine hohe Zahl primär ungeplanter stationärer Aufnahmen (über 15%) aufgrund starker Schmerzzustände, sondern es wird auch dargelegt, dass Schmerz und Schmerztherapie mit darüber entscheiden, ob und wann Patienten entlassen werden können (Meridy 1982).

10.2 Allgemeine Grundlagen

Bereits präoperativ bestehende Schmerzen sollten so früh wie möglich behandelt werden, dies führt nicht nur zu einer erhöhten Zufriedenheit des Patienten, sondern kann dazu beitragen, eine Chronifizierung von Schmerzen zu vermeiden (Wulf H 2003).

Schmerz als subjektives Symptom kann nur vom Patienten selbst in seinem Ausmaß beurteilt werden. Deshalb gehört zu den Grundsätzen der perioperativen Schmerztherapie, dass die Therapie dem individuellen Bedarf der Patienten angepasst wird. Die visuelle Analogskala und numerische bzw. verbale Rating Scale haben sich in der Praxis als einfache, rasch einsetzbare und ausreichend zuverlässige Instrumentarien zur Schmerzerfassung bewährt. Die Erhebung von Daten zur Schmerzerfassung sollte zur klinischen Routine gehören. Die Intensität des Schmerzes sollte dabei immer in Ruhe **und** unter Belastung des Patienten erfasst werden.

10.2.1 Aufklärung und allgemeine Empfehlungen

Wenn der Anästhesist für die postoperative Schmerztherapie zuständig ist, muss er im Rahmen der Aufklärung über das Anästhesieverfahren gleichzeitig den Patienten über die postoperative Schmerztherapie aufklären. Hierbei muss er auf die Wirkungen, Nebenwirkungen und Risiken der eingesetzten Medikamente und Verfahren unabhängig von deren Inzidenz sowie auf die postoperativen Verhaltensregeln hinweisen. Die Informationen auf Beipackzetteln sind kein Ersatz für ein ausführliches Aufklärungsgespräch.

Es wird empfohlen, die Einverständniserklärung in schriftlicher Form auf einem entsprechenden Formblatt (Wulf et al. 1995) einzuholen, auf dem handschriftlich der Umfang der Aufklärung vom Therapeuten dokumentiert werden sollte. Invasive Verfahren erfordern zudem eine Aufklärung über alternative nicht-invasive Therapieoptionen (Wulf et al.1995).

In den ersten 24 Stunden nach einem ambulanten Eingriff und während der Einnahme von starken Analgetika sollte der Patient:

- Nicht aktiv am Straßenverkehr teilnehmen oder Maschinen bedienen
- Sich nicht alleine und ohne Betreuung in der Wohnung aufhalten
- Keinen Vertrag abschließen
- Keinen Alkohol trinken
- Keine anderen als die vom Arzt verordneten Medikamente einnehmen
- Keine alleinige Verantwortung für Kinder oder andere Personen übernehmen
- Keine heißen Gegenstände anfassen oder mit offenem Feuer umgehen
- Nach Blockaden von Extremitäten auf eine schonende Lagerung in der Nacht achten; Cave: Nervenschäden

Analgetika und andere Medikamente sollen ambulant operierten Patienten nach § 8 des Vertrages nach § 115b Abs. 1 SGB V »Ambulantes Operieren im Krankenhaus« in einer Menge, die bis zu drei Tagen ausreicht, vom Krankenhaus mitgegeben werden (Wulf et al. 1997a). Da bei ambulanten operativen Eingriffen nur eine kurzfristige postoperative Überwachung durch medizinisches Fachpersonal stattfindet, muss eine Schmerztherapie angeboten werden, bei der das Ausmaß der Nebenwirkungen gering ist. Die Medikation sollte so gewählt werden, dass keine oder nur eine äußerst geringe Inzidenz von schwerwiegenden Nebenwirkungen wie Atemdepression, starke Schläfrigkeit oder starke Übelkeit/Erbrechen besteht. Beim Auftreten von Komplikationen oder starken Schmerzen müssen der Patient oder seine Angehörigen mit dem behandelnden Arzt telefonisch Kontakt aufnehmen können; die Möglichkeit einer stationären Wiederaufnahme muss jederzeit gewährleistet sein.

10.2.2 Auswahl der Analgesieverfahren

Die Auswahl des Analgesieverfahrens hängt von mehreren Faktoren ab, so z. B.

- vom Ort und Zeitraum der Schmerztherapie (Aufwachraum, ambulantes Zentrum, Zuhause)
- von der Überwachung des Patienten im Krankenhaus und zu Hause
- von der Fähigkeit des Patienten, Therapieempfehlungen adäquat umzusetzen

Ambulante Patienten sollten auf jeden Fall einen schriftlichen Schmerzplan erhalten, aus dem Informationen über:

- Medikament
- Dosis
- Applikationsform
- Zeitintervall
- Bedarfsmedikation (Behandlung von Schmerzspitzen und Nebenwirkungen)

eindeutig und verständlich für jedermann hervorgehen. Der Patient muss zudem wissen, unter welchen Umständen er sich wieder vorstellen soll oder muss. Auf jeden Fall soll der Patient angehalten werden, bei länger bestehenden oder zunehmenden Schmerzen Kontakt zum behandelnden Arzt aufzunehmen. Ein ungewöhnlich hoher oder unter der postoperativen Schmerztherapie ansteigender Analgetikabedarf erfordert immer eine diagnostische Abklärung.

10.3 Systemische medikamentöse Therapie

10.3.1 Analgetika und Begleitsubstanzen

Opioide

Buprenorphin, Morphin, Piritramid und Tramadol sind die am häufigsten verwendeten Opioide zur Behandlung postoperativer Schmerzen; bei ambulanten Patienten kommen die starken Opioide (Buprenorphin, Morphin, Piritramid) überwiegend im Aufwachraum zum Einsatz; im ambulanten Zentrum nur dann, wenn der Patient noch über mehrere Stunden zur Überwachung auf der Station verbleiben muss. Das schwächer wirksame Tramadol wird im Aufwachraum selten, im ambulanten Zentrum und für die häusliche Medikation häufig verwendet. Bei oraler Gabe ist Tilidin N eine Alternative zum Tramadol. Einzelheiten können der ◘ Tab.10.1 entnommen werden.

Nicht-Opioide

Im Gegensatz zu den starken Opioiden, die immer individuell titriert werden müssen, werden Nicht-Opioide in der Regel postoperativ und im festen Zeitintervall verabreicht. Zu den Nicht-Opioiden gehören die nicht-steroidalen Antiphlogistika (NSAID) wie z. B. die Acetylsalicylsäure, Arylessigsäure und Arylpropionsäure; darüber hinaus verfügen wir über die COX-2-Hemmer, die Pyrazolon-Derivate (Metamizol) und die Substanzen der Anilingruppe (Paracetamol). Wirkspektren, Einzel- und Tagesdosen und Zeitintervalle der Applikation sind den ◘ Tab. 10.2, ◘ Tab. 10.3 und ◘ Tab. 10.4 zu entnehmen.

Die Nicht-Opioide bilden für den nach Hause entlassenen Patienten die Basis der postoperativen Schmerztherapie. Erst wenn die regelmäßige Gabe aus dieser Substanzgruppe keine ausreichende Schmerzreduktion bewirkt, erhalten die Patienten eine Kombination aus Nicht-Opioiden und Opioiden.

NSAID werden bevorzugt bei knochenchirurgischen und orthopädischen Eingriffen eingesetzt.

◘ **Tab 10.1.** Opioid-Analgetika

Freiname	**Tramadol**	**Tilidin/Naloxon**	**Buprenorphin**	**Piritramid**
Handelsname	Tramal	Valoron N	Temgesic	Dipidolor
Morphinäquivalenz	~0,1	~0,1	~70	~0,75
		Erwachsene		
Regeldosis	Oral:100 mg	Oral: 50 mg	0,2–0,4 mg	7,5 –22,5 mg
Max. Tagesdosis	600 mg	600 mg	2,4 mg	als μ-Agonist kein Ceiling-Effekt
Dosisintervall	4 h	4 h	6–8 h	6–8 h
		Kinder		
Dosierung	Oral/rektal/s.c./i.v. 1,0–2,0 mg/kgKG	Ab 2 Jahren bis zu: 4×1 Tr./Lebensjahr (mind. 3 Tr.)	Ab 1 Jahr i.v.: 3–6 μg/kgKG ab 6 Jahren: oral: 6–9 μg/kgKG	0,05–0,1 mg/kgKG
Dosisintervall	4–6 h	6–8 h	6–8 h	6–8 h
Nebenwirkungen	Übelkeit, Erbrechen, Schwitzen	Schwindel, Übelkeit	Schwitzen, Übelkeit	Übelkeit, Schwindel

Modifiziert nach: Klaschik E (2002), Rote Liste 2003, Empfehlungen zur Akutschmerztherapie Arbeitskreis Akutschmerz der DGSS 2002.

Tab. 10.2. Wirkspektrum Nicht-Opioid-Analgetika

Substanzklasse	Substanz	analgetisch	antiphlogistisch	antipyretisch	spasmolytisch
Salicylsäure-Derivate	ASS	++	+	++	–
Aryl-Essigsäure-Derivate	Diclofenac Indometacin	+++	+++	+	–
Aryl-Propionsäure-Derivate	Ibuprofen Ketoprofen	+++	+++	+	–
COX-2-Hemmer	Celecoxib	++	++	+	–
Pyrazol-Derivate	Metamizol	+++	(+)	+++	+
Anilin-Derivate	Paracetamol	+	–	++	–

Modifiziert nach: Manual für Kliniken Arbeitskreis Akutschmerz der DGSS Stand 2001: Empfehlungen zur Akutschmerztherapie u. Klaschik et al. (2000).

Tab. 10.3. Nicht-Opioid-Analgetika Erwachsene

Substanz	Handelsname z.B.	Darreichungsformen	Regeldosis	Max. Tagesdosis	Dosisintervall
Paracetamol	Ben-u-ron, Paracetamol ratiopharm	Tabletten: 500 mg Suppositorien: 125/250/500/1000 mg Saft: 1 ml = 200 mg Brausetabletten: 500 mg 1 g zur Kurzinfusion	500–1000 mg	6000 mg	6–8 h
Ibuprofen	Imbun	Tabletten/Dragees: 200/400/600 mg Retardtabletten: 800 mg Suppositorien: 500 mg Brausetabletten:200 mg Injektionslösung: 1 Amp. = 400 mg	200–600 mg	2400 mg	8 h
Diclofenac	Voltaren	Tabletten/Dragees: 25/50 mg Retardtabletten: 100 mg Suppositorien: 12,5/25/50 mg Injektionslösung: 1 Amp. = 75 mg	50–100 mg	300 mg	8 h
Metamizol	Novalgin	Lösung: 1 ml = 500 mg Tabletten: 500 mg Suppositorien: 300/1000 mg Injektionslösung: 1 Amp.: 1 g/2,5 g	500–1000 mg	6000 mg	4–6–8 h
Celecoxib Parecoxib	Celebrex Dynastat	Kapseln: 100/200 mg Pulver zur Injektionslösung 40 mg	100–200 mg 20–40 mg	400 mg 80 mg	12 h 6–12 h

Tab. 10.4. Nicht-Opioid-Analgetika Kinder

Substanz	Handelsname z. B.	Darreichungsformen	Dosierung pro kg KG	Maximaldosis pro kg KG	Dosis-intervall
Paracetamol	Ben-u-ron, Paracetamol ratiopharm	Tabletten: 500 mg Suppositorien: 125/250/500/1000 mg Saft: 1 ml = 200 mg Brausetabletten: 500 mg	Initialdosis Neugeborene: Oral: 20 mg Rektal: 20 mg Säuglinge/ Kleinkinder: 30–45 mg	Neugeborene: 60 mg Säuglinge/ Kleinkinder: 90 mg	4–6 h
Ibuprofen	Imbun Nurofen	Saft Tabletten/Dragees: 200/400/600 mg Retardtabletten: 800 mg Suppositorien: 500 mg Brausetabletten: 200 mg Injektionslösung: 1 Amp. = 400 mg	Initialdosis Oral: 5–10 mg Rektal: 5–10 mg	40 mg	6–8 h
Diclofenac	Voltaren	Tabletten/Dragees: 25/50 mg Retardtabletten: 100 mg Suppositorien: 12,5/25/50 mg Injektionslösung: 1 Amp. = 75 mg	Initialdosis Oral: 0,5–1 mg Rektal: 0,5–1 mg	3 mg	4–6 h
Metamizol	Novalgin	Lösung: 1 ml = 500 mg Tabletten: 500 mg Suppositorien: 300/1000 mg Injektionslösung: 1 Amp. 1 g/2,5 g	Initialdosis Oral: 10–15 mg I.v.: 10–15 mg Rektal: 15–20 mg	80–100 mg	4-6 h
Coxibe	Sind für Kinder bisher nicht zugelassen[a]				

Rote Liste, [a]Sittl et al. (2003).

Als Nebenwirkungen müssen Thrombozytenfunktionsstörungen sowie Nierenfunktionsstörungen bei Risikofaktoren wie vorbestehender Nierenfunktionseinschränkung und hohem Lebensalter berücksichtigt werden.

Metamizol hat kaum eine antiphlogistische, dafür aber eine sehr gute analgetische, antipyretische und spasmolytische Wirkung; deswegen hat es bei viszeral-abdominellen Eingriffen und Weichteiloperationen einen hohen Stellenwert. Die gefürchtete Komplikation der Agranulozytose ist extrem selten. Diese tritt meist nach i.v. Gabe auf und imponiert zunächst als Tonsillitis oder Pneumonie, die in eine Sepsis übergehen kann. Rechtzeitiges Absetzen von Metamizol und eine Antibiotika-Therapie verhindern diesen Verlauf, da sich die Granulozyten rasch regenerieren. Anaphylaktoide Reaktionen sind nach oraler Gabe äußerst selten. Bei schneller intravenöser Applikation kann als Nebenwirkung ein Blutdruckabfall auftreten.

Der analgetische Effekt von Paracetamol ist eher gering einzuschätzen. Tagesdosierungen von 6 g sollten nicht überschritten werden, da es durch Entstehen von Benzochinolinen zu Leberzellnekrosen

Tab. 10.5. Zusatzmedikation bei Übelkeit und Erbrechen

Freiname (Handelsname z. B.)	Applikation	Einzeldosis	Tagesdosis/Dosisintervall
		Erwachsene	
Metoclopramid (Paspertin)	i.v. p.o.	1 Amp. = 10 mg	40 mg/4–5 h
Dimenhydrinat (Vomex A)	i.v. rektal	1 Amp. = 62 mg Supp = 150 mg	186 mg ad Inf. 8 h
Dolasetron (Anemet)	i.v. p.o.	1 Amp. = 12,5 mg Tbl. 50 mg	50 mg i.v
Ondansetron (Zofran)	i.v.	1 Amp. = 4 mg/8 mg 1 Tabl. = 4 mg/8 mg	24–32 mg 8–12 h
Tropisetron (Navoban)	i.v.	1 Amp. = 2mg	5 mg/8–12 h
		Kinder	
Metoclopramid (Paspertin)	p.o. i.v. rektal	0,1 mg/kgKG <14 Jahren	0,5mg/kgKG/4–6 h
Dimenhydrinat (Vomex A)	p.o. rektal	2,5–10 ml Sirup Kleinkinder: 40 mg Schulkinder: 70 mg Jugendl.: 150 mg	6–8 h 40–80 mg/12–24 h 140–280 mg/6–12 h 150–450 mg/8–24 h

Metoclopramid: Strenge Indikationsstellung bei Kindern <12 Jahren (extrapyramidale Nebenwirkungen)
Dimenhydrinat: Strenge Indikationstellung bei Kleinkindern <6 kgKG
Modifiziert nach: Rote Liste 2003, Klaschik E (2002).

kommen kann. Paracetamol hat keine antiphlogistische Wirkung.

Langzeiterfahrungen mit COX-2-Hemmern für die postoperative Schmerztherapie gibt es noch nicht; gesichert ist aber, dass die für die Behandlung chronischer Schmerzzustände verwendeten Dosierungen nicht ausreichen, um eine zufriedenstellende Schmerzreduktion beim akuten Schmerz zu erreichen. Einzelheiten können der Tab. 10.2 und Tab. 10.3 entnommen werden.

Begleitsubstanzen

Übelkeit und Erbrechen sind häufige Nebenwirkungen, sowohl nach Allgemeinanästhesien als auch nach Gabe von Analgetika, insbesondere der Opioide. Bei prädisponierten Patienten sollten Antiemetika prophylaktisch gegeben werden. Zur Prophylaxe und Therapie von Übelkeit/Erbrechen stehen uns Antihistaminika, Neuroleptika, Anticholinergika, prokinetische Substanzen, 5-HT_3-Rezeptor-Antagonisten und Glukokortikoide zur Verfügung Tab.10.5.

Im klinischen Alltag kommen folgende Substanzen häufig zur Anwendung:

- Metoclopramid mit überwiegender Wirkung am oberen Gastrointestinaltrakt
- Dimenhydrinat, aus der Gruppe der Antihistaminika, mit deren Wirkung am Brechzentrum
- Bei unzureichender Wirkung dieser Maßnahmen kann die Gabe von 5-HT_3-Antagonisten (z. B. Dolasetron) und/oder Glukokortikoiden (z. B. Dexamethason) hilfreich sein

Applikationsformen

Im Aufwachraum und auf der Station eines ambulanten Zentrums ist die intravenöse Gabe aufgrund ihres raschen Wirkungseintritts die Methode der Wahl. Die intramuskuläre Injektion zur Schmerztherapie gilt heute als obsolet und sollte der Vergangenheit angehören. Transdermale Techniken (Fentanyl- oder Buprenorphin-Pflaster) sind wegen der langsamen Anflutung und schlechten Steuerbarkeit nicht geeignet. Die patientenkontrollierte Analgesie (PCA) gilt für die postoperative Schmerztherapie auf Allgemeinstationen als Verfahren der Wahl; dies gilt jedoch nicht für den ambulanten Patienten, der schon wenige Stunden nach dem operativen Eingriff und der Anästhesie nach Hause entlassen werden soll. Deswegen sollte der Patient nach der initialen intravenösen Therapie im Aufwachraum und in der frühen postoperativen Phase auf eine orale/rektale Analgetika-Therapie umgestellt werden. Sind starke Opioide erforderlich, so ist in der Regel eine stationäre Aufnahme notwendig.

10.3.2 Lokal- und Regionalanästhesie

Geeignete und nebenwirkungsarme Verfahren für die postoperative Schmerztherapie bei ambulanten Patienten sind lokal- oder regionalanästhesiologische Verfahren. Wegen ihrer technisch einfachen Handhabung werden diese Methoden im ambulanten Bereich zunehmend häufiger eingesetzt, zudem lässt sich so der postoperative Bedarf an systemischen Gaben von Opioidanalgetika reduzieren.

Infiltrationsanästhesie

Die Infiltrationsanästhesie des Wundbereichs mit lang wirksamen Lokalanästhetika (z. B. Bupivacain 0,25–0,5%ig bis zu 2 mg pro kgKG) kann eine 4–6 Stunden anhaltende Schmerzlinderung bewirken. Ein Verfahren, an das viel zu selten gedacht wird (Lehmann et al. 1993).

Regionalanästhesien der oberen Extremität

Regionalanästhesien der oberen Extremität bewirken eine lange postoperative Schmerzfreiheit und können auch bei ambulanten Patienten eingesetzt werden. Periphere Nervenblockaden sind einfach durchzuführen, effizient und nebenwirkungsarm. Zwingend notwendig ist die Aufklärung des Patienten über notwendige Verhaltensmaßnahmen, wie z. B. Hochlagerung des Armes bei Plexus-brachialis-Anästhesie und Vermeidung von Lagerung des anästhesierten Bereichs auf Heizkissen oder -körpern wegen Verbrennungsgefahr.

Rückenmarknahe Anästhesieverfahren

Rückenmarknahe Anästhesieverfahren wie die Epiduralanästhesie und Spinalanästhesie werden bei ambulanten Patienten wegen der motorischen, sensiblen und empathischen Blockade und den damit verbundenen Nebenwirkungen, wie z. B. Harnverhalt oder postspinale Kopfschmerzen, seltener eingesetzt (Wulf et al. 1995).

Bei einigen urologischen und chirurgischen Operationen (Orchidopexie, Zirkumzision, Herniotomien) kann bei Kindern die Kaudalanästhesie zur posteroperativen Schmerzprophylaxe und -therapie eingesetzt werden.

So gewährleistet z. B. ein Kaudalblock in den ersten 90 min nach einer Zirkumzision eine bessere Analgesie, als eine systemische Opioidgabe es könnte (Bramwell et al. 1982); jedoch sind motorische Blockaden nicht immer zu vermeiden, wodurch Gehfähigkeit und die sakrale autonome Kontrolle, wie z. B. über die Blasenfunktion, beeinträchtigt werden können (Martin 1982; May et al. 1982; Yeoman et al. 1983).

10.4 Nicht-medikamentöse Methoden zur Schmerztherapie

Alternativen zu der systemischen medikamentösen Schmerztherapie wie der Lokal- und Leitungsanästhesie sind Kälteanwendungen (Kryoanalgesie) und die sogenannten Gegenirritationsverfahren wie die transkutane Elektronervenstimulation (TENS) und Akupunktur. Als Vorteil dieser Verfahren wird angeführt, dass sie nicht mit den typischen Nebenwirkungen (z. B. Übelkeit, Erbrechen, Kopfschmerzen, Müdigkeit) von systemisch applizierten Analgetika behaftet sind, jedoch liegen für keine dieser Therapieformen bisher wirklich überzeugende Erfolgsnachweise vor.

In der akuten Traumatologie wird bevorzugt die lokale Kälteapplikation zur postoperativen antiödematösen und analgetischen Therapie eingesetzt. Außerdem ist es durch Kryoanalgesie möglich, gezielt mit Hilfe einer Kältesonde einzelne Nerven aufzusuchen und deren Impulsweiterleitung zu unterbrechen. Die Nervenblockade kann während des operativen Eingriffs am freiliegenden Nerven oder postoperativ perkutan erfolgen. Neuro- und Hyperpathien können als Spätfolge nach wochenlangem symptomfreien Intervall auftreten (Wulf et al. 1997b; Hankemeier 2001). Für die transkutane elektrische Nervenstimulation und die Akupunktur liegen keine überzeugenden Ergebnisse für die Anwendung im Rahmen der postoperativen Schmerztherapie vor. Bei streng lokaler und niedriger Nebenwirkungsrate ist die Versagerquote sehr hoch.

10.5 Zusammenfassung

Operationsergebnis, Nachwirkungen des Anästhesieverfahrens und Qualität der postoperativen Schmerztherapie und die Symptomkontrolle entscheiden über die Möglichkeit und den Zeitpunkt der Entlassung nach einem operativen Eingriff beim ambulanten Patienten.

Während operative Eingriffe und die Durchführung der Anästhesie hohe Qualitätsanforderungen erfüllen, trifft dies für die Schmerztherapie im Allgemeinen und die Schmerztherapie nach operativen Eingriffen nicht zu. Ein wesentlicher Schritt zur Verbesserung der postoperativen Schmerztherapie ist die Einführung der routinemäßigen Erfassung der Schmerzintensität über eine verbale Rating Scale oder visuelle Analogskala und Dokumentation dieser Werte.

Der nächste Schritt ist die Lösung organisatorischer Probleme durch Einrichtung eines Schmerzdienstes mit Klärung der Zuständigkeit, Erreichbarkeit und Anordnungskompetenz.

Nicht das Warten auf neue Medikamente oder Techniken, sondern die Anwendung des Vorhandenen mit einer zuverlässigen Organisationsstruktur führen zu einer Verbesserung der postoperativen Schmerztherapie, auch für den Patienten im ambulanten Bereich.

Die perioperative Schmerztherapie ist eine der wichtigsten interdisziplinären Aufgaben der modernen Medizin, die zu einem festen Bestandteil im klinischen und ambulanten Alltag werden muss.

Literatur

Arbeitskreis Akutschmerz der DGSS (2002) Empfehlungen zur Akutschmerztherapie. Manual für die Kliniken

Bramwell RGB, Bullen C, Radford P (1982) Caudal block for postoperative analgesia in children. Anaesthesia 37: 1024–1028

Hankemeier U (2001) Chemische Neurolyse, Kryotherapie. In: Zens M, Jurna I (Hrsg) Lehrbuch der Schmerztherapie. 2. neubearb. Auflage, Wissenschaftl. Verlagsgesellschaft Stuttgart, S 429–438

Klaschik E (2002) Medikamentöse Schmerztherapie bei Tumorpatienten. Ein Leitfaden. 7. Aufl. Palliamed, Bonn

Klaschik E, Nauck F, Hoffmann-Menzel H (2000) Medikamentöse Therapie akuter und chronischer Schmerzen. Notfallmedizin 26: 78–86

Klaschik E, Henn P (1997) Qualität der postoperativen Schmerztherapie. Anästhesist [Suppl 3] 46: 143–146

Lehmann KA, Grond S, Hempel V (1993). Medikamentöse Verfahren zur postoperativen Schmerztherapie. Anaesth Intensivmedizin 34: 303–311

Martin LVH (1982) Postoperative analgesia after circumcison in children. Br J Anaesth 54: 1263–1265

May AE, Wandless J, James RH (1982) Analgesia for circumcision in children. Acta Anaesthesiol Scand 26: 331–333

Meridy HW (1982) Criteria for selection of ambulatory surgical patients and guidelines for anesthetic management: a retrospective study of 1553 cases. Anesth Analg 61(11): 921–926

Neugebauer E (1996). Situation der postoperativen Schmerztherapie in Deutschland. Schmerz [Suppl 1] 10: 6

Sittl R, Griessinger N, Geiss C, Märkert D (2003) Postoperativer Schmerztherapie bei Kindern und Jugendlichen. In: Zernikow, B (Hrsg) Schmerztherapie bei Kindern. 2. Aufl. Springer Berlin Heidelberg New York Tokio, S 243–256

Wulf H, Maier C (1994) Postoperative Schmerztherapie auf allgemeinen Krankenpflegestationen. Praxis und Organisation eines anästhesiologischen postoperativen Schmerzdienstes (APS). Schmerz 8: 111–118

Wulf H, Klose R, Hempel V (1995). Praxis des Monitorings und Entlassungskriterien bei ambulanter Regionalanästhesie. Ergebnisse einer Umfrage des Arbeitskreises Regionalanästhesie der DGAI Anaesth Intensivmedizin 36: 211–215

Wulf H, Neugebauer E, Maier C (1997a). Postoperative Schmerztherapie nach ambulanten Eingriffen. Die Behandlung akuter perioperativer und posttraumatischer Schmerzen. Springer Berlin Heidelberg New York Tokio, S 42–48

Wulf H, Neugebauer E, Maier C (1997b) Nicht-medikamentöse Verfahren. Die Behandlung akuter perioperativer und posttraumatischer Schmerzen. Springer Berlin Heidelberg New York Tokio, S 33–36

Wulf H (2002) Grundlagen Physiologie und Pathophysiologie des postoperativen Schmerzens. In: Beck H, Martin E, Motsch J, Schulte am Esch J (Hrsg) Schmerztherapie. Thieme Stuttgart, S 497–498

Wulf H (2003) Perioperative Schmerztherapie. In: Diener H.CH, Maier C (Hrsg) Schmerztherapie. 2. Aufl Urban & Fischer München Jena, S 243–260

Yeoman PM, Cooke R, Hain WR (1983) Penile block for circumcision. Anaesthesia 38: 862–866

Komplikationen

C. Döring

11.1 Einleitung

»Soviel ambulant wie möglich und soviel stationär wie nötig«.

Dieses Motto wurde seit dem Inkrafttreten des Gesundheitsstrukturgesetzes 1993 bei der Erstellung des Leistungskataloges der ambulant zu erbringenden Operationen durch die beteiligten Institutionen (Spitzenverbände der Krankenkassen, Deutsche Krankenhausgesellschaft, Kassenärztliche Bundesvereinigung) verfolgt (so genannter »dreiseitiger Vertrag«).

Wichtig

Ambulant versorgte Patienten sollen gegenüber jenen, die stationär behandelt werden, nicht schlechter gestellt sein.

Seit dem 01.01.2004 wurde nach § 115b SGB V der Katalog ambulant durchzuführender Eingriffe als »Positivliste« weitergeführt mit der Folge, dass ein Operateur nun triftige Gründe, z. B. erhebliche Komorbiditäten (ASA III und höher) für eine stationäre Durchführung eines Eingriffs nennen muss (so genannte Umkehr der Beweislast).

Vor diesem Hintergrund kommt der Beachtung, Erfassung und Untersuchung möglicher und aufgetretener Komplikationen bei operativen Eingriffen und Narkoseverfahren eine wesentliche Rolle zu.

Wichtig

In der seit dem 01. Oktober 2006 bisher gültigen »Vereinbarung von Qualitätssicherungsmaßnahmen bei ambulanten Operationen und bei sonstigen stationsersetzenden Leistungen gemäß § 15 des Vertrages nach § 115b Abs. 1 SGB V« werden im § 2 die Ziele der Qualitätssicherung benannt.

Ziele der Qualitätssicherung

- Systematische Identifizierung von Versorgungsbereichen, für die Qualitätsverbesserungen erforderlich sind, durch Erkenntnisse über Qualitätsdefizite
- Unterstützung einer systematischen, kontinuierlichen und berufsgruppenübergreifenden einrichtungsinternen Qualitätssicherung (internes Qualitätsmanagement)
- Herstellung der Vergleichbarkeit von Behandlungsergebnissen, insbesondere durch die Entwicklung von Indikatoren
- Sicherung der Qualität der Leistung durch signifikante, valide und vergleichbare Erkenntnisse, insbesondere zu nachfolgenden Aspekten:
  - Indikationsstellung für die Leistungserbringung
  - Angemessenheit der Leistung
  - Voraussetzungen zur Erbringung und Erfüllung der strukturellen und sachlichen Leistungen
  - Ergebnisqualität

Zunehmend atraumatische Operationstechniken (MIC = **m**inimal-**i**nvasive **C**hirurgie) und moderne Anästhesieverfahren (z. B. Fast-Track-Anästhesie), die eine sehr gute Steuerbarkeit der Narkose erlauben, z. B. als totale intravenöse Anästhesie (TIVA) mit Propofol und Remifentanil oder als balancierte Anästhesie (Remifentanil/Desfluran), gestatten ambulantes Operieren mit hoher Effizienz auch unter ökonomischen Aspekten. Trotz dieses hohen Sicherheitsniveaus, das durch modernes Monitoring (z.B. Bispektralindex-Monitoring) noch verbessert wird, birgt ambulantes Operieren für die Kostenträger, für die durchführenden Einrichtungen wie Kliniken und Praxen und vor allem für die betroffenen Patienten auch ein mögliches Risikopotenzial.

Die Vor- und Nachteile des ambulanten Operierens für die betroffenen Patienten sind in ◘ Tab. 11.1 dargestellt.

Die Risikoeinschätzung und Prävention postoperativer Komplikationen ist bei ambulanten Eingriffen von außerordentlicher Bedeutung, da sich der Patient postoperativ zu Hause und nicht mehr unter Aufsicht von medizinischem Fachpersonal befindet. In diesem Zusammenhang können Probleme aus dem kurzen präoperativen Arzt-Patientenkontakt entstehen, der demzufolge eine besonders sorgfältige Anamneseerhebung und Untersuchung des Patienten erfordert.

Tab. 11.1. Vor- bzw. Nachteile bei ambulanten Operationen

Vorteile	Nachteile
Verlässliche Operationsterminierung	Eingeschränkte Barrierefreiheit (Treppensteigen, eigenes Bett nicht verstellbar)
Geringe Rate nosokomialer Infektionen	Bei allen Problemen Unsicherheit durch Fehlen medizinischen Fachwissens
Vertraute Umgebung, bekanntes soziales Umfeld	Kontrolle der Einhaltung des Nüchternheitsgebots?

11.2 Prävention

Die sorgfältige Patientenselektion im Hinblick auf medizinische und soziale Kontraindikationen, die in der folgenden Übersicht dargestellt sind, trägt neben der operativen Indikationsstellung entscheidend zu einer niedrigen Komplikationsrate bei. Neben Kontraindikationen von Seiten der Komorbiditäten und des häuslichen Umfelds bestehen auch durch eine unzureichende Compliance des Patienten Einschränkungen für ambulant durchzuführende Operationen.

Medizinische und soziale Kontraindikationen für ambulante Eingriffe

Medizinische Kontraindikationen
- Akute Infektionen der Atemwege und/oder des Gastrointestinaltraktes
- Frühgeborene im ersten Lebensjahr
- Säuglinge bis zum dritten Lebensmonat
- Muskelerkrankungen mit Prädisposition zur MH
- Kardiopulmonal instabile Patienten (NYHA III-IV, Instabile AP, O_2-Bedarf)
- Alkohol-, Drogen-, Medikamentenabhängigkeit
- Adipositas per magna
- Schlecht eingestellte Epilepsie
- Schlecht eingestellte Stoffwechselerkrankungen (z. B. Diabetes mellitus)
- Schlecht eingestellte Psychosen

Soziale Kontraindikationen
- Fehlende sachgerechte Versorgung im Haushalt des Patienten
- Fehlende Kommunikationsmöglichkeit des Patienten
- Eingeschränkte Compliance des Patienten

In mehreren postoperativen Befragungen hielten sich zwischen 4% und 20% der Patienten nicht an die Anweisungen, innerhalb der ersten 24 h nach dem Eingriff kein Kraftfahrzeug zu steuern (Cheng et al. 2002, Lichtor et al 1990). Dies kann in letzter Konsequenz sogar unangenehme forensische Folgen für den ambulant behandelnden Arzt haben.

Cave
Insgesamt befolgte ein Viertel der ambulant operierten Patienten nicht die vorgegebenen Anweisungen für die postoperative Phase.

Wichtig

In diesem Kontext muss aus medikolegaler Sicht besonders die sorgfältige Aufklärung und Dokumentation betont werden, damit im Konfliktfall eindeutig nachgewiesen werden kann, dass der Patient »ohne erkennbare Gefahr« in die ambulante Behandlung und Betreuung entlassen werden konnte.

Hierzu sind spezielle Aufklärungsbögen für das ambulante Operieren zu verwenden und die betreffenden Abschnitte auf den Patientenaufklärungs- und einverständnisbögen besonders sorgfältig auszufüllen (z. B. von Diomed oder Perimed).

11.3 Prophylaxe

Die **häufigsten postoperativen Komplikationen** sind Schmerzen (27–70%), Übelkeit (7–35%) und Erbrechen (7–27%) neben anderen Symptomen wie Halsschmerzen, Schwindel, Heiserkeit, Kopfschmerzen und Fieber (10–25%). Von diesen führen **Übelkeit/Erbrechen** (14,4%) und **therapierefraktäre Schmerzen** (12,5%) am häufigsten zu einer ungeplanten stationären Aufnahme (Carrol et al. 1995; Chung 1995), vgl. auch Tab. 11.2.

Tab. 11.2. Beispiele für häufig auftretende postoperative Komplikationen, deren Prophylaxe und Therapie

Eingriff	Beschwerden	Prophylaxe	Therapie
Zystoskopie	Blasentenesmen	Spasmolytika	Spasmolytika
Endoskopische Chirurgie	Schmerzen im Schulterbereich, Hypothermie	NSAR, Novaminsulfon, konvektive Wärme, sorgfältiges Ablassen des CO_2 aus dem Abdomen	NSAR
Gynäkologische Eingriffe	Übelkeit durch Begleitmedikation, PONV, Kreislaufschwankungen	TIVA, Antiemetika, ausreichende Volumenzufuhr	Antiemetika, Cortison, Akupunktur
Hernienchirurgie	Vagotone Reaktionen, Nachblutungen	Suffiziente Analgesie, Wundinfiltration mit LA, Novaminsulfon, Coxibe, Paracetamol	Analgetika

Tab. 11.3. Gründe für die stationäre Aufnahme von ambulanten Patienten am Klinikum Solingen (2002)

Gründe	Anzahl in %
Unerwarteter OP-Befund erlaubt keine ambulante Therapie	18,8
Schmerzen	17,4
Hypotonie	14,5
Erbrechen	11,6
Nachblutung	11,6
Kardiale Probleme	8,7
Patient möchte nicht nach Hause	7,2
Pulmonale Probleme	7,2
Hypertonie	4,3
Mangelnde Mobilisation	4,3
Somnolenz	2,9
Schwellung	2,9
ZAS (Zentrales anticholinerges Syndrom)	1,4
Lokalbefund Überwachung	1,4
Fieber/Infekt	1,4
Psychose	1,4

Bei Vorliegen von spezifischen Risikofaktoren (z. B. stattgehabtes PONV, Neigung zu Reisekrankheit, der Anästhesielänge und Art der Operation) sollte eine PONV-Prophylaxe durchgeführt werden, um die Inzidenz dieser postoperativen Nebenwirkungen möglichst gering zu halten. Neben der Durchführung einer TIVA gehören hierzu der Einsatz eines $5HT_3$-Antagonisten sowie die Gabe von Dexamethason (Wanj et al. 1999; Apfel et al. 2004).

Tab. 11.3 zeigt die Ergebnisse einer retrospektiven Untersuchung aus dem Jahr 2002, in der 69 (4%) von 1.602 der ambulanten Patienten des eigenen Klinikums stationär aufgenommen werden mussten (Döring 2003).

11.4 Indikationen zur stationären Aufnahme

Mehrere Untersuchungen zur ungeplanten stationären Aufnahme ambulanter Patienten ergaben Raten von 4% bis 5,7% aller Patienten (Duncan et al. 1992; Junger et al. 2000; Coley et al. 2002). Die Gründe für die ungeplante stationäre Aufnahme waren sehr unterschiedlich: Folgende Parameter hatten signifikanten Einfluss:

- Alter
- ASA-Klassifikation
- Narkoseverfahren
- Anästhetikawahl (Opioidgabe, Einsatz nicht-depolarisierender Muskelrelaxanzien)
- Verlauf des Eingriffs (Blutverlust, Operationsdauer und später Zeitpunkt der Operation)

Tab. 11.4. Postoperative Komplikationen einer Allgemeinanästhesie, die zu einer ungeplanten Aufnahme führen können

Komplikationen	Konsequenzen
Starke Schmerzen	– Patient nicht mobilisierbar – Vagotone Reaktion→Übelkeit →Patient nicht mobilisierbar – Übelkeit, Erbrechen – Hypertension, Kreislaufdekompensation
Hypertonie	– Nachblutungsgefahr – hypertoniebedingte Komplikationen wie akutes Koronarsyndrom, Lungenödem, TIA/Stroke
Übelkeit/Erbrechen	– Nahrungsaufnahme und orale Medikamentenzufuhr nicht möglich – Rehabilitation verzögert
Hypotonie	– Schwindel – Übelkeit – verzögerte Nahrungsaufnahme und Mobilisation
Fieber	– Ausschluss Infektion/ maligne Hyperthermie
Bewusstseinsstörung	– Anästhesieüberhang – ZAS (Zentral anticholinerges Syndrom) – reaktive Depression

Es ist zu bedenken, dass die Indikation zur stationären Aufnahme beim praxisambulanten Operieren im Vergleich zum klinikambulanten Operieren durchaus kritisch gestellt wird, denn personelle Ressourcen sind eng bemessen und eine längere Überwachung des Patienten ist kaum möglich.

Nach einer prospektiven Studie an 15.172 Patienten konnten 1,42% der Patienten nicht entlassen werden. Als Hauptgrund lagen hier soziale Gründe (19,5%) vor, allen voran die nicht sichergestellte häusliche Versorgung (Fortier et al. 1998).

Tab.11.4 und Tab.11.5 zeigen postoperative Komplikationen einer Allgemein- bzw. einer Regionalanästhesie, die zu einer ungeplanten stationären Aufnahme führen können.

Tab. 11.5. Postoperative Komplikationen einer Regionalanästhesie, die zu einer ungeplanten Aufnahme führen können

Komplikationen	Konsequenzen
Blasenentleerungsstörungen	Einmal-Katheterisierung
Inadäquater Rückgang der Wirkung von Lokalanästhetika (v.a. Motorik)	Verzögerte Mobilisation
TNS (transitorisch-neurologisches Syndrom)	– Verzögerte Mobilisation – Analgetika – Ausschluss Blutung (CT,NMR)
Kopfschmerzen nach Spinalanästhesie (sehr selten am OP-Tag)	– Analgetika – Volumentherapie – Blood-patch

11.5 Management postoperativer Komplikationen

Die **häufigsten postoperativen Komplikationen** (Schmerzen, Übelkeit und Erbrechen) führen auch am häufigsten zu einer stationären Aufnahme. Daher ist eine rasche Beseitigung dieser Probleme (auch als Qualitätskriterium) besonders wichtig, um den ambulanten Charakter der Versorgung beizubehalten. Die bereits intraoperativ begonnene kombinierte Analgetikatherapie kann einer, insbesondere nach Remifentanilanwendung auftretenden, paradoxen postoperativen Schmerzreaktion vorbeugen. Als Ursache für diese so genannte Opioid-induzierte Hyperalgesie wird eine Destabilisierung von Opioid-Rezeptoren, bedingt durch hohe intraoperative Opioidapplikation, diskutiert.

Wichtig

Inadäquate Schmerztherapie kann in einen Circulus vitiosus münden, der eine Entlassung des Patienten unmöglich macht und nur stationär durchbrochen werden kann Abb.11.1 .

Ein weiterer Aspekt von erheblicher und langfristiger Bedeutung ist das Auftreten von chronischen

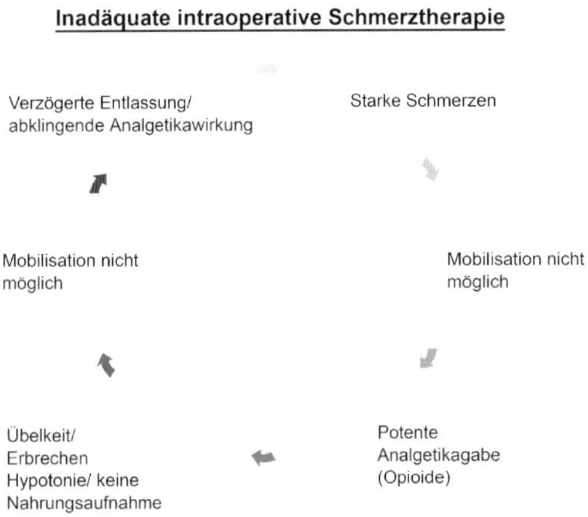

Abb. 11.1. Circulus vitiosus einer inadäquaten perioperativen Schmerztherapie

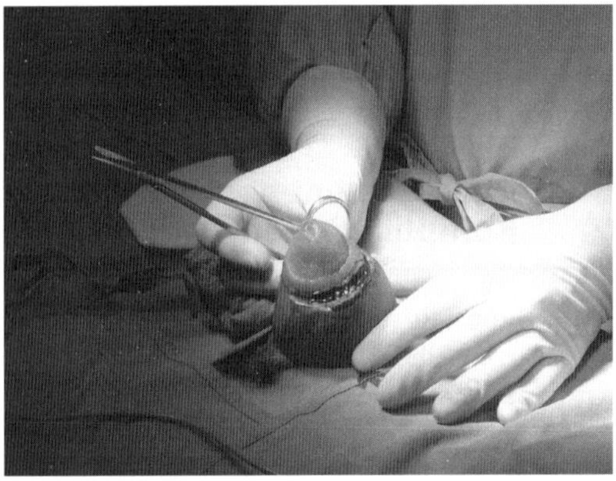

Abb. 11.2. Nachblutung nach einer Zirkumzisions-OP

postoperativen Schmerzsyndromen (z. B. nach Herniotomie oder Cholezytektomie 3–56%, die eine starke Beeinträchtigung der Rehabilitation bis zur Einschränkung der Erwerbsfähigkeit bewirken können (Perkins et al. 2000).

Grundsätzlich erleichtert eine standardisierte Schmerztherapie unter Messung der Schmerzintensität, zum Beispiel mittels der visuellen Analogskala (VAS), eine individuell angepasste Schmerztherapie. Eine beispielhafte Übersicht einer ambulanten Schmerztherapie zeigt Tab.11.6 .

Wichtig

Komplikationen, die zur Wiederaufnahme und Reoperation führen können, sind auch Blutungen, die zu Beginn mit unspezifischen Beschwerden verwechselt werden können oder nur als kleine Schwellung imponieren.

Ein Beispiel für eine Nachblutung zeigt Abb. 11.2

Literatur

Apfel CC, Kortttila K, Abdalla M, Kerger H, Turan A, Vedder I, Zernak C, Danner K, Jokela R, Pocock SJ, Trenkler S, Kredel M, Biedler A, Sessler DI, Roewer N (2004) A factorial trial of six interventions for the prevention of postoperative nausea and vomiting. N Engl J Med 350: 2441–2451

Carrol NV, Miederhoff P, Cox FM, Hirsch JD (1995) Postoperative nausea and vomitting after discharge from outpatient surgery center. Anesth Analg 80: 903–909

Tab. 11.6. Schema für die perioperative Analgesie in der operativen Tagesklinik des Städtischen Klinikums Solingen (Stand 1/2007)

Präoperativ	OP	AWR	Operative Tagesklinik	Zu Hause
		Kinder		
EMLA-Pflaster Ibuprofen-/ Paracetamol-Saft (alternativ zum Supp.)	Remifentanil oder Sufentanil Paracetamol Supp.	Piritramid i.v. Novamin-Tropfen Ibuprofen Saft	Ibuprofen Saft Tilidin (wenn NSAID unzureichend)	Paracetamol Supp. (Cave: Tages-höchstdosis!)
		Erwachsene		
Coxibe (Cave KHK, Hypertonus, Niereninsuffizienz, AVK, Stroke) NSAID plus PPI	Remifentanil oder Sufentanil Novamin i.v. Piritramid i.v.	Piritramid i.v. Novamin i.v. oder Tropfen Paracetamol i.v.	Novamin i.v. Tilidin (wenn NSAID unzureichend)	Novamin-Tropfen NSAID

Cheng CJ,Smith I, Watson BJ (2002) A multicentre telephone survey of compliance with postoperative instructions. Anaesthesia 57: 778–817)

Chung F (1995) Recovery pattern and home-readiness after ambulatory surgery. Anesth Analg 80: 896–902

Chung F, Ewan R, Jun S (1997) Postoperative pain in ambulantory surgery. Anesth Analg 85: 808–816

Coley KJ, Williams BA, DaPos SV, Chen C, Smith RB (2002) Retrospective evaluation of unanticipated admissions after same day surgery and associated costs.J Clin Anesth 14: 349–353

Döring C (2003) Ambulante Operationen an einem Krankenhaus der Maximalversorgung. Vortrag 50. DAC

Duncan PG, Cohen MM, Tweed WA et al.(1992) The Canadian four-centre study of anaesthetic outcomes III. Are there anaesthetic complications predictable in day surgical practice? Can J Anaesth 39: 440–448

Fortier J, Chung F, Jun S (1998) Unanticipated admission after ambulatory surgery – a prospective study. Can J Anaesth 45: 612–619

Junger A, Benson M, Klasen K, Sciuk G, Fuchs C, Sticher C, Hempelmann G (2000) Einfußfaktoren für die ungeplante stationäre Aufnahme tageschirurgischer Patienten. Anaesthesist 49: 875–880

Lichtor L, Sah, J, Apfelbaum J, Zacny J, Coalson D (1990) Some patients may drink or drive after ambulatory surgery. Anesthesiology 93: 1123–1133

Perkins FM, Kehlet H (2000) Chronic pain as an outcome of surgery. Anesthesiology 93: 1123–1133

Wanj JJ,Ho ST, Liu YH (1999) Dexamethasone reduces nausea and vomiting after laparoscopic cholecystectomy. Br J Anaesth 83: 772–775

Anhang

Erweitertes Bundesschiedsamt nach § 115b Abs. 3 SGB V –
Festsetzung in der Sitzung am 17. August 2006
(bestätigt durch den Vorsitzenden des Erweiterten Bundesschiedsamts am 18. August 2006)

Vertrag nach § 115 b Abs. 1 SGB V

- Ambulantes Operieren und stationsersetzende Eingriffe im Krankenhaus - (AOP-Vertrag)

zwischen

1. dem AOK-Bundesverband, Bonn
dem Bundesverband der Betriebskrankenkassen, Essen
dem IKK-Bundesverband, Bergisch Gladbach
der See-Krankenkasse, Hamburg
dem Bundesverband der landwirtschaftlichen Krankenkassen, Kassel
der Knappschaft, Bochum
dem Verband der Angestellten-Krankenkassen e.V, Siegburg
dem AEV-Arbeiter-Ersatzkassen-Verband e.V., Siegburg
gemeinsam

und

2. der Deutschen Krankenhausgesellschaft e.V., Berlin

sowie

3. der Kassenärztlichen Bundesvereinigung, Berlin

Die Deutsche Krankenhausgesellschaft, die Kassenärztliche Bundesvereinigung und die Spitzenverbände der Krankenkassen schließen auf Grund des in § 115 b SGB V enthaltenen Auftrages folgenden Vertrag:

Grundsätze

Dieser Vertrag soll dazu dienen, einheitliche Rahmenbedingungen zur Durchführung ambulanter Operationen und stationsersetzender Eingriffe – nachfolgend „Eingriffe gemäß § 115 b SGB V" genannt – im niedergelassenen Bereich und im Krankenhaus zu schaffen und die Zusammenarbeit zwischen niedergelassenen Vertragsärzten und Krankenhäusern zu fördern.

Er zielt darauf ab, auf der Basis des § 39 SGB V zur Vermeidung nicht notwendiger vollstationärer Krankenhausbehandlung eine patientengerechte und wirtschaftliche Versorgung zu sichern und die Kooperation zwischen niedergelassenem Bereich und Krankenhausbereich zu verbessern, einschließlich der gemeinsamen Nutzung von Operationskapazitäten im Krankenhaus.

Die Parteien sind sich bewusst, dass die Leistungserbringung nach wirtschaftlichen Grundsätzen zu erfolgen hat und sowohl ambulant operierende Vertragsärzte als auch die nach § 115 b SGB V zugelassenen Krankenhäuser gleichberechtigt diese Leistungen erbringen können.

Quelle: Kassenärztliche Bundesvereinigung

Erweitertes Bundesschiedsamt nach § 115b Abs. 3 SGB V –
Festsetzung in der Sitzung am 17. August 2006
(bestätigt durch den Vorsitzenden des Erweiterten Bundesschiedsamts am 18. August 2006)

§ 1
Zulassung von Krankenhäusern zur Erbringung von Eingriffen gemäß § 115 b SGB V

(1) Krankenhäuser sind zur ambulanten Durchführung der in dem Katalog nach § 3 aufgeführten Eingriffe gemäß § 115 b SGB V in den Leistungsbereichen zugelassen, in denen sie auch stationäre Krankenhausbehandlung erbringen. Hierzu bedarf es einer maschinenlesbaren Mitteilung des Krankenhauses an die zuständigen Landesverbände der Krankenkassen und die Verbände der Ersatzkassen, die Kassenärztliche Vereinigung und den Zulassungsausschuss.

(2) In dieser Mitteilung sind die entsprechenden abteilungsbezogenen Leistungsbereiche und einzelnen Leistungen, die in diesem Krankenhaus ambulant durchgeführt werden sollen, auf der Grundlage des gemeinsamen Katalogs maschinenlesbar zu benennen. Die Krankenhäuser verwenden für diese Mitteilung das zwischen den Spitzenverbänden der Krankenkassen und der Deutschen Krankenhausgesellschaft abgestimmte Formular in der jeweils aktuellen Fassung

§ 2
Zugang der Patienten zu Eingriffen nach § 115 b SGB V

(1) Eingriffe gemäß § 115 b SGB V sollen in der Regel auf Veranlassung eines niedergelassenen Vertragsarztes unter Verwendung eines Überweisungsscheins durchgeführt werden. Falls ein Versicherter ohne Überweisungsschein das Krankenhaus zur ambulanten Operation aufsucht, gilt die Krankenversichertenkarte in Verbindung mit einem amtlichen Lichtbildausweis als Nachweis für die Mitgliedschaft. Bei Fehlen eines Überweisungsscheins zieht das Krankenhaus die Zuzahlung gemäß § 28 Abs. 4 SGB V ein. Der für den Eingriff gemäß § 115 b SGB V verantwortliche Arzt entscheidet über Art und Umfang des ambulanten Eingriffs.

(2) Aus dem als Anlage 1 zu § 3 des Vertrages beigefügten „Katalog ambulant durchführbarer Operationen und stationsersetzender Eingriffe“ kann nicht die Verpflichtung hergeleitet werden, dass die dort aufgeführten Eingriffe ausschließlich ambulant zu erbringen sind. Der Arzt ist verpflichtet, in jedem Einzelfall zu prüfen, ob Art und Schwere des beabsichtigten Eingriffs unter Berücksichtigung des Gesundheitszustandes des Patienten die ambulante Durchführung der Operation nach den Regeln der ärztlichen Kunst mit den zur Verfügung stehenden Möglichkeiten erlauben. Zugleich muss sich der verantwortliche Arzt vergewissern und dafür Sorge tragen, dass der Patient nach Entlassung aus der unmittelbaren Betreuung des operierenden Arztes auch im häuslichen Bereich sowohl ärztlich als gegebenenfalls auch pflegerisch angemessen versorgt wird. Die Entscheidung ist zu dokumentieren.

§ 3
Katalog ambulant durchführbarer Operationen und stationsersetzender Eingriffe

(1) In der Anlage 1 sind abschließend die Leistungen aufgeführt, die Operationen und stationsersetzende Eingriffe gemäß § 115 b SGB V darstellen.

Quelle: Kassenärztliche Bundesvereinigung

Erweitertes Bundesschiedsamt nach § 115b Abs. 3 SGB V –
Festsetzung in der Sitzung am 17. August 2006
(bestätigt durch den Vorsitzenden des Erweiterten Bundesschiedsamts am 18. August 2006)

(2) Eingriffe gemäß § 115 b SGB V, die in der Regel ambulant erbracht werden sollen, sind in Anlage 1 gesondert gekennzeichnet. Bei Vorliegen beziehungsweise Erfüllung der Kriterien der allgemeinen Tatbestände gemäß § 3 Abs. 3 des Vertrages kann jedoch eine stationäre Durchführung dieser Eingriffe erforderlich sein.

(3) Allgemeine Tatbestände, bei deren Vorliegen eine stationäre Durchführung der in der Regel ambulant durchzuführenden Leistungen erforderlich sein kann, sind die Kriterien A, B, D, E und F gemäß Anlage 2 zu den Gemeinsamen Empfehlungen zum Prüfverfahren nach § 17 c KHG in der gültigen Fassung vom 15.04.2004. Die Vertragspartner prüfen bei Änderungen der Kriterien bzw. der Anlage 2 zu den Gemeinsamen Empfehlungen zum Prüfverfahren nach § 17 c KHG deren Anwendbarkeit im Zusammenhang mit Leistungen nach § 115 b SGB V und entscheiden über deren Übernahme in die Allgemeinen Tatbestände nach Satz 1.

§ 4
Präoperative Leistungen

(1) Zur Vermeidung von Doppeluntersuchungen stellt der überweisende Arzt dem den Eingriff nach § 115 b SGB V durchführenden Arzt die im Zusammenhang mit dem vorgesehenen Eingriff gemäß § 115 b SGB V bedeutsamen Unterlagen zur Verfügung. Der Operateur/Anästhesist hat diese Unterlagen bei seiner Entscheidung zu berücksichtigen. Werden bereits durchgeführte Untersuchungen nochmals veranlasst, so sind diese in medizinisch begründeten Fällen von den Kostenträgern zu vergüten. Diese sind bei der Abrechnung zu kennzeichnen.

(2) Erfolgt eine vollstationäre Behandlung, so sind die diagnostischen Maßnahmen, die der Vorbereitung dieser stationären Behandlung dienen und innerhalb der Fristen gemäß § 115 a Abs. 2 SGB V erbracht werden, nicht als Eingriffe gemäß § 115 b SGB V abzurechnen.

(3) Der den Eingriff nach § 115 b SGB V durchführende Krankenhausarzt/Anästhesist ist berechtigt, die gegebenenfalls zusätzlich erforderlichen, auf das eigene Fachgebiet bezogenen diagnostischen Leistungen im Krankenhaus durchführen zu lassen, soweit das Krankenhaus über die hierfür erforderlichen Einrichtungen verfügt. Diese Leistungen sind mit den Krankenkassen nach Maßgabe der Abrechnungsbestimmungen des EBM und des § 7 abzurechnen.

(4) Handelt es sich um notwendige fachgebietsbezogene Leistungen, die vom Krankenhaus nicht erbracht werden können, hat der Krankenhausarzt den Patienten an einen niedergelassenen Vertragsarzt dieses Fachgebietes, einen ermächtigten Krankenhausarzt, eine ermächtigte ärztlich geleitete Einrichtung oder eine zugelassene Einrichtung mittels Definitionsauftrag durch Verwendung des entsprechenden Vordrucks gemäß § 13 zu überweisen.

(5) Soweit es sich um notwendige, nicht fachgebietsbezogene Leistungen handelt, hat der Krankenhausarzt den Patienten an einen niedergelassenen Vertragsarzt dieses anderen Fachgebietes, einen ermächtigten Krankenhausarzt, eine ermächtigte ärztlich geleitete Einrichtung oder eine zugelassene Einrichtung mittels Definitionsauftrag durch Verwendung des entsprechenden Vordrucks gemäß § 13 zu überweisen.

Quelle: Kassenärztliche Bundesvereinigung

Erweitertes Bundesschiedsamt nach § 115b Abs. 3 SGB V –
Festsetzung in der Sitzung am 17. August 2006
(bestätigt durch den Vorsitzenden des Erweiterten Bundesschiedsamts am 18. August 2006)

§ 5
Intraoperative Leistungen

In Verbindung mit einem ambulanten Eingriff nach § 115 b SGB V können intraoperative Leistungen erbracht oder veranlasst werden, die in einem unmittelbaren zeitlichen und medizinischen Zusammenhang mit dem Eingriff stehen (insbesondere Laboruntersuchungen, Leistungen der konventionellen Radiologie, Histologie oder der Pathologie).

§ 6
Postoperative Leistungen

Postoperative, auf das eigene Fachgebiet des den Eingriff nach § 115b SGB V erbringenden Arztes/Anästhesisten bezogene ärztliche Leistungen, einschließlich der Leistungen des Abschnitts 31.3 des EBM, die erforderlich sind, um den Behandlungserfolg des im Krankenhaus durchgeführten Eingriffs nach § 115 b SGB V zu sichern bzw. zu festigen, sind auch von fachlich verantwortlichen Krankenhausärzten durchzuführen. Die Behandlungsdauer soll 14 Tage nicht überschreiten, ohne dass es einer erneuten Überweisung bedarf.

§ 7
Vergütung

(1) Die im Katalog nach § 3 aufgeführten ambulant durchführbaren Operationen und stationsersetzenden Eingriffe und die nach den §§ 4, 5 und 6 erbrachten Leistungen des Krankenhauses und der Vertragsärzte werden auf der Grundlage des EBM, seiner Abrechnungsbestimmungen und ggf. des BMÄ und der E-GO nach einem festen Punktwert außerhalb der budgetierten und pauschalierten Gesamtvergütungen vergütet. Den Punktwert legen die Gesamtvertragspartner fest. Bei der Punktwertfestlegung ist neben der Morbiditätsentwicklung die Anzahl der stationären und ambulanten Operationen im jeweiligen Bereich zu berücksichtigen. Die Gesamtvertragspartner bestimmen die Bereinigung der Gesamtvergütungen auf der Grundlage des Jahres 2005.

(2) Die postoperativen Behandlungskomplexe des Abschnitts 31.4 des EBM für die postoperative Behandlung bei Erbringung durch den Operateur können durch das Krankenhaus für die darin enthaltenen Leistungen bis zum 14. Tag nach Erbringung eines Eingriffs nach § 115 b SGB V mit einem Abschlag von der Punktzahl in Höhe von 27,5 Prozent berechnet werden. Sobald der Bewertungsausschuss die postoperative Behandlungsdauer im Rahmen der Leistungen des Abschnitts 31.4 des EBM auf den Zeitraum von 14 Tagen nach Erbringung einer Leistung des Abschnitts 31.2 einschränkt, entfällt der Abschlag nach Satz 1 mit Inkrafttreten der Einschränkung.

(3) Wird ein Patient an demselben Tag in unmittelbarem Zusammenhang mit dem ambulanten Eingriff eines Krankenhauses stationär aufgenommen, erfolgt die Vergütung nach Maßgabe der Bundespflegesatzverordnung beziehungsweise des Krankenhausentgeltgesetzes.

(4) Krankenhäuser sind bei Vergütung ambulanter Leistungen wie niedergelassene Fachärzte der entsprechenden Fachrichtung einzustufen. Dies gilt insbesondere auch für die separate Abrechenbarkeit anästhesiologischer Leistungen/Narkosen, sofern im Krankenhaus bei Eingriffen gemäß § 115 b SGB V sowohl ein Operateur als auch ein Anästhesist des Krankenhauses beteiligt sind oder die Leistung nach § 115b SGB V durch

Quelle: Kassenärztliche Bundesvereinigung

einen belegärztlich tätigen Vertragsarzt erfolgt und das Krankenhaus nur die Anästhesieleistung erbringt.

(5) Sofern die Verbände der Krankenkassen auf Landesebene zweiseitige, zusätzliche Vereinbarungen zur Vergütung von Leistungen nach § 3 treffen, so ist deren Übertragung auf den an der jeweiligen Vereinbarung unbeteiligten anderen Sektor zu prüfen. Voraussetzung ist die Erfüllung der für die strukturvertragliche Förderung in der jeweiligen Vereinbarung bestimmten Kriterien. Näheres regeln die Vertragspartner auf Landesebene.

§ 8
Unterrichtung des Vertragsarztes

Nach Durchführung des Eingriffs gemäß § 115 b SGB V ist dem Versicherten eine für den weiterbehandelnden Vertragsarzt bestimmte Kurzinformation mitzugeben, aus der die Diagnose, Therapieangaben, angezeigten Rehabilitationsmaßnahmen sowie die Beurteilung der Arbeitsfähigkeit hervorgehen. Diese Information ist obligater Bestandteil der Leistung und somit nicht gesondert abrechenbar.

§ 9
Vergütung von Sachkosten
(Verbrauchsmaterialien, Verbandmittel, Arzneimittel, Hilfsmittel)

(1) Die für die Durchführung der Eingriffe gemäß § 3 und die Leistungen nach den §§ 4 bis 6 benötigten Verbrauchsmaterialien, Verbandmittel, Arzneimittel und Hilfsmittel werden vom Krankenhaus zur Verfügung gestellt. Die Abrechnung der Sachkosten und Arzneimittel erfolgt zwischen dem Krankenhaus und den Krankenkassen gemäß § 18. Der Krankenhausarzt ist nicht berechtigt, die in diesem Absatz aufgeführten Mittel auf Kassenrezept zu verordnen.

(2) Sachmittel nach Absatz 1, deren Kosten gemäß Nr. 7.1 der Allgemeinen Bestimmungen des EBM (Praxisbedarf) mit der Gebühr für die ärztliche Leistung abgegolten sind oder Sachmittel, die explizit Leistungsinhalt der Leistungen des EBM sind, sind nicht gesondert berechnungsfähig.

(3) Arznei- und Sachmittel, die weder nach Absatz 2 Bestandteil der berechnungsfähigen ärztlichen Leistungen des EBM sind, noch gemäß der Absätze 4 bis 7 gesondert abgerechnet werden können, werden durch einen pauschalen Zuschlag auf die gesamte Honorarsumme in Höhe von 7,0 % vergütet. Sofern eine Kostenpauschale nach Absatz 4 in Rechnung gestellt wird, ist die entsprechende ärztliche Leistung des EBM für die Berechnung der Zuschlagshöhe aus der Honorarsumme auszuklammern.

(4) Die im Kapitel 40 des EBM ausgewiesenen Kostenpauschalen nach BMÄ und E-GO sind berechnungsfähig.

Erweitertes Bundesschiedsamt nach § 115b Abs. 3 SGB V –
Festsetzung in der Sitzung am 17. August 2006
(bestätigt durch den Vorsitzenden des Erweiterten Bundesschiedsamts am 18. August 2006)

(5) Nachfolgende Sachmittel werden zusätzlich zu der Vergütung nach Abs. 3 und 4 nach Aufwand erstattet, soweit sie je nachfolgend aufgeführter Sachmittelposition (je Spiegelstrich) einen Betrag von 12,50 Euro im Behandlungsfall überschreiten:

- im Körper verbleibende Implantate in Summe,
- Röntgenkontrastmittel,
- Nahtmaterial,
- Diagnostische und interventionelle Katheter einschl. Führungsdraht, Gefäßschleuse, Einführungsbesteck und Verschlusssysteme im Zusammenhang mit angiologisch-diagnostischen und -therapeutischen, gefäßchirurgischen und phlebologischen Leistungen,
- Diagnostische und interventionelle Katheter einschl. Führungsdraht, im Zusammenhang mit gastroskopischen Leistungen (inkl. Leistungen an den Gallenwegen),
- Trokare, Endoclips und Einmalapplikatoren für Clips, im Zusammenhang mit laparoskopischen Leistungen,
- Narkosegase, Sauerstoff,
- Diagnostische und interventionelle Katheter einschl. Führungsdraht im Zusammenhang mit Leistungen zur In-Vitro-Fertilisation abzüglich des Patienteneigenanteils,
- Iris-Retraktoren, Kapselspannringe, Injektionshalterungen bei ophthalmochirurgischen Leistungen,
- Ophthalmica (Viskoelastika, Perfluordecaline, Silikonöl, C3F8-Gas) bei ophthalmochirurgischen Leistungen,
- Schienen, Kompressionsstrümpfe (nicht Anti-Thrombosestrümpfe).

(6) Das Krankenhaus wählt die gesondert berechnungsfähigen Materialien nach Absatz 5 unter Beachtung des Wirtschaftlichkeitsgebotes und der medizinischen Notwendigkeit aus. Es hat die rechnungsbegründenden Unterlagen in Form der Originalrechnungen für die Dauer von fünf Jahren aufzubewahren und vorzuhalten. Aus den Originalrechnungen muss der Name des Herstellers bzw. des Lieferanten, die Artikelbezeichnung sowie die vom Hersteller bzw. Lieferanten festgelegte Artikelnummer hervorgehen. Das Krankenhaus ist verpflichtet, die tatsächlich realisierten Preise in Rechnung zu stellen und nach Maßgabe der Krankenkasse nachzuweisen. Ggf. vom Hersteller bzw. Lieferanten gewährte Rückvergütungen, wie Preisnachlässe, Rabatte, Umsatzbeteiligungen, Bonifikationen und rückvergütungsgleiche Gewinnbeteiligungen mit Ausnahme von Barzahlungsrabatten sind weiterzugeben. Ein Barzahlungsrabatt (Preisnachlass bei fristgerechter Zahlung) ist weiterzugeben soweit dieser 3 % übersteigt. Werden die Materialien bei mehreren Patienten verbraucht, so ist ein durchschnittlicher Preis je Patient zu ermitteln und nach Maßgabe der Krankenkasse nachzuweisen.

(7) Übersteigt der Preis eines Arzneimittels, das nicht Bestandteil der Vergütungen gemäß der Absätze 2 bis 5 ist, einen Betrag von 40,00 Euro, erfolgt eine Vergütung auf der Grundlage des in der Großen Deutschen Spezialitätentaxe (Lauertaxe) ausgewiesenen Apotheken-Einkaufspreises mit einem Abschlag in Höhe von 25% zuzüglich Mehrwertsteuer. Der Preis ergibt sich aus den tatsächlich für den Behandlungsfall verbrauchten Einheiten des jeweiligen Arzneimittels und dem Preis einer Einzeldosis der größten, in der Lauertaxe angegebenen Packungseinheit.

(8) Abweichend von Abs. 7 erfolgt für Photosensibilisatoren (z.B. Verteporfin) bei der Photodynamischen Therapie und Hormonpräparate bei Maßnahmen zur künstlichen

Quelle: Kassenärztliche Bundesvereinigung

Befruchtung eine Vergütung auf der Grundlage des in der Großen Deutschen Spezialitätentaxe (Lauertaxe) ausgewiesenen Apotheken-Einkaufspreises mit einem Abschlag in Höhe von 20% zuzüglich Mehrwertsteuer. Der Preis ergibt sich aus den tatsächlich für den Behandlungsfall verbrauchten Einheiten des jeweiligen Arzneimittels und dem Preis einer Einzeldosis der größten, in der Lauertaxe angegebenen Packungseinheit. Der Rechnungsbetrag für Hormonpräparate zur In-vitro-Fertilisation ist um den Eigenanteil der Patienten zu reduzieren. Der Betrag nach Abs. 7 Satz 1 (40,00 Euro) gilt für Photosensibilisatoren (z.B. Verteporfin) bei der Photodynamischen Therapie und Hormonpräparate bei Maßnahmen zur künstlichen Befruchtung nicht.

§ 10
Arbeitsunfähigkeit/Häusliche Krankenpflege

(1) Ist der Patient bedingt durch den im Krankenhaus ambulant durchgeführten Eingriff arbeitsunfähig, kann Arbeitsunfähigkeit vom Krankenhausarzt in der Regel bis zu fünf Tagen bescheinigt werden.

(2) Die Verordnung häuslicher Krankenpflege durch den Krankenhausarzt ist bis zu einer Dauer von drei Tagen möglich, sofern sie in Zusammenhang der Sicherstellung des Behandlungserfolges im häuslichen Umfeld des Patienten erfolgt (Sicherungspflege). Die entsprechenden Richtlinien des Gemeinsamen Bundesausschusses über die Verordnung von häuslicher Krankenpflege gelten. Folgeverordnungen sind durch den nachbehandelnden Vertragsarzt vorzunehmen.

§ 11
Transport des Patienten

Ist ein Krankentransport zu Lasten einer Krankenkasse nach Durchführung eines Eingriffs gemäß § 115 b SGB V notwendig, ist er von dem Krankenhausarzt unter Beachtung der Krankentransport-Richtlinien des Gemeinsamen Bundesausschusses anzuordnen.

§ 12
Datenschutz und ärztliche Schweigepflicht

Die datenschutzrechtlichen Vorschriften und die ärztliche Schweigepflicht sind zu beachten.

§ 13
Vordrucke

Soweit Vordrucke erforderlich sind, werden die für die vertragsärztliche Versorgung vereinbarten Formulare verwendet. Sie werden den Krankenhäusern von den Kassenärztlichen Vereinigungen zur Verfügung gestellt.

§ 14
Facharztstandard

Ärztliche Leistungen gemäß § 115 b SGB V werden nach dem jeweilig zum Behandlungszeitpunkt geltenden Facharztstandard erbracht. Danach sind die ärztlichen Leistungen gemäß § 115 b SGB V nur von Fachärzten, unter Assistenz von Fachärzten oder unter deren

Erweitertes Bundesschiedsamt nach § 115b Abs. 3 SGB V –
Festsetzung in der Sitzung am 17. August 2006
(bestätigt durch den Vorsitzenden des Erweiterten Bundesschiedsamts am 18. August 2006)

unmittelbarer Aufsicht und Weisung mit der Möglichkeit des unverzüglichen Eingreifens zu erbringen.

§ 15
Vereinbarung von Qualitätssicherungsmaßnahmen

Die Vertragspartner haben eine gesonderte Vereinbarung mit Maßnahmen der Qualitätssicherung getroffen. Leistungen des Katalogs nach § 115 b SGB V, für die Qualitätssicherungsmaßnahmen im Rahmen der vertragsärztlichen Versorgung nach § 135 SGB V existieren, sind auch unter den gleichen Maßgaben im stationären Bereich zu erbringen. Dies betrifft insbesondere die Durchführung von Hygienekontrollen, die Einhaltung der weiteren Strukturqualität sowie auch die Einhaltung von Frequenzregelungen. Frequenzregelungen sind arztbezogen zu erfüllen, wobei alle Leistungen, unabhängig zu wessen Lasten und in welcher Behandlungsform diese erbracht wurden, Anrechnung finden können. Leistungen, die unter unmittelbarer Aufsicht und Weisung von Fachärzten mit der Möglichkeit des unmittelbaren Eingreifens erbracht werden, können von diesen auf die eigene Leistungsfrequenz angerechnet werden.

§ 16
Maßnahmen zur Sicherung der Wirtschaftlichkeit

Die Vertragspartner werden Maßnahmen zur Sicherung der Wirtschaftlichkeit bei Eingriffen gemäß § 115 b SGB V in einer gesonderten Vereinbarung treffen.

§ 17
Beteiligung der Deutschen Krankenhausgesellschaft

Soweit über die Bewertung der im „Katalog ambulant durchführbarer Operationen und stationsersetzender Eingriffe“ (Anlage 1) aufgeführten Leistungen zu beraten ist, können Vertreter der Deutschen Krankenhausgesellschaft an Sitzungen des Arbeitsausschusses des Bewertungsausschusses teilnehmen.

§ 18
Abrechnungsverfahren

(1) Es ist nur eine Rechnung zulässig, die sämtliche abrechenbaren Leistungen der ambulanten Operation gemäß der Anlage 1 sowie gegebenenfalls des §§ 4, 5, 6 und 9 umfasst. Einbehaltene Zuzahlungen gemäß § 28 Abs. 4 SGB V sind gesondert auszuweisen. Der Rechnungsbetrag ist um einbehaltene Zuzahlungen zu bereinigen. Erfolgt die ambulante Operation durch einen am Krankenhaus tätigen Belegarzt, sind seine Leistungen ausschließlich nach den vertragsärztlichen Regelungen mit der zuständigen Kassenärztlichen Vereinigung abzurechnen. Die belegärztliche Leistung ist auf der Rechnung des Krankenhauses als gesonderter Posten mit auszuweisen.

(2) Die Leistungen aus dem „Katalog ambulant durchführbarer Operationen und stationsersetzender Eingriffe“ und gegebenenfalls der §§ 4, 5, 6 und 9 dieses Vertrages werden dem Krankenhaus von der für die Patienten zuständigen Krankenkasse vergütet.

(3) Nach Abschluss des Falles einer ambulanten Operation wird der zuständigen Krankenkasse innerhalb von vier Wochen eine Rechnung übersandt. Als Versandtag gilt der

Erweitertes Bundesschiedsamt nach § 115b Abs. 3 SGB V –
Festsetzung in der Sitzung am 17. August 2006
(bestätigt durch den Vorsitzenden des Erweiterten Bundesschiedsamts am 18. August 2006)

Tag der Absendung der Rechnung. Ist der letzte Tag der 4-Wochen-Frist ein arbeitsfreier Tag, verlängert sich die Frist auf den nächstfolgenden Arbeitstag.

(4) Die Krankenkassen haben die Rechnung innerhalb von vier Wochen nach Rechnungseingang zu bezahlen. Als Tag der Zahlung gilt der Tag der Übergabe des Überweisungsauftrags an ein Geldinstitut oder der Versendung von Zahlungsmitteln an das Krankenhaus. Ist der Fälligkeitstag ein Samstag, Sonntag oder gesetzlicher Feiertag, so verschiebt er sich auf den nächstfolgenden Arbeitstag.

§ 19
Datenübermittlung

(1) Die zugelassenen Krankenhäuser haben den Krankenkassen die Daten nach § 301 SGB V zu übermitteln.

(2) Die von den Krankenhäusern abgerechneten Eingriffe gemäß § 115 b SGB V werden – sobald der Datenaustausch zwischen den Landesverbänden der Krankenkassen vereinbart ist– durch die Krankenkassen in ihrer Leistungsfrequenz erfasst und vierteljährlich von den Landesverbänden der Krankenkassen beziehungsweise den Verbänden der Ersatzkassen den Landeskrankenhausgesellschaften und Kassenärztlichen Vereinigungen gemeldet. Die Kassenärztlichen Vereinigungen geben den Landesverbänden der Krankenkassen beziehungsweise den Verbänden der Ersatzkassen und der Landeskrankenhausgesellschaft vierteljährlich einen Bericht über die Leistungsfrequenz der Eingriffe gemäß § 115 b SGB V in der vertragsärztlichen Versorgung ab. Die Partner dieses Vertrages schließen zu vorgenanntem Sachverhalt eine gesonderte Vereinbarung ab.

(3) Für die Abrechnung der Leistungen gemäß diesem Vertrag sind auf den Abrechnungsunterlagen zwingend Diagnosen und Prozeduren in der jeweils gültigen Fassung gemäß § 301 Abs. 2 SGB V kodiert anzugeben.

§ 20
Einführung eines pauschalierten Entgeltsystems

Die Vertragspartner beabsichtigen, die Umstellung der Abrechnungspositionen für die Eingriffe gemäß § 115 b SGB V auf ein vollständig pauschaliertes Entgeltsystem vorzunehmen.

§ 21
Anpassung der Operationenschlüssel

Die Vertragspartner vereinbaren, die erforderlichen Anpassungen der Operationen und sonstigen Prozeduren (OPS 301) im Katalog der Eingriffe gemäß § 115 b Abs. 1 SGB V vorzunehmen. Soweit eine Einigung nicht zustande kommt, stellen die Vertragspartner spätestens vier Wochen nach Vorabbekanntgabe des OPS 301 eine gemeinsame Liste von Sachverständigen auf, die im Wege der Schlichtung zu offenen Fragen Stellung nehmen sollen; jeder Vertragspartner kann einen Sachverständigen benennen. Kommt es zu keiner Einigung über die Person des Sachverständigen, entscheidet innerhalb einer Woche das Los, welcher Sachverständiger den Auftrag erhält, die Anpassung des OPS 301 innerhalb von vier Wochen zu erstellen. Die Kosten der Beauftragung tragen die Vertragspartner zu gleichen Teilen. Soweit die Vertragspartner nicht innerhalb von zwei Wochen den Sachverständigenvor-

Erweitertes Bundesschiedsamt nach § 115b Abs. 3 SGB V –
Festsetzung in der Sitzung am 17. August 2006
(bestätigt durch den Vorsitzenden des Erweiterten Bundesschiedsamts am 18. August 2006)

schlag annehmen oder sich einvernehmlich auf Änderungen des Sachverständigenvorschlags einigen, gilt der Vorschlag des Sachverständigen als abgelehnt.

§ 22
Geltung des Vertrages

Der Vertrag tritt am 1. Oktober 2006 mit Ausnahme von § 7 Abs. 1 in Kraft. § 7 Abs.1 tritt zum 1.1.2007 in Kraft. Vom 1.10.2006 bis zum 31.12.2006 gilt die Regelung der §§ 7 Abs.1 und 18 Abs. 5 in der Fassung des Vertrages vom 18.3.2005. Der Vertrag kann mit einer Frist von einem Jahr jeweils zum 30.6. oder 31.12. eines jeden Jahres durch einen der drei Vertragspartner durch eingeschriebenen Brief gekündigt werden. Die Partner erklären ihre Bereitschaft, innerhalb von drei Monaten nach erfolgter Kündigung an der Verabschiedung eines Anschlussvertrages mitzuwirken.

§ 23
Salvatorische Klausel

Sollten einzelne Klauseln oder Bestimmungen dieses Vertrages ganz oder teilweise unwirksam sein oder werden, so wird hierdurch die Wirksamkeit des Vertrages im Übrigen nicht berührt. Anstelle der unwirksamen Bestimmung soll eine Bestimmung gelten, die dem zulässiger Weise am nächsten kommt, was die Vertragspartner gewollt haben oder gewollt hätten, wenn sie die Regelungsbedürftigkeit bedacht hätten.

Berlin, 17.8.2006

Quelle: Kassenärztliche Bundesvereinigung

Anlage 2 zum Vertrag nach § 115b Abs. 1 SGB V:

Allgemeine Tatbestände

(1) Bei den gemäß § 115b Abs. 1 Satz 2 SGB V zu bestimmenden allgemeinen Tatbeständen, bei deren Vorliegen eine stationäre Durchführung erforderlich sein kann, wird nach allgemeinen individuellen Tatbeständen und morbiditäts-/diagnosebedingten allgemeinen Tatbeständen unterschieden.

(2) Nachfolgend werden allgemeine individuelle Tatbestände bzw. Kriterien definiert, die eine stationäre Durchführung der vereinbarten in der Regel ambulant durchführbaren Operationen und sonstigen stationsersetzenden Eingriffe erforderlich machen können. Dabei ist das Vorliegen bereits eines der nachfolgenden Tatbestände bzw. Kriterien als hinreichende Begründung für eine stationäre Durchführung anzusehen.

Als allgemeine individuelle Tatbestände sind die fehlende Sicherstellung der Versorgung des Patienten im familiären bzw. häuslichen Umfeld oder die pflegerische Nachbetreuung anzusehen. Diese sozialen Faktoren, die eine ambulante Versorgung postoperativ gefährden können sind:

a) fehlende Kommunikationsmöglichkeit des Patienten im Fall von postoperativen Komplikationen und/oder
b) fehlende sachgerechte Versorgung im Haushalt des Patienten.

(3) Neben den unter Abs. 2 genannten allgemeinen individuellen Tatbeständen, welche eine stationäre Durchführung von in der Regel ambulant durchführbaren Operationen und Eingriffen erforderlich machen können, bestehen auch morbiditäts-/diagnosebedingte allgemeine Tatbestände. Auch hier begründet das Vorliegen eines Tatbestandes bzw. Kriteriums die entsprechende stationäre Durchführung hinreichend.

Als morbiditäts-/diagnosebedingte allgemeine Tatbestände bzw. Kriterien, welche eine stationäre Durchführung von in der Regel ambulant durchführbaren Operationen und Eingriffen erforderlich machen kann, sind beispielsweise:

a) Klinisch relevante Begleiterkrankungen, z.B. aufgrund:
   - Gerinnungsstörungen
   - Koronarsyndrom
   - Herzinsuffizienz (III/IV Grades)
   - Anamnestisch maligne Hyperthermie
   - (relevante) Lungenfunktionsstörung
   - sonstige überwachungspflichtige Behandlung

b) Besondere postoperative Risiken, z.B. aufgrund von postoperativer Überwachungspflichtigkeit von mehr als 8 Stunden nach Beendigung des Eingriffs (z.B. kritischer endokriner oder metabolischer Status)

c) Schwere der Erkrankung, z.B.
   - Bewusstlosigkeit
   - Verwirrtheitszustand
   - Akute Lähmung
   - Akuter Sehverlust
   - Akuter Hörverlust
   - Akute Blutung

d) Erhöhter Behandlungsaufwand, z.B.
   - Kontinuierliche intravenöse Medikamention/Infusion
   - Kontinuierliche intensive Überwachungsnotwendigkeit
   - Kontinuierliche assistierte oder kontrollierte Beatmung
   - Bedrohliche Infektion, anhaltendes Fieber
   - Andere akute Funktionsstörungen
   - Gegenüber dem Regelfall sehr komplexe Eingriffe

Quelle: Kassenärztliche Bundesvereinigung

Anlage 2 – G-AEP-Kriterien

Präambel zu dem Katalog der G-AEP-Kriterien

Die Spitzenverbände der Krankenkassen und die Deutsche Krankenhausgesellschaft haben sich auf einen gemeinsamen Katalog von Kriterien (G-AEP) für das Prüfverfahren gem. § 17 c Abs. 4 Satz 9 KHG verständigt. Die Kriterien sollen Transparenz darüber schaffen, wann eine stationäre Aufnahme in ein Krankenhaus nach Auffassung der Vertragspartner erforderlich ist. D.h. es handelt sich hierbei um eine nicht abschließende Positivliste zum Ausschluss unstreitiger notwendigerweise vollstationär zu behandelnder Fälle. Bei der Anwendung der Kriterien ist die ex-ante-Sichtweise des behandelnden Arztes zu Grunde zu legen. Die Vertragspartner stimmen überein, dass wegen der Individualität medizinischer Sachverhalte und aufgrund der Gesamtbewertung des Krankheitsbildes die Notwendigkeit der Krankenhausaufnahme oder eines Behandlungstages auch dann gegeben sein kann, wenn keines der Kriterien des Kataloges nach Anlage 1 erfüllt ist. Umgekehrt kann die Notwendigkeit verneint werden, obwohl ein Kriterium erfüllt ist. In diesen Fällen ist sowohl für den behandelnden Krankenhausarzt im Rahmen seiner Behandlungsentscheidung als auch für den MDK-Prüfarzt im Rahmen seiner Beurteilungsentscheidung das ärztliche Ermessen ausschlaggebend (overide option). Eine Ausübung dieser abweichenden Ermessensentscheidung ist im Einzelfall zu begründen und zu dokumentieren.

Die Kriterien können nicht alle stationären Behandlungsnotwendigkeiten abbilden (z.b. subakute Zustände, akute Exazerbation chronischer Erkrankungen). Das kann auch auf Fälle zutreffen, in denen sich durch eine Verdichtung diagnostischer bzw. therapeutischer Maßnahmen ein deutlicher Zusatznutzen durch die stationäre Behandlung erwarten läßt und dies nachvollziehbar dokumentiert wird. Darüber hinaus sind die Kriterien für nachfolgend genannte Fachbereich nicht geeignet: Psychiatrie, Psychosomatik, psychotherapeutische Medizin, Pädiatrie. Sollte sich aus der Anwendung der Override Option ergeben, dass weitere Bereiche nicht nur in Einzelfällen nicht angemessen abgebildet werden können, werden die Vertragspartner eine entsprechende Weiterentwicklung vornehmen.

Die festgelegten Kriterien dienen ausschließlich der Überprüfung der primären und nicht der sekundären Fehlbelegung bei akuten Erkrankungen. Sie bilden die Grundlage für die bundesweite Einheitlichkeit des Prüfverfahrens gem. § 17 c KHG.

Ergänzende haftungsrechtliche Erfordernisse zur stationären Aufnahme können sich beispielsweise in Situationen ergeben, wenn und solange der Krankenhausarzt nicht unverzüglich klären kann, ob und wie die aus seiner Sicht ausreichende ambulante Behandlung gewährleistet werden kann. Eine solche Situation entbindet den Krankenhausarzt nicht von einer Prüfung gemäß § 39 SGB V (Möglichkeiten der teil-, vorstationären sowie ambulanten Behandlung).

Quelle: Kassenärztliche Bundesvereinigung

G-AEP-Kriterien

A SCHWERE DER ERKRANKUNG

Nr.	Kriterium	In Verbindung mit Zusatzkriterium + B (Intensität der Behandlung)
A1	Plötzliche Bewusstseinsstörung oder akuter Verwirrtheitszustand	Nein
A2	Pulsfrequenz: < 50/min oder > 140/min.	Ja
A3	Blutdruck: Systolisch < 90 oder > 200 mmHg Diastolisch <60 oder >120 mmHg	Ja
A4	Akuter Verlust der Sehfähigkeit oder des Gleichgewichtssinnes	Nein
A5	Akuter Verlust der Hörfähigkeit	Ja
A6	Akute oder progrediente Lähmung oder andere akute neurologische Symptomatik	Ja
A7	Lebensbedrohliche Infektion oder anhaltendes oder intermittierendes Fieber (> 38,0°C Kerntemperatur)	Ja
A8	Akute/ Subakute Blutung und / oder interventionsbedürftiger Hämoglobinabfall	Ja
A9	Schwere Elektrolytstörung oder Blutgasentgleisung oder aktuelle Entgleisung harnpflichtiger Substanzen	Ja
A10	Akute oder progrediente sensorische, motorische, funktionelle, zirkulatorische oder respiratorische oder dermatologische Störungen sowie Schmerzzustände, die den Patienten nachdrücklich behindern oder gefährden	Ja
A11	Dringender Verdacht oder Nachweis einer myokardialen Ischämie	Nein

Empfehlungen Prüfverfahren § 17c KHG Anl.2 06.04.04

Quelle: Kassenärztliche Bundesvereinigung

A12	Krankheit, die eine Behandlung mit onkologischen Chemotherapeutika oder anderen potenziell lebensbedrohlichen Substanzen erfordert	Ja

B INTENSITÄT DER BEHANDLUNG

Nr.	Kriterium	In Verbindung mit Zusatzkriterium + A (Schwere der Erkrankung)
B1	Kontinuierliche bzw. intermittierende intravenöse Medikation und / oder Infusion (schließt Sondenernährung nicht ein)	Ja
B2	Operation, Intervention oder spezielle diagnostische Maßnahme innerhalb der nächsten 24 Stunden, die die besonderen Mittel und Einrichtungen eines Krankenhauses erfordert	Nein
B3	Mehrfache Kontrolle der Vitalzeichen, auch mittels Monitor, mindestens alle 4 Stunden	Ja
B4	Behandlung auf einer Intensivstation	Nein
B5	Intermittierende, mehrmals tägliche oder kontinuierliche, assistierte oder kontrollierte Beatmung	Nein

Quelle: Kassenärztliche Bundesvereinigung

C OPERATION / INVASIVE MAßNAHME (AUßER NOTFALLMAßNAHMEN)

Nr.	Kriterium	In Verbindung mit Zusatzkriterium A, D,E oder F
C1	Operation / Prozedur, die unstrittig nicht ambulant erbracht werden kann	Nein
C2	Leistungen, die gemäß des Vertrages nach § 115b Abs. 1 SGB V in der Regel ambulant erbracht werden sollen (mit [*] Sternchen gekennzeichnete Leistungen aus dem aktuellen Katalog ambulanter Operationen und stationsersetzender Eingriffe nach Anlage 1) und ein Kriterium der allgemeinen Tatbestände gemäß § 3 Abs. 3 des Vertrages nach § 115b Abs. 1 SGB V erfüllen	Nein

Empfehlungen Prüfverfahren § 17c KHG Anl.2 06.04.04

Quelle: Kassenärztliche Bundesvereinigung

D KOMORBIDITÄTEN IN VERBINDUNG MIT OPERATIONEN ODER KRANKENHAUSSPEZIFISCHEN MAßNAHMEN

Nr.	Kriterium
D1	Signifikant pathologische Lungenparameter
D2	Schlafapnoe-Syndrom: Anamnestisch bekanntes mittelschweres oder schweres Schlafapnoe-Syndrom
D3	Blutkrankheiten: Interventionsrelevante Gerinnungsstörungoder therapiepflichtige Blutkrankheit
D4	Manifeste Herzerkrankungen: Angina pectoris Grad III oder IV (NYHA) Manifeste Herzinsuffizienz Gead III oder IV (NYHA)
D5	Maligne Hyperthermie in der Eigen- oder Familienanamnese
D6	Patienten, bei denen eine besonders überwachungspflichtige Behandlung der folgenden Erkrankungen dokumentiert ist z.B.: - endokrine Erkrankungen (z.B. Diabetes) - ObstruktiveLungenerkrankungen - Schlaganfall und/ oder Herzinfarkt - Behandlungsrelevante Nieren-/ Leberfunktionsstörung - schwere Immundefekte - Bluthochdruck mit Gefahr der Entgleisung

Quelle: Kassenärztliche Bundesvereinigung

E NOTWENDIGKEIT INTENSIVER BETREUUNG IN VERBINDUNG MIT OPERATIONEN ODER ANDEREN KRANKENHAUSSPEZIFISCHEN MAßNAHMEN

Nr.	Kriterium
E1	Voraussichtliche Überwachungspflicht über 12 Stunden nach Narkose- oder Interventionsende
E2	Amputationen und Replantationen
E3	Gefäßchirurgische Operationen (arteriell und/oder zentral)
E4	Einsatz und Entfernung von stabilisierenden Implantaten, ausgenommen z.B. nach unkomplizierten Hand-, Handgelenks- sowie Fuß-, und Sprunggelenksoperationen
E5	Einsatz von Drainageschläuchen mit kontinuierlicher Funktionskontrolle
E 6	Kathetergestützte Schmerztherapie

F SOZIALE FAKTOREN, AUFGRUND DERER EINE MEDIZINISCHE VERSORGUNG DES PATIENTEN NICHT MÖGLICH WÄRE, IN VERBINDUNG MIT OPERATIONEN ODER ANDEREN KRANKENHAUSSPEZIFISCHEN MAßNAHMEN , -[1]

Nr.	Kriterium
F1	Fehlende Kommunikationsmöglichkeit, z.B. da der Patient allein lebt und kein Telefon erreichen kann
F2	Keine Transportmöglichkeit oder schlechte Erreichbarkeit durch Stellen, die Notfallhilfe leisten könnten
F3	Mangelnde Einsichtsfähigkeit des Patienten
F4	Fehlende Versorgungsmöglichkeiten

[1] Hinweis: auch die Erfüllung dieser Kriterien muss dokumentiert sein

Quelle: Kassenärztliche Bundesvereinigung

Bekanntmachungen der Kassenärztlichen Bundesvereinigung

Vereinbarung von Qualitätssicherungsmaßnahmen bei ambulanten Operationen und stationsersetzenden Eingriffen einschließlich der notwendigen Anästhesien gemäß § 115 b Abs. 1 Satz 1 Nr. 3 SGB V

Qualitätssicherungsvereinbarung nach § 115 b SGB V

Zwischen

1. dem AOK-Bundesverband, Bonn
   dem BKK-Bundesverband, Essen
   dem IKK-Bundesverband, Bergisch Gladbach
   der See-Krankenkasse, Hamburg
   dem Bundesverband der landwirtschaftlichen Krankenkassen, Kassel
   der Knappschaft, Bochum
   dem Verband der Angestellten-Krankenkassen e.V., Siegburg
   dem AEV – Arbeiter-Ersatzkassen-Verband e.V., Siegburg
   – nachfolgend GKV-Spitzenverbände genannt –

   und

2. der Deutschen Krankenhausgesellschaft e.V., Berlin
   – nachfolgend DKG genannt –

   sowie

3. der Kassenärztlichen Bundesvereinigung, Berlin
   – nachfolgend KBV genannt – .

Mit den in diesem Dokument verwendeten Personen- und Berufsbezeichnungen sind, auch wenn sie nur in einer Form auftreten, gleichwertig beide Geschlechter gemeint.

A Allgemeine Bestimmungen

§ 1 Inhalt

(1) Die Vertragspartner vereinbaren gemäß § 115 b Abs. 1 Satz 1 Nr. 3 SGB V Maßnahmen zur Sicherung der Qualität für ambulante Operationen und stationsersetzende Eingriffe einschließlich der notwendigen Anästhesien – nachfolgend »Eingriffe gemäß § 115 b SGB V« genannt. Die Vereinbarung gilt für die Erbringung von Eingriffen nach § 115 b SGB V sowohl im Krankenhaus als auch im vertragsärztlichen Bereich. Die Qualitätssicherungsvereinbarungen nach § 135 Abs. 2 SGB V, die Vereinbarungen nach § 137 Abs. 1 SGB V und die Richtlinien nach § 136 a SGB V sind zu berücksichtigen. Die Pflicht zur Erfüllung gesetzlicher Bestimmungen bleibt unberührt.

(2) Die in Anlage 1 aufgeführten Qualitätssicherungsmaßnahmen nach § 135 Abs. 2 SGB V gelten entsprechend für die Eingriffe nach § 115 b SGB V. Dies betrifft insbesondere die Beachtung der dort festgelegten fachlichen Qualifikationsanforderungen und Frequenzregelungen bzw. (Re)Zertifizierungsverfahren, die Durchführung von Hygienekontrollen sowie die Einhaltung der sonstigen Vorgaben zur Strukturqualität. Die fachlichen Qualifikationsanforderungen und Frequenzregelungen bzw. (Re)Zertifizierungsverfahren sind arztbezogen zu erfüllen, wobei alle Leistungen, unabhängig zu wessen Lasten und in welcher Behandlungsform diese erbracht wurden, Anrechnung finden können. Leistungen, die unter unmittelbarer Aufsicht und Weisung von Fachärzten mit der Möglichkeit des unmittelbaren Eingreifens erbracht werden, können von diesen auf die eigene Leistungsfrequenz angerechnet werden.

Für Krankenhäuser wird den Qualitätssicherungsmaßnahmen nach § 135 Abs. 2 SGB V entsprechend das Nähere in Überleitungsbestimmungen in Anlage 1 dieser Vereinbarung festgelegt. Die Einhaltung dieser Auflagen weist das Krankenhaus durch das Führen einer arztbezogenen Dokumentation nach. Die Landeskommission nach § 9 kann Einsicht in diese Dokumentation verlangen. Falls Änderungen in den der Anlage 1 zugrunde liegenden Vereinbarungen nach § 135 Abs. 2 SGB V vereinbart werden bzw. weitere Vereinbarungen nach § 135 Abs. 2 SGB V geschlossen werden, so sind sich die Vertragspartner einig, entsprechende Bestimmungen in dieser Vereinbarung zu berücksichtigen.

(3) Die Maßnahmen zur Sicherung der Strukturqualität nach dieser Vereinbarung gelten für alle Operationen und Eingriffe gemäß Anlage 1 zum AOP-Vertrag. Darüber hinaus werden in der Anlage 2 dieser Vereinbarung Leistungsbereiche für die fachgebietsspezifische datengestützte Qualitätssicherung festgelegt. Die Anlage 2 wird in der jeweils geltenden Fassung durch die Vertragspartner auf Bundesebene definiert, regelmäßig überprüft und fortgeschrieben.

§ 2 Ziele der Qualitätssicherung

Orientiert am Nutzen für den Patienten verfolgen Maßnahmen zur Qualitätssicherung und Weiterentwicklung der Qualität von Leistungen im Krankenhaus und in der vertragsärztlichen Versorgung folgende Ziele:

- Durch Erkenntnisse über Qualitätsdefizite Versorgungsbereiche systematisch zu identifizieren, für die Qualitätsverbesserungen erforderlich sind,
- Unterstützung zur systematischen, kontinuierlichen und berufsgruppenübergreifenden einrichtungsinternen Qualitätssicherung (internes Qualitätsmanagement) zu geben,
- Vergleichbarkeit von Behandlungsergebnissen, insbesondere durch die Entwicklung von geeigneten Indikatoren, herzustellen. Eine Erfassung von Follow-up-Daten wird angestrebt.
- Durch signifikante, valide und vergleichbare Erkenntnisse insbesondere zu folgenden Aspekten die Qualität der Leistung zu sichern: Indikationsstellung für die Leistungserbringung, Angemessenheit der Leistung, Erfüllung der strukturellen und sächlichen Voraussetzungen zur Erbringung der Leistungen, Ergebnisqualität.

§ 3 Erklärungspflicht

(1) Ärzte, die in der vertragsärztlichen Versorgung Eingriffe gemäß § 115 b SGB V erbringen wollen, haben eine Erklärung gegenüber der zuständigen Kassenärztlichen Vereinigung abzugeben, dass sie die Anforderungen dieser Vereinbarung erfüllen. Die Erfüllung der Vorgaben gemäß § 1 Abs. 2 weist der Vertragsarzt gegenüber der zuständigen Kassenärztlichen Vereinigung nach.

(2) Krankenhäuser, die Eingriffe gemäß § 115 b SGB V erbringen wollen, haben zugleich mit der Mitteilung gemäß § 115 b Abs. 2 Satz 2 SGB V eine Erklärung abzugeben, dass sie die Anforderungen dieser Vereinbarung erfüllen. Eine gleichlautende Erklärung erhält die Landeskrankenhausgesellschaft. Die Erfüllung der Vorgaben gemäß § 1 Abs. 2 wird durch das Krankenhaus arztbezogen (namentliche Nennung) dokumentiert. Die Landeskommission nach § 9 kann Einsicht in diese Dokumentation verlangen.

B Fachliche Befähigung und Assistenz bei Eingriffen gemäß § 115 b SGB V

§ 4 Fachliche Befähigung

(1) Eingriffe gemäß § 115 b SGB V sind nach dem Facharztstandard zu erbringen. Eingriffe gemäß § 115 b SGB V sind nur von Fachärzten, unter deren Assistenz oder unter deren unmittelbarer Aufsicht und Weisung mit der Möglichkeit des unverzüglichen Eingreifens zu erbringen.

(2) Ist für bestimmte Eingriffe gemäß § 115 b SGB V über das Recht zum Führen einer Facharztbezeichnung hinaus nach den jeweils gültigen Weiterbildungsordnungen der Erwerb einer Schwerpunktbezeichnung, einer Fachkunde und/oder der Abschluss einer fakultativen Weiterbildung Voraussetzung, können solche Eingriffe nur erbracht werden, wenn der erfolgreiche Abschluss dieser zusätzlichen Weiterbildung durch entsprechende Zeugnisse und/oder Bescheinigungen nachgewiesen worden ist.

(3) Die fachliche Befähigung ist jeweils arztbezogen (namentliche Nennung) durch die Vorlage von Zeugnissen und Bescheinigungen zu belegen. Im Bereich der vertragsärztlichen Versorgung ist dieser Nachweis gegenüber der Kassenärztlichen Vereinigung,

im Bereich der ambulanten Leistungserbringung im Krankenhaus gegenüber dem zuständigen Krankenhausträger zu führen.

§ 5 Assistenz bei Eingriffen gemäß § 115 b SGB V

(1) Ist bei Eingriffen gemäß § 115 b SGB V ärztliche Assistenz erforderlich, so hat der Arzt sicherzustellen, dass hinzugezogene Assistenten über die bei jedem individuellen Eingriff erforderliche Erfahrung und den medizinischen Kenntnisstand verfügen.

(2) Falls keine ärztliche Assistenz bei Eingriffen nach § 115 b SGB V erforderlich ist, muss mindestens ein qualifizierter Mitarbeiter mit abgeschlossener Ausbildung in einem nichtärztlichen Heilberuf oder im Beruf als Arzthelfer als unmittelbare Assistenz anwesend sein. Weiterhin muss eine Hilfskraft (mindestens in Bereitschaft) sowie, falls medizinisch erforderlich, auch für Anästhesien ein Mitarbeiter mit entsprechenden Kenntnissen anwesend sein.

C Organisatorische, bauliche, apparativ-technische und hygienische Anforderungen, Notfälle

§ 6 Organisatorische, bauliche, apparativ-technische und hygienische Anforderungen

(1) Unbeschadet der Verpflichtung des für den Eingriff nach § 115 b SGB V verantwortlichen Arztes, in jedem Einzelfall zu prüfen, ob Art und Schwere des Eingriffs und der Gesundheitszustand des Patienten die ambulante Durchführung der Operation oder der Anästhesie nach den Regeln der ärztlichen Kunst mit den zur Verfügung stehenden Möglichkeiten erlauben, müssen die organisatorischen, baulichen, apparativ-technischen und hygienischen Voraussetzungen in Abhängigkeit von Art, Anzahl, Spektrum und dem jeweiligen Ort der Erbringung des Eingriffs mindestens die Bedingungen der Absätze 2 bis 8 erfüllen. Die Pflicht zur Erfüllung gesetzlicher und berufsrechtlicher Bestimmungen bleibt davon ausdrücklich unberührt.

(2) Allgemeine organisatorische Anforderungen, die für alle Eingriffe gemäß §115 b SGB V gelten, sind:

- Ständige Erreichbarkeit der Einrichtung oder des Operateurs bzw. behandelnden Arztes für den Patienten
- Dokumentation der ausführlichen und umfassenden Information des Patienten über den operativen Eingriff und die ggf. notwendige Anästhesie (alternative Möglichkeiten der Durchführung und Nachbehandlung)
- Geregelter Informations- und Dokumentenfluss zwischen den beteiligten Ärzten
- Sind der vorbehandelnde Arzt und der Operateur bzw. behandelnde Arzt nicht identisch, muss eine Kooperation für die Weiterbehandlung gewährleistet sein.
- Sind der Operateur bzw. behandelnde Arzt und der nachbehandelnde Arzt nicht identisch, muss eine Kooperation für die Nachbehandlung gewährleistet sein.
- Geregelte Abfallentsorgung entsprechend den gesetzlichen Bestimmungen.

(3) Allgemeine Anforderungen an die Hygiene, die für alle Eingriffe gemäß §115 b SGB V gelten, sind

- Anwendung fachgerechter Reinigungs-, Desinfektions- und Sterilisationsverfahren
- Sachgerechte Aufbereitung der Medizinprodukte
- Dokumentationen über Infektionen nach § 23 Abs. 1 des Gesetzes zur Verhütung und Bekämpfung von Infektionskrankheiten beim Menschen (Infektionsschutz-Gesetz, IfSG)
- Hygieneplan nach § 36 Abs. 1 IfSG.

(4) Die Eingriffe gemäß § 115 b SGB V gliedern sich nach Ausmaß und Gefährdungsgrad auf der Grundlage der Empfehlungen des Robert-Koch-Institutes[1] in:

1. Operationen,
2. Kleinere invasive Eingriffe,
3. Invasive Untersuchungen, vergleichbare Maßnahmen und Behandlungen,
4. Endoskopien.

---

1 veröffentlicht im Bundesgesundheitsblatt 8/2000 (S. 644–648) und 4/2002 (S. 412–414)

(5) Anforderungen an den Ort der Leistungserbringung

1. Operationen

a. Räumliche Ausstattung

- Operationsraum,
- Personalumkleidebereich mit Waschbecken und Vorrichtung zur Durchführung der Händedesinfektion,
- Raum für die Aufbereitung von Geräten und Instrumenten, Entsorgungsübergaberaum für unreine Güter, Raum für Putzmittel. Eine Kombination dieser drei Räume ist möglich.
- Räume oder Flächen für das Lagern von Sterilgut und reinen Geräten
- Ggf. Ruheraum/Aufwachraum für Patienten
- Ggf. Umkleidebereich für Patienten.

b. Apparativ-technische Voraussetzungen

i. Operationsraum

- Raumoberflächen (z. B. Wandbelag), Oberflächen von betrieblichen Einbauten (z. B. Türen, Regalsystem, Lampen) und Geräteoberflächen müssen problemlos feucht gereinigt und desinfiziert werden können, der Fußbodenbelag muss flüssigkeitsdicht sein.
- Lichtquellen zur fachgerechten Ausleuchtung des Operationsraumes und des Operationsgebietes mit Sicherung durch Stromausfallüberbrückung, auch zur Sicherung des Monitoring lebenswichtiger Funktionen oder durch netzunabhängige Stromquelle mit operationsentsprechender Lichtstärke als Notbeleuchtung
- Entlüftungsmöglichkeiten unter Berücksichtigung der eingesetzten Anästhesieverfahren und der hygienischen Anforderungen

ii. Wascheinrichtung

- Zweckentsprechende Armaturen und Sanitärkeramik zur chirurgischen Händedesinfektion

iii. Instrumentarium und Geräte

- Instrumentarium zur Reanimation und Geräte zur manuellen Beatmung, Sauerstoffversorgung und Absaugung
- Geräte zur Infusions- und Schockbehandlung
- OP-Tisch/-Stuhl mit fachgerechten Lagerungsmöglichkeiten
- Fachspezifisches, operatives Instrumentarium mit ausreichenden Reserveinstrumenten
- Ggf. Anästhesie- bzw. Narkosegerät mit Spezialinstrumentarium (kann auch vom Anästhesisten gestellt werden)

iv. Arzneimittel, Operationstextilien, Verband- und Verbrauchsmaterial

- Notfallmedikamente zu sofortigem Zugriff und Anwendung
- Operationstextilien bzw. entsprechendes Einmal-Material, in Art und Menge so bemessen, dass ggf. ein Wechsel auch während des Eingriffs erfolgen kann
- Infusionslösungen, Verband- und Nahtmaterial, sonstiges Verbrauchsmaterial.

2. Kleinere invasive Eingriffe

a. Räumliche Ausstattung

- Eingriffsraum
- Umkleidemöglichkeit für das Personal (einschließlich der Möglichkeit zur Händedesinfektion und zur Entsorgung), getrennt vom Eingriffsraum
- Fläche für die Lagerung, Entsorgung und Aufbereitung von Geräten bzw. Verbrauchsmaterial
- Ggf. Ruheraum für Patienten
- Ggf. Umkleidebereich für Patienten.

b. Apparativ-technische Voraussetzungen

i. Eingriffsraum

- Raumoberflächen (z. B. Wandbelag), Oberflächen von betrieblichen Einbauten (z. B. Türen, Regalsystem, Lampen) und Geräteoberflächen müssen problemlos feucht gereinigt und desinfiziert werden können, ggf. flüssigkeitsdichter Fußbodenbelag.

ii. Wascheinrichtung

- Zweckentsprechende Armaturen und Sanitärkeramik zur chirurgischen Händedesinfektion.

Darüber hinaus sind nach Art und Schwere des Eingriffs und dem Gesundheitszustand des Patienten entsprechend folgende Voraussetzungen zu erfüllen:

iii. Instrumentarium und Geräte

- Fachspezifisches, operatives Instrumentarium mit ausreichenden Reserveinstrumenten
- Geräte zur Infusions- und Schockbehandlung
- Anästhesie- bzw. Narkosegerät mit Spezialinstrumentarium (kann auch vom Anästhesisten gestellt werden)

- Instrumentarium zur Reanimation und Geräte zur manuellen Beatmung, Sauerstoffversorgung und Absaugung

iv. Arzneimittel, Operationstextilien, Verband- und Verbrauchsmaterial
- Notfallmedikamente zu sofortigem Zugriff und Anwendung
- Operationstextilien bzw. entsprechendes Einmal-Material, in Art und Menge so bemessen, dass ggf. ein Wechsel auch während des Eingriffs erfolgen kann
- Infusionslösungen, Verband- und Nahtmaterial, sonstiges Verbrauchsmaterial.

3. Invasive Untersuchungen, vergleichbare Maßnahmen und Behandlungen

a. Räumliche Ausstattung
- Untersuchungs-/Behandlungsraum

b. Apparativ-technische Voraussetzungen

i. Untersuchungs-/Behandlungsraum
- Raumoberflächen (z. B. Wandbelag), Oberflächen von betrieblichen Einbauten (z. B. Türen, Regalsystem, Lampen) und Geräteoberflächen müssen problemlos feucht gereinigt und desinfiziert werden können, ggf. flüssigkeitsdichter Fußbodenbelag

ii. Wascheinrichtung
- Zweckentsprechende Armaturen und Sanitärkeramik zur hygienischen Händedesinfektion
- Darüber hinaus sind nach Art und Schwere des Eingriffs und dem Gesundheitszustand des Patienten entsprechend folgende Voraussetzungen zu erfüllen:

iii. Instrumentarium und Geräte
- Geräte zur Infusions- und Schockbehandlung
- Ggf. Instrumentarium zur Reanimation und Geräte zur manuellen Beatmung, Sauerstoffversorgung und Absaugung

iv. Arzneimittel
- Notfallmedikamente zu sofortigem Zugriff und Anwendung.

4. Endoskopien

a. Räumliche Ausstattung
- Untersuchungsraum
- Aufbereitungsraum mit Gewährleistung einer arbeitstechnischen Trennung zwischen reiner und unreiner Zone und Putzmittel-/Entsorgungsraum. Eine Kombination dieser Räume ist möglich.
- Warte-, Vorbereitungs- und Überwachungszonen/-räume für Patienten
- Getrennte Toiletten für Patienten und Personal
- Ggf. Personalumkleideraum und Personalaufenthaltsraum

b. Apparativ-technische Voraussetzungen

i. Untersuchungsraum
- Hygienischer Händewaschplatz
- Raumoberflächen (z. B. Fußboden, Wandbelag), Oberflächen von betrieblichen Einbauten (z. B. Türen, Regalsystem, Lampen) und Geräteoberflächen müssen problemlos feucht gereinigt und desinfiziert werden können, der Fußbodenbelag muss flüssigkeitsdicht sein.

ii. Aufbereitungsraum
- Hygienischer Händewaschplatz
- Raumoberflächen (z. B. Fußboden, Wandbelag), Oberflächen von betrieblichen Einbauten (z. B. Türen, Regalsystem, Lampen) und Geräteoberflächen müssen problemlos feucht gereinigt und desinfiziert werden können, der Fußbodenbelag muss flüssigkeitsdicht sein.
- Entlüftungsmöglichkeiten unter Berücksichtigung der verwendeten Desinfektionsmittel (Chemikalien-/Feuchtlastentlüftung).
- Ausgussbecken für abgesaugtes organisches Material (unreine Zone)

iii. Instrumentarium und Geräte
- Die Anzahl der vorzuhaltenden Endoskope, des endoskopischen Zusatzinstrumentariums (z. B. Biopsiezangen, Polypektomieschlingen) und der Geräte zur Reinigung und Desinfektion von Endoskopen hängen von dem Untersuchungsspektrum, -frequenz, Zahl und Ausbildungsstand der endoskopierenden Ärzte, Verschleiß der Geräte, Notfalldienst und dem Zeitbedarf für die korrekte hygienische Aufbereitung ab.

Darüber hinaus sind nach Art und Schwere des Eingriffs und dem Gesundheitszustand des Patienten entsprechend folgende Voraussetzungen zu erfüllen:

iv. Instrumentarium und Geräte
- Geräte zur Infusions- und Schockbehandlung
- Ggf. Instrumentarium zur Reanimation und Geräte zur manuellen Beatmung, Sauerstoffversorgung und Absaugung

v. Arzneimittel
- Notfallmedikamente zum sofortigen Zugriff und Anwendung.

Für Röntgenuntersuchungen (z. B. im Rahmen einer ERCP) gelten besondere Anforderungen des Strahlenschutzes.

(6) Für Laserbehandlungen außerhalb der Körperhöhle gilt zusätzlich zu den Erfordernissen nach Absatz 5 Nr. 1 bis 4 insbesondere folgende Anforderung:
- Raumoberflächen und zur baulichen Ausrüstung des Raumes gehörende Einrichtungen sollen diffus reflektierend beschaffen sein.

Weitere Verpflichtungen aufgrund von Unfallverhütungsvorschriften und anderen Normen zum Betrieb von Laseranlagen zu medizinischen Zwecken bleiben davon unberührt.

(7) Leistungen, für die die Anforderungen gemäß Absatz 5

Nr. 1 bis 4 sowie gemäß der Absätze 3 und 6 keine Anwendung finden, werden in der Anlage 3 auf der Grundlage des gültigen Katalogs der Eingriffe gemäß Anlage 1 zum Vertrag nach § 115 b Abs. 1 Nr. 1 festgelegt. Verpflichtungen aufgrund anderer gesetzlicher Vorschriften bleiben davon unberührt.

(8) Die ordnungsgemäße Erfüllung der organisatorischen, baulichen, apparativ-technischen und hygienischen Anforderungen wird insbesondere dann angenommen, wenn die Empfehlungen der Kommission für Krankenhaushygiene und Infektionsprävention am Robert-Koch-Institut beachtet werden.

(9) Die in den Absätzen 2 bis 8 formulierten Anforderungen werden in regelmäßigen Abständen gemeinsam durch die Vertragspartner auf ihre Gültigkeit überprüft und gegebenenfalls angepasst.

§ 7 Notfälle

Die Einrichtung, in der Eingriffe gemäß § 115 b SGB V durchgeführt werden, muss über einen Organisationsplan für Notfälle/Notfallplan für Zwischenfälle verfügen. Das Personal muss an regelmäßigen Fortbildungen im Notfall-Management teilnehmen. Entsprechend dem Leistungsspektrum ist die Durchführung geeigneter Reanimationsmaßnahmen zu gewährleisten. Einrichtungen, die Eingriffe gemäß § 115 b SGB V erbringen, müssen die Notfallversorgung sicherstellen.

D Verfahren zur Qualitätssicherung

§ 8 Bundeskommission Qualitätssicherung Ambulantes Operieren

(1) Die KBV, die DKG sowie die GKV-Spitzenverbände bilden innerhalb von sechs Monaten nach Inkrafttreten dieser Vereinbarung gemeinsam ein paritätisch besetztes Gremium auf Bundesebene zur Umsetzung der gesetzlichen Aufgaben der Qualitätssicherung bei Eingriffen gemäß § 115 b SGB V (Bundeskommission Qualitätssicherung Ambulantes Operieren).

(2) Der Bundeskommission Qualitätssicherung Ambulantes Operieren sollen je bis zu sieben Vertreter der Vertragspartner auf Bundesebene angehören. Die Bundeskommission wählt aus ihrer Mitte einen Vorsitzenden. Der Vorsitz wechselt regelmäßig nach jeweils zwei Jahren unter den Vertragspartnern. Die Bundeskommission fasst ihre Beschlüsse einvernehmlich. Näheres wird durch eine Geschäftsordnung geregelt. Die Geschäftsführung der Bundeskommission Qualitätssicherung Ambulantes Operieren erfolgt durch die beauftragte Stelle nach § 11 Abs. 1.

(3) Zu den Aufgaben der Bundeskommission gehören insbesondere
- Definition von Auswahlkriterien und Auswahl der Leistungen, für die Qualitätssicherungsmaßnahmen eingeführt werden sollen
- Definition der Ziele der Qualitätssicherungsmaßnahmen gemäß § 2
- Erteilung von Aufträgen an die Geschäftsführung und ggf. an andere Institutionen zur Vorbereitung der Qualitätssicherungsmaßnahmen
- Erstellung eines Konzeptes für den strukturierten Dialog mit den Leistungserbringern im Sinne des § 10

- Erstellung eines Konzeptes zur Datenvalidierung
- Regelmäßige Bewertung aufgrund erhobener Daten, inwieweit die angestrebten Qualitätssicherungsziele mit den Maßnahmen erreicht werden konnten (»Evaluation«)
- Empfehlung über die Fortführung von Qualitätssicherungsmaßnahmen
- Einbeziehung von weiteren Sachverständigen
- Regelung des Datenflusses und des Datenaustausches (Datenformat, Übermittlungsfristen) innerhalb der datengestützten Qualitätssicherung
- Herausgabe eines jährlichen Qualitätssicherungsberichtes.

(4) Die Vertragspartner auf Bundesebene können sich auf zusätzliche Aufgabenübertragungen an die Bundeskommission Qualitätssicherung Ambulantes Operieren verständigen.

§ 9 Landeskommission Qualitätssicherung Ambulantes Operieren

(1) Die Kassenärztlichen Vereinigungen, die Landeskrankenhausgesellschaften und die Landesverbände der Krankenkassen gemeinsam mit den Verbänden der Ersatzkassen bilden ein paritätisch besetztes Gremium auf Landesebene (Landeskommission Qualitätssicherung Ambulantes Operieren).

(2) Der Landeskommission Qualitätssicherung Ambulantes Operieren sollen je bis zu sieben Vertreter der Vertragspartner auf Landesebene angehören. Die Landeskommission wählt aus ihrer Mitte einen Vorsitzenden. Der Vorsitz wechselt regelmäßig nach jeweils zwei Jahren unter den Vertragspartnern auf Landesebene. Die Kommission richtet eine Geschäftsstelle ein. Die Landeskommission soll ihre Beschlüsse einvernehmlich fassen. Die Kommission kann eine Arztgruppe einrichten, die paritätisch von der Kassenärztlichen Vereinigung, der Landeskrankenhausgesellschaft und den Landesverbänden der Krankenkassen gemeinsam mit den Verbänden der Ersatzkassen mit fachkundigen Ärzten zu besetzen ist.

(3) Zu den Aufgaben der Landeskommission gehören insbesondere

- Umsetzung bzw. Prüfung der Einhaltung der auf der Bundesebene vertraglich vereinbarten Qualitätssicherungsmaßnahmen
- Organisation und/oder Durchführung von Beratungsgesprächen und ggf. Begehungen am Ort der Leistungserbringung gemäß § 10
- Analyse der Ergebnisse der statistischen Auswertungen und deren Bewertung
- Mitteilung der Ergebnisse an die Praxen und Krankenhäuser ggf. auch im Vergleich
- Erstellung eines jährlichen Tätigkeitsberichtes für die Bundeskommission Qualitätssicherung Ambulantes Operieren einschließlich Angaben über Art und Zahl der Maßnahmen nach § 10 (§ 11 Abs. 4 ist zu beachten).

(4) Können sich die Vertragspartner auf der Landesebene nicht über die Bildung der Landeskommission Qualitätssicherung Ambulantes Operieren einigen, entscheidet die Bundeskommission Qualitätssicherung Ambulantes Operieren, wie die Aufgaben nach Abs. 3 umgesetzt werden.

§ 10 Durchführung von Beratungsgesprächen und Begehungen am Ort der Leistungserbringung

(1) Ergeben sich – insbesondere aufgrund der Datenauswertungen nach § 12 Abs. 5 – Anhaltspunkte für Qualitätsdefizite bei der Durchführung von Eingriffen gemäß § 115 b SGB V, kann die Kommission nach § 9 den betreffenden Arzt bzw. das betreffende Krankenhaus zu einem Beratungsgespräch auffordern. Die entsprechende Kommission teilt dem Arzt bzw. dem Krankenhaus mit, welche Unterlagen sie für das Gespräch für erforderlich hält, und stimmt einen Termin ab.

(2) Ergeben sich – insbesondere aufgrund der Datenauswertungen nach § 12 Abs. 5 – Anhaltspunkte für Qualitätsdefizite bei der Durchführung von Eingriffen gemäß § 115 b SGB V, kann die Kommission nach § 9 auch zusätzlich zu einem Beratungsgespräch nach Abs. 1 eine Begehung und ein Gespräch am Ort der Leistungserbringung veranlassen und da-

bei insbesondere überprüfen, ob die Vorgaben nach den Abschnitten B und C dieser

Vereinbarung erfüllt sind. Eine Begehung setzt eine schriftliche Einverständniserklärung des Vertragsarztes bzw. des Krankenhauses voraus. Der Termin der Begehung ist mit dem Arzt bzw. Krankenhaus abzustimmen. Bei der Begehung soll mindestens ein Arzt dieselbe Gebietsbezeichnung führen, wie der ambulant operierende Arzt bzw. der Operationsbereich im Krankenhaus aufweist, ferner soll er über eine ausreichende berufliche Erfahrung verfügen.

(3) Die bei einem Gespräch oder bei einer Begehung auftretenden Fragen sollten im kollegialen Dialog geklärt werden. Die Kommission erstellt – ggf. durch die Arztgruppe – innerhalb eines Zeitraumes von bis zu sechs Wochen nach dem Beratungsgespräch bzw. nach der Begehung einen Bericht über das Ergebnis und spricht ggf. Empfehlungen zu den als notwendig angesehenen Qualitätssicherungsmaßnahmen aus. Der Vertragsarzt bzw. das Krankenhaus erhalten eine Durchschrift des Berichts mit der Gelegenheit zur Stellungnahme. Die Kommission kann einen Zeitraum festsetzen, bis zu dem die festgestellten Qualitätsmängel beseitigt sein müssen.

§ 11 Beauftragung eines geeigneten Dienstleistungsunternehmens zur Entwicklung, Durchführung und Weiterentwicklung der datengestützten Qualitätssicherung (Datengestützte Qualitätssicherung)

(1) Die KBV, die DKG sowie die GKV-Spitzenverbände beauftragen ein geeignetes Dienstleistungsunternehmen mit der inhaltlichen Entwicklung, Durchführung und Weiterentwicklung der datengestützten Qualitätssicherung bei Eingriffen nach § 115 b SGB V.

(2) Zu den Aufgaben des Auftragnehmers im Rahmen der datengestützten Qualitätssicherung Ambulantes Operieren gehören insbesondere

- die Geschäftsführung der Bundeskommission Qualitätssicherung Ambulantes Operieren
- die inhaltliche und methodische Unterstützung und Koordination der Fachgruppenarbeit auf Bundesebene einschließlich der Rückkopplung mit der Landesebene
- die Vorgabe von Kriterien zur Plausibilitätsprüfung und Erarbeitung von Auswertungsroutinen mit den Fachgruppen
- die Datenentgegennahme, -aufbereitung und -auswertung.

(3) Der Auftragnehmer kann unbeschadet seiner Gesamtverantwortung mit der Erfüllung einzelner Aufgaben Dritte beauftragen. Entsprechende Verträge sind vor Vertragsabschluss der Bundeskommission Qualitätssicherung Ambulantes Operieren zur Zustimmung vorzulegen.

(4) Der Auftragnehmer gewährleistet die datenschutzrechtlich einwandfreie Durchführung der Erfassung, Speicherung, Auswertung und Weiterleitung der Daten. Er gewährleistet außerdem, dass in der Bundeskommission Qualitätssicherung Ambulantes Operieren einzelne Krankenhäuser bzw. Vertragsärzte nicht identifiziert werden können, es sei denn, die geringen Fallzahlen lassen eine Auswertung auf Landesebene nicht sinnvoll erscheinen, oder auf Landesebene werden die notwendigen Strukturen nicht vorgehalten. In diesen Fällen muss eine Identifikation einzelner Leistungserbringer (Vertragsärzte oder Krankenhäuser) in den Fachgruppen auf Bundesebene grundsätzlich möglich sein. In der Bundeskommission Qualitätssicherung Ambulantes Operieren dürfen einzelne Leistungserbringer erst dann identifiziert werden, wenn die vereinbarten Maßnahmen gemäß § 10 nicht greifen und nach einer angemessenen Zeit keine adäquaten Ergebnisse erzielt worden sind.

§ 12 Datenfluss bei der datengestützten Qualitätssicherung

(1) Zur Sicherung der Qualität bei Eingriffen gemäß § 115 b SGB V sind in Anlage 2 dieser Vereinbarung Leistungsbereiche für die fachgebietsspezifische datengestützte Qualitätssicherung festgelegt. Diese sind von Krankenhäusern und Vertragsärzten unbeschadet der berufsrechtlichen Dokumentationspflichten verbindlich zu dokumentieren. Die festgelegten Leistungsbereiche werden regelmäßig

überprüft und fortgeschrieben. Die zu dokumentierenden Datensätze sind über die spezifische Darstellung der Inhalte der einbezogenen Leistungsbereiche definiert. Solange und soweit solche Regelungen zur fachspezifischen Dokumentation nicht getroffen worden sind, können diese durch die Vertragspartner auf Landesebene bestimmt werden. Die Leistungsbereiche und die Inhalte der zu dokumentierenden Datensätze werden in der jeweils geltenden Fassung durch die von der Bundesebene beauftragte Stelle öffentlich bekannt gegeben.

(2) Die von der Bundesebene vorgegebenen Datensätze sind von allen Vertragsärzten, die Eingriffe gemäß Anlage 2 durchführen, in elektronischer Form gemäß dem bundeseinheitlich vorgegebenen Datenexportformat innerhalb einer von der Bundeskommission festgelegten Frist den Kassenärztlichen Vereinigungen unverzüglich zur Verfügung zu stellen. Die Kassenärztlichen Vereinigungen überprüfen die Datensätze auf Vollständigkeit und – anhand der von der Bundesebene vorgegebenen Kriterien – auf Plausibilität. Die geprüften Daten werden pseudonymisiert und dann unverzüglich an die von der Bundesebene gemäß § 11 Abs. 1 beauftragte Stelle weitergeleitet.

(3) Die von der Bundesebene vorgegebenen Datensätze sind von allen Krankenhäusern, die Eingriffe gemäß Anlage 2 durchführen, in elektronischer Form gemäß dem bundeseinheitlich vorgegebenen Datenexportformat den Landeskrankenhausgesellschaften oder einer von der jeweiligen Landeskrankenhausgesellschaft beauftragten Stelle innerhalb einer von der Bundeskommission festgelegten Frist zur Verfügung zu stellen. Diese überprüfen die Datensätze auf Vollständigkeit und – anhand der von der Bundesebene vorgegebenen Kriterien – auf Plausibilität. Die geprüften Daten werden pseudonymisiert und dann unverzüglich an die von der Bundesebene gemäß § 11 Abs. 1 beauftragte Stelle weitergeleitet.

(4) Die Partner der Landesebene können vereinbaren, dass die Datenannahme, -prüfung, -pseudonymisierung und -weiterleitung nach Absätzen 2 und 3 von der gemeinsamen Geschäftsstelle der Landeskommission Qualitätssicherung Ambulantes Operieren übernommen werden kann.

(5) Die von der Bundesebene gemäß § 11 Abs. 1 beauftragte Stelle stellt der Bundeskommission Ambulantes Operieren und den Geschäftsstellen der Landeskommissionen Ambulantes Operieren die jeweiligen Daten und landesspezifische Auswertungen zur Verfügung. Auf Landesebene können eigenständige Auswertungen gemeinsam vereinbart werden. Für den Fall, dass keine Landeskommission Qualitätssicherung Ambulantes Operieren besteht, sind die Datenauswertungen direkt den jeweiligen Kassenärztlichen Vereinigungen, den Landeskrankenhausgesellschaften und den Landesverbänden der Krankenkassen sowie den Verbänden der Ersatzkassen zur Verfügung zu stellen.

E Besondere Maßnahmen zur Qualitätssicherung

§ 13 Weitergehende Qualitätsanforderungen

Die Vertragspartner können in begründeten Fällen – insbesondere aufgrund der Datenauswertungen nach § 12 Abs. 5 – für ausgewählte Operationsleistungen zusätzlich zu den Anforderungen nach den Abschnitten A bis D weitergehende Qualitätsanforderungen vereinbaren. Diese weitergehenden Qualitätsanforderungen können beispielsweise in zusätzlichen Anforderungen an die fachliche Befähigung, an die ärztliche Routine (Frequenzregelungen) oder an die Indikationssicherung bestehen.

F Finanzierung

§ 14 Finanzierung der Qualitätssicherungsmaßnahmen

(1) Die Finanzierung des Verfahrens der datengestützten Qualitätssicherung wird nach den Vorgaben der Finanzierungsvereinbarung (Anlage 4) geregelt.

(2) Die Vertragspartner stimmen darin überein, dass für nicht dokumentierte aber dokumentationspflichtige Datensätze vom Krankenhaus bzw. vom Vertragsarzt Vergütungsabschläge gemäß § 115 b Abs. 1 Satz 3 SGB V zu berücksichtigen sind. Das

Nähere regelt die Finanzierungsvereinbarung (Anlage 4).

G Schlussvorschriften

§ 15 Übergangsregelungen

Vertragsärzte, die bereits vor Inkrafttreten dieser Vereinbarung Eingriffe gemäß § 115 b SGB V im Rahmen der vertragsärztlichen Versorgung ausgeführt und abgerechnet haben, behalten die Berechtigung, wenn sie bis spätestens sechs Monate nach Inkrafttreten dieser Vereinbarung gegenüber der Kassenärztlichen Vereinigung nachgewiesen haben, dass sie die Anforderungen nach dieser Vereinbarung erfüllen.

§ 16 Inkrafttreten/Kündigung

(1) Die Vereinbarung tritt zum 1. Oktober 2006 in Kraft.

(2) Die Vereinbarung kann mit einer Frist von einem Jahr

jeweils zum 30. 6. oder 31.12. eines jeden Kalenderjahres durch einen der drei Vertragspartner durch eingeschriebenen Brief gekündigt werden.

(3) Die Vertragspartner erklären ihre Bereitschaft, innerhalb von zwei Monaten nach Kündigung der Vereinbarung an der Verabschiedung einer Anschlussvereinbarung mitzuwirken.

(4) Bis zu einer Neuvereinbarung oder Schiedsamtfestsetzung gelten die Regelungen der Qualitätssicherungsvereinbarung weiter.

Internetadressen

Bundesärztekammer	www.bundesaerztekammer.de
Bundesministerium für Gesundheit	www.bmg.bund.de
Bundesgeschäftsstelle Qualitätssicherung GGMBH	www.bqs-online.de
Deutsche Gesellschaft für integrierte Versorgung	www.dgiv.org
Deutsche Krankenhausgesellschaft	www.dkgev.de
Deutsches Institut für medizinische Dokumentation u. Information	www.dimdi.de
Gemeinsamer Bundesausschuss	www.g-ba.de
Kassenärztliche Bundesvereinigung	www.kbv.de
Kassenärztliche Vereinigung Nordrhein	www.kvno.de
Kassenärztliche Vereinigung Hessen	www.kvhessen.de
Kassenärztliche Vereinigung Baden-Württemberg	www.kvbawue.de
Kassenärztliche Vereinigung Berlin	www.kvberlin.de
Kassenärztliche Vereinigung Bayern	www.kvb.de
Kassenärztliche Vereinigung Westfalen-Lippe	www.kvwl.de
Kassenärztliche Vereinigung Sachsen	www.kvs-sachsen.de
Kassenärztliche Vereinigung Thüringen	www.kv-thueringen.de
Kassenärztliche Vereinigung Rheinland-Pfalz	www.kv-rheinhessen.de
Kassenärztliche Vereinigung Niedersachsen	www.kvn.de
Kassenärztliche Vereinigung Hamburg	www.kvhh.de
Kassenärztliche Vereinigung Schleswig-Holstein	www.kvsh.de
Kassenärztliche Vereinigung Sachsen-Anhalt	www.kvsa.de
Kassenärztliche Vereinigung Brandenburg	www.kvbb.de
Kassenärztliche Vereinigung Bremen	www.kvhb.de
Kassenärztliche Vereinigung Saarland	www.kvsaarland.de
Kassenärztliche Vereinigung Mecklenburg-Vorpommern	www.kvmv.arzt.de
Krankenhaus Gesellschaft Nordrhein-Westfalen	www.kgnw.de
Robert Koch Institut	www.rki.de

Fachgesellschaften

Deutsche Gesellschaft für Unfallchirurgie e.V.
Geschäftsstelle im Langenbeck-Virchow-Haus
Luisenstr. 58/59
10117 Berlin
Tel.: +49 (0)30/2800430-0 und -1
Fax: +49 (0)30/28004306
Email: dgunfallchirurgie@gmx.de
Homepage: http://www.dgu-online.de

Deutsche Gesellschaft für Chirurgie
Luisenstr. 58/59
10117 Berlin
Tel.: 030 / 288 76 290
Fax: 030 / 288 76 299
E-Mail: DGChirurgie@t-online.de
Homepage: http://www.dgch.de

Berufsverband der Deutschen Chirurgen e.V. (BDC)
Langenbeck-Virchow-Haus
Luisenstraße 58/59
10117 Berlin
E-Mail: mail@bdc.de

Deutsche Gesellschaft für Anästhesiologie und Intensivmedizin e.V. und Berufsverband Deutscher Anästhesisten

Post- / Besucheranschrift	Roritzerstraße 27 90419 Nürnberg	
Telefon	0911 – 93 37 80	
Telefax	0911 – 39 38 195	
Geschäftsführer	Dipl.-Sozw. Holger Sorgatz	
Ärztl. Geschäftsführer	Dr. med. Alexander Schleppers	
Sekretariat	Monika Gugel	0911 – 93 37 811
	Alexandra Hisom, M.A.	0911 – 93 37 812
	Klaudija Lazovska	0911 – 93 37 821
Mitgliederverwaltung	Kathrin Barbian	0911 – 93 37 816
	Karin Rauscher	0911 – 93 37 815
E-Mail-Adressen		
Geschäftsstelle und Sekretariat	dgai@dgai-ev.de bda@dgai-ev.de	

Deutsche Interdisziplinäre Vereinigung für Schmerztherapie
Geschäftsstelle: Frau Ursula Paul
Klinik für Anästhesiologie
St. Josef-Hospital
Ruhr-Universität Bochum
Gudrunstr. 56
44791 Bochum
Tel.: 0234 / 5093210
FAX: 0234 / 5093209
E-Mail: u.paul@klinikum-bochum.de

Stichwortverzeichnis

T

U

V

W

Z

Druck: Krips bv, Meppel
Verarbeitung: Stürtz, Würzburg